GUIDE PRATIQUE

DU

JEUNE ÉLÈVE EN PHARMACIE.

❦❦❦

CONTRE-ÉTIQUETTES

PHARMACEUTIQUES

RENFERMANT

DANS UN CADRE AUSSI RESTREINT QUE POSSIBLE

ET, DISPOSÉS DANS UN ORDRE MÉTHODIQUE,

Toutes les notions et renseignements indispensables pour instruire l'élève et le prémunir contre les erreurs, contenant en outre le contre-poison des substances toxiques.

PAR D. BARBOT

PHARMACIEN A SAINT-JEAN-D'ANGÉLY (Charente-Inférieure).

2me ÉDITION

Augmentée de 400 nouvelles Contre-Étiquettes.

PRIX : 9 fr.

(DÉPOSÉ).

SAINT-JEAN-D'ANGÉLY, TYP. LEMARIÉ.

1869

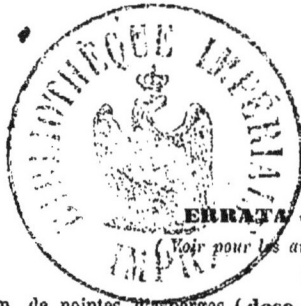

ERRATA des 2me et 3me parties.

Voir pour les autres au bas de la Préface.

2me PARTIE.

A Sirop de pointes d'asperges (dose,) — *au lieu de* 30 à **1000** gram. *lisez* **100**
A poudre de Mousse de Corse — *au lieu de* **Cornalline**, *lisez* **Coralline.**
A Tuthie préparée, 13me ligne — dans les cas d'érythème, *lisez* d'érythèmes.

3me PARTIE.

A précipité rouge — *au lieu de* **S'emploie à l'intérieur** *lisez* **à l'extérieur**
A acide Benzoïque (dose) — de **20** à **15** décig. *lisez* **20 centig.**
A Brucine (**Contre-poison**) *au lieu de* avec eau 6, *lisez* avec eau **60.**
A Arséniate de soude (**Contre-poison**) à dose rapprochées, *lisez* à **doses.**
A Digitaline (**Contre-poison**), **qar** verre, *lisez* par.
A Essence d'Absinthe, 5me ligne — **Artemisia, Absinthium,** *lisez* **Artemisia Absinthium**
A Santonine — *au lieu de* (**Glocoside**), *lisez* (**Glucoside**).

OMISSA.

A Alcoolature d'arnica. (**Contre-poison.**) — *après 30 gram. d'eau ajoutez* -de-vie
A Acide prussique — *au dessous de* **Propriétés,** *ajoutez* ne se vend qu'avec ordonnance.
A Essence de Carvi — *après* à l'intérieur, en potions, *ajoutez* à la dose de **1** à **20** goutte

---

AVIS

Cette seconde édition comprend trois parties :

La première, qui a été stéréotypée.

La deuxième, dont les Contre-Étiquettes de même format n'ont pu être intercallées dans la 1re partie, en raison de sa composition clichée.

La troisième, dont le format et le caractère réduits, pour mettre en rapport les Contre-étiquettes avec les récipients de petite capacité, ont nécessité un tirage à part.

Néanmoins chacune d'elle ayant été imprimée dans l'ordre alphabétique, les recherches en seront très-faciles.

Les deuxième et troisième parties sont plus particulièrement affectées aux produits toxiques.

PRÉFACE

En publiant, ou plutôt en confiant à la bienveillance de mes confrères ce travail de patience, je n'ai pas eu la prétention de me donner plus de mérite que je n'en ai réellement.

On aurait également tort d'espérer y trouver des développements que ne comportent ni l'exiguïté du cadre, dans lequel je me suis forcément renfermé, ni le but qu'il fallait atteindre. Ce sont des Contre-Étiquettes.

L'idée n'est pas neuve. Je n'ai fait que tenter de lui donner le moule dont tous les pharmaciens ressentaient la nécessité, mais qu'aucun n'avait encore essayé de couler. Ce moule est-il enfin trouvé? Si la réponse est affirmative, j'ai obtenu ma récompense.

1° Fournir au jeune élève, sous une forme simple et claire, les premières notions pharmaceutiques;

2° L'initier infailliblement, sans qu'il s'en aperçoive et malgré lui, aux secrets d'une science difficile;

3° Lui permettre, cent fois par jour, de vérifier ses connaissances, de les renouveler, d'en grossir le bagage, sans être un seul instant détourné de ses occupations journalières;

4° Lui venir en aide quand la mémoire lui fait défaut;

5° Le mettre à même, en l'absence du patron, de répondre sans embarras, sans hésitation, à toutes les exigences du moment, au moyen d'un coup d'œil jeté sur la contre-étiquette appliquée derrière chaque flacon;

6° Lui éviter la fâcheuse nécessité de consulter un livre en présence du client, (expédient toujours regrettable, non-seulement au point de vue de la perte de temps, mais de la défiance qu'il inspire);

7° Enfin, et c'est ici le point capital, le **prémunir contre les erreurs graves** dans lesquelles peut l'entraîner son inexpérience, ou même le fait d'un *lapsus calami* dans une prescription médicale.

Tels sont les principaux avantages que j'ai cherché à renfermer dans mes Contre-Étiquettes, et j'espère avoir réussi.

Le pharmacien des petites localités, privé d'élève, forcé de recourir aux membres de sa famille ou à des jeunes gens d'une instruction secondaire, trouvera également dans l'application des Contre-Étiquettes un précieux auxiliaire qui lui permettra de vaquer avec plus de tranquillité à ses affaires extérieures.

Obligé, comme je l'ai dit plus haut, de resserrer ma pensée dans un cercle très étroit, sous peine de manquer le but proposé, je ne l'ai pas toujours exprimée avec la précision désirable; ainsi :

1° J'ai indiqué les substances d'une innocuité relative, comme étant, les unes, **à haute dose** vénéneuses, les autres, **à faible dose** non vénéneuses.

Je n'ai pas voulu signifier par là qu'elles jouissent de propriétés réellement toxiques; mais bien que, dans certains cas, comme dans ceux de contre-indication, ou d'administration à des doses condamnées par les lois de la thérapeutique, elles peuvent jeter du trouble dans l'économie animale. J'ai mieux aimé exagérer un peu ces propriétés que de les atténuer. Je me suis placé au point de vue des jeunes gens qui sont malheureusement trop enclins à ne prendre conseil que d'eux-mêmes. Dans la délivrance d'un médicament, cette tendance peut avoir de terribles conséquences;

2° M'appuyant sur le même principe, je me suis montré quelquefois rigoureux sur l'opportunité de l'ordonnance. Je l'ai réclamée pour des substances inoffensives, il est vrai, comme les toniques et autres, parce que, dans certaines phlegmasies aiguës de l'appareil digestif, des voies respiratoires, etc., elles peuvent être contre-indiquées. Je n'ai cru devoir dispenser de l'ordonnance que les substances usuelles, que celles qui sont en quelque sorte du domaine exclusif de la médecine *dite populaire*. J'ai voulu rester, autant que possible, sur le terrain de la légalité : ne jamais autoriser l'élève à empiéter sur les prérogatives du médecin, ou, tout au moins, laisser au temps et à l'expérience le soin de l'éclairer sur la conduite qu'il devra tenir le cas échéant. Au reste, la prescription **avec ordonnance** est singulièrement atténuée par son rapprochement avec la désignation : **non vénéneuse**; -

3° Contradictoirement, j'ai éloigné l'opportunité de l'ordonnance pour certaines substances toxiques dont le besoin se fait sentir à toute heure, parce qu'elles sont d'un usage domestique, et que le commerce les délivre librement, en se conformant aux prescriptions de la loi sur les poisons.

Enfin, je ne me le dissimule point, je suis loin d'avoir atteint la perfection. Je l'ai si bien senti, qu'au mot **Observation** j'ai réservé un espace où chaque pharmacien pourra faire, à son gré, telle modification, telle addition, qu'il jugera nécessaires ou convenables.

J'ai fait un cordial accueil à toutes les observations qui m'ont été adressées. Je les ai toutes pesées longuement, car toutes avaient leur valeur ; mais toutes ne pouvaient entrer dans mon plan. Mes confrères le comprendront et me tiendront compte de mes bonnes intentions au point de vue professionnel. Les témoignages de sympathie que plusieurs d'entre eux m'ont déjà accordés m'autorisent à croire qu'ils ne me refuseront pas leurs bons conseils à l'avenir.

A tous ceux qui m'ont soutenu de leurs paroles amies ; aux organes de la presse pharmaceutique et médicale, qui ont daigné m'honorer du concours spontané de leur bienveillant patronage, qu'il me soit permis d'adresser ici l'expression de ma sincère et profonde gratitude.

BARBOT.

Nota. — Le numéro appelé à prendre place au bas des Contre-Étiquettes est destiné uniquement à ceux qui préféreraient les coller à l'intérieur des capsules, et il a pour objet de prévenir les graves dangers que peut entraîner la substitution de ces mêmes capsules. Il nécessite donc un numéro correspondant sur l'étiquette de chaque flacon.

Le numérotage des flacons sur l'étiquette et l'application des Contre-Étiquettes derrière les flacons me paraissent deux mesures de la plus haute prudence, et, par conséquent, préférables à toute autre ; car, la première facilite les recherches, oblige l'élève à l'ordre ; la seconde met infailliblement à l'abri des erreurs que peut occasionner la substitution des capsules.

ERRATA

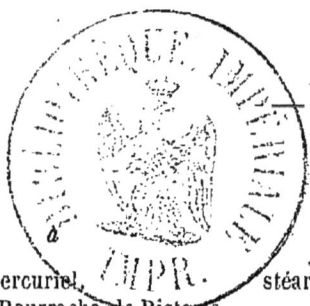

	au lieu de	lisez
Emplâtre mercuriel,	stéarété,	stéaraté.
Extraits de Bourrache, de Bistorte, de Brou de Noix,	à haute dose	à faible dose.
Poudre de Coloquinte, 10e ligne,	hydropysie,	hydropisie.
Anis verts *et* couverts,	pinpinella,	pimpinella.
Extrait de Caïnça,	chiococa anguicida,	chiococca anguifuga.
Emplâtre de Canet,	*à* colcothar, *ajoutez*	125.
Fleur de Guimauve,	althea,	althœa.

Acétate d'Ammoniaque liquide.

Esprit de Mindererus, *liqueur ou soluté d'acétate d'ammoniaque,*

Obtenu *en saturant de l'acide acétique à 3° par du carbonate d'ammoniaque en léger excès.*

Substance à haute dose **vénéneuse.**

Propriétés *stimulantes, diurét. diaphor.*

Ne se **vend** qu'avec ordonnance.

S'emploie à l'intérieur à la **dose** *de quelques gouttes jusqu'à 15 et 30 gram.*

Coûte *les 500 gram.*   **Vendre**

le gram.   *les 5,*   *les 30,*
les 125,   *les 250,*   *les 500*

Observation

N.

Acétate de Cuivre. *Verdet gris,*

Acétate basique de cuivre, Acétate de cuivre brut, sous-acétate de cuivre.

Provenance. *Montpellier.*

Substance très **vénéneuse.**

Propriétés. *Pour réprim. les excroissanc.*

Ne se **vend** qu'avec ordonnance.

S'emploie dans les arts, à la préparation de l'onguent Ægyptiac, le Baume vert, en collyres.

Coûte *les 500 gram.*   **Vendre**

le gram.   *les 5,*   *les 30,*
les 125,   *les 250,*   *les 500,*

Observation

N⁰

Acétate neutre de Cuivre.

Cristaux de Vénus, Verdet cristallisé, Acétate de deutoxide de cuivre.

S'obtient en décomposant le carbonate de cuivre par l'acide acétique.

Substance très **vénéneuse.**

Propriétés *caustiques.*

Ne se **vend** qu'avec ordonnance.

S'emploie dans les arts ; en peinture.

Coûte *les 500 gram.*   **Vendre**

le gram.   *les 5,*   *les 30,*
les 125,   *les 250,*   *les 500,*

Observation

N⁰

Acétate de Plomb cristallisé.

Sel de Saturne, Sucre de plomb, Acétate neutre de plomb.

S'obtient en traitant la litharge par l'acide pyroligneux.

Substance très **vénéneuse.**

Propriétés *siccatives, astringentes.*

Ne se **vend** qu'avec ordonnance.

S'emploie à l'intérieur dans la diarrhée, à la **dose** *de 1 à 10 centig. par jour, dans les phthisies et à l'extérieur comme siccatif et astringent.*

Coûte *les 500 gram.*   **Vendre**

le gram.   *les 5,*   *les 30,*
les 125,   *les 250,*   *les 500,*

Observation

N⁰

1

Acétate de Plomb liquide *(sous)*.
Extrait de saturne.
Formule. *Acét. de plomb cristal. 300 gram. eau de pluie 900 gram., f. dissoudre, ajoutez litharge en poudre 100 gram., agitez sonr. jusqu'à solution complète, et filtrez.*
Substance très **vénéneuse.**
Propriétés *siccat., astring., résolutives.*
Se veud avec **ordonnance.**
S'emploie à l'extérieur en lot., inject., collyres, à la **dose** *de quelques gouttes, pour collyres et injections; de 15 à 30 gram. pour lotions.*
Coûte *les 500 gram.* **Vendre**
le gram.   *les 5,*   *les 30,*
les 125,   *les 250,*   *les 500,*
Observation

N°

Acétate de Potasse. *Terre foliée de tartre, terre foliée végétale.*
Produit *de la saturation du carbonate de potasse par l'acide acétique à 4°.*
Substance à haute dose **vénéneuse.**
Propriétés *fondantes, diurétiques, apéritives.*
Ne se **vend** qu'avec **ordonnance.**
S'emploie à l'intérieur en potions, tisanes, à la **dose** *de 1 à 4 gram.*
Coûte *les 500 gram.*   **Vendre**
le gram.   *les 5,*   *les 30,*
les 125,   *les 250,*   *les 500,*
Observation

N°

Acide acétique concentré. *Esprit ou alcool de Vinaigre, Vinaigre glacial, radical, Esprit de Vénus.*
Obtenu *de la distillat. de l'acétate neutre de cuivre dans une cornue de grès.*
Substance très **vénéneuse.**
Propriétés *stimulantes dans les syncopes.*
Se **vend** sans **ordonnance.**
S'emploie en inspirations dans les syncop., ou pour masquer les mauvaises odeurs.
Coûte *les 500 gram.*   **Vendre**
le gram.   *les 5,*   *les 30,*
les 125,   *les 250,*   *les 500,*

Observation

N°

Acide azotique. *Acide Nitrique, Eau Forte, Espr. de Nitre, Acide Nitreux blanc, Acide oxyseptonique, Azotate Hydrique.*
Découvert *par* Raymond Lulle.
Substance très **vénéneuse.**
Propriétés *cathérétiques.*
Ne se **vend** qu'avec **ordonnance.**
S'emploie à l'extérieur pour détruire les verrues et les excroissances de chair; à l'intérieur, à la **dose** *de quelques gouttes, en boisson ; et, dans les arts, à graver sur les métaux.*
Coûte *les 500 gram.*   **Vendre**
le gram.   *les 5,*   *les 30,*
les 125,   *les 250,*   *les 500,*
Observation

N°

Acide Borique. *Acide Boracique, Sel Sédatif de Homberg, Fleurs de Borax.*
Découvert en 1777 par F. Hoefer.
Obtenu *par décomposition du borate de soude par l'acide sulfurique.*
Substance à haute dose **vénéneuse.**
Propriétés *sédatives.*
Se **vend** avec *ordonnance.*
S'emploie à l'intérieur, à la dose de 50 centig. à 2 *gram., et,* dans les arts, pour fondre et analyser les pierres gemmes.
Coûte *les* 500 *gram.*   **Vendre**
le gram.   *les* 5,   *les* 30,
les 125,   *les* 250,   *les* 500,

Observation

N°

Acide Chloro-Azotique. *Eau Régale,*
Ac. Nitro-Muriatique, Ac. Chloro-Nitrique ou Chloro-Nitreux.
Formule. *Ac. nitr.,* 1, *ac. hydrochlor.,* 3.
Substance très **vénéneuse.**
Propriétés *dissolvantes de l'or.*
Ne *se* **vend** qu'avec ordonnance.
S'emploie dans les arts pour dissoudre l'or.
Coûte *les* 500 *gram.*   **Vendre**
le gram.   *les* 5,   *les* 30,
les 125,   *les* 250,   *les* 500,

Observation

N°

Acide Chlorhydrique. *Esprit de Sel, Acide Hydrochlorique, Acide Marin, Acide Hydromuriatique, Ac. Chloride Hydrique.*
Découvert par Glaubert.
Substance très **vénéneuse.**
Propriétés *corrosives.*
Ne *se* **vend** qu'avec ordonnance.
S'emploie à l'extérieur, comme caustique, contre le croup, les chancres syphilit., les plaies de mauvaise nat.; à l'intérieur, étendu d'eau, comme limonade.
Coûte *les* 500 *gram.*   **Vendre**
le gram.   *les* 5,   *les* 30,
les 125   *les* 250,   *les* 500,
Observation

N°

Agaric Blanc. *Agaric purgatif, Agaric des Médecins, Polypore.*
Famille *des Cryptogames.*
Provenance. *Parasite du Mélèze.*
Substance très **vénéneuse.**
Propriétés. *Purgat. diastiques, émétiq.*
Ne *se* **vend** qu'avec ordonnance.
S'emploie en poudre, à la **dose** *de* 25 *à* 75 *centig., contre les sueurs nocturnes des phthisiques.*
Coûte *les* 500 *gram.*   **Vendre**
le gram.   *les* 5,   *les* 30,
les 125,   *les* 250,   *les* 500,
Observation

N°

Acide citrique. *Acide du Citron, Citrate Normal.*

Obtenu *du suc de citron saturé de carbon. de chaux (citrate de chaux) et traité par l'acide sulfurique.*

Substance à haute dose **vénéneuse.**

Propriétés *tempérantes.*

Se **vend sans ordonnance.**

S'emploie *à l'intérieur en solution, à la dose de quelques verres par jour, comme limonade.*

Coûte *les 500 gram.*   **Vendre**

| *le gram.* | *les 5,* | *les 30,* |
| *les 125,* | *les 250,* | *les 500,* |

Observation

N°

Acide Oxalique. *Acide de Sucre, Acide Saccharin, Acide Carboneux, Oxalate Normal.*

Produit *de la réaction de l'acide azotique sur le sucre ou la fécule.*

Découvert par Bergmann en 1776.

Substance à haute dose **vénéneuse.**

Propriétés. *P. enlev. les taches d'encre.*

Se **vend avec ordonnance.**

S'emploie *à l'intérieur en solution sucrée, à la dose de quelques verres par jour, comme limonade (2 à 4 gram. par litre).*

Coûte *les 500 gram.*   **Vendre**

| *le gram.* | *les 5,* | *les 30,* |
| *les 125,* | *les 250,* | *les 500,* |

Observation

N°

Acide Sulfurique. *Huile de Vitriol, Esprit de Vitriol, Acide Monothionique.*

Découvert par Basile Valentin.

Substance très **vénéneuse.**

Propriétés *corros. pour détr. les verrues.*

Ne *se* **vend qu'avec ordonnance.**

S'emploie *à l'intérieur, convenablement étendu, contre les fièvres typhoïdes, hémorrhagies passiv., le scorbut, la diarrhée. (1 gram. ou 2 par litre.)*

Coûte *les 500 gram.*   **Vendre**

| *le gram.* | *les 5.* | *les 30,* |
| *les 125,* | *les 250,* | *les 500,* |

Observation

N°

Acide Tartrique. *Sel Essent. de Tartre, Acide du Tartre, Acide Tartareux, Ac. Tartarique, Tartrate Normal.*

Isolé par Schéele en 1770.

Substance à haute dose **vénéneuse.**

Propriétés *rafraîchissantes à pet. doses.*

Se **vend sans ordonnance.**

S'emploie *à l'intérieur en solution sucrée, à la dose de q. verr. p. jour comme limon.; on en fait un sirop.*

Coûte *les 500 gram.*   **Vendre**

| *le gram.* | *les 5,* | *les 30,* |
| *les 125,* | *les 250,* | *les 500,* |

Observation

N°

Agaric de Chêne. *Agaric des chirurg.,*
Agaric, ou Amadou non salpêtré. Bolétus
igniarius.
Famille. *Cryptogames.*
Parasite des vieux troncs de chênes, de hê-
tres, des grandes forêts de l'Europe.
Propriétés *hémostatiques.*
Se vend sans ordonnance.
Il sert journellement pour arrêter le sang
des sangsues et les hémorrhagies légères.
Peut également servir comme moxa quand
il a été salpêtré.

Coûte *les 500 gram.*   **Vendre**
le gram.   *les 5,*   *les 30,*
les 125,   *les 250,*   *les 500,*
Observation

N°

Alcali volatil. *Alcali volatil fluor,*
Alcali animal, Esprit. de sel ammoniac,
Azoture d'hydrogène, Azotide hydrique,
Hydrure d'amide, Oxide d'ammonium, Hy-
dramide, Amidure d'hydrogène.
Substance très **vénéneuse.**
Propriétés *caustiques, rubéfiantes.*
Ne se vend qu'avec ordonnance.
S'emploie à l'intérieur contre l'ivresse, etc.,
à la dose de 4 à 10 gouttes dans un verre
d'eau ; à l'extérieur, dans les liniments,
etc., etc.

Coûte *les 500 gram.*   **Vendre**
le gram.   *les 5,*   *les 30,*
les 125,   *les 250,*   *les 500,*
Observation

N°

Alcool. *Esprit de vin, Trois-six, Esprit*
de Montpellier, Bi-hydrate de bi-carbure
d'hydrogène, Hydrate d'oxide d'étyle.
Produit *de la fermentation vineuse des*
corps sucrés.
Substance à haute dose **vénéneuse.**
Propriétés *stimulantes, toniques.*
Se vend sans ordonnance.
Il est la base des liqueurs d'agrément ; sert
à faire des Teintures, des Alcoolats, etc.;
il est d'un très grand usage dans les arts.

Coûte *les 500 gram.*   **Vendre**
le gram.   *les 5,*   *les 30,*
les 125,   *les 250,*   *les 500,*
Observation

N°

Alcool camphré. *Esprit de camphre,*
Formule. *Camphre 60, alcool à 86° c. 440.*
Propriétés *anti-putrides, anti-rhumatis-*
males.

Se vend sans ordonnance.

S'emploie à l'extérieur en frictions, et
pour calmer les maux de dents.

Coûte *les 500 gram.*   **Vendre**
le gram.   *les 5.*   *les 30,*
les 125,   *les 250,*   *les 500,*
Observation

N°

Alcoolé de Camphre faible. *Eau-de-vie camphrée.*

Formule. *Camphre* 30, *alcool à* 56° *c.* 1,250. *Dissolvez et filtrez.*

Substance à haute dose **vénéneuse.**

Propriétés *vulnéraires, résolutives.*

Se vend sans ordonnance.

S'emploie à l'extérieur en frictions, pur ou avec la teinture de savon, l'eau blanche, etc., dans les coups, contusions, etc.

Coûte *les* 500 *gram.*		**Vendre**
le gram.	*les* 5,	*les* 30,
les 125,	*les* 250,	*les* 500,

Observation

N°

Alcoolat de Citrons composé. *Eau de Cologne.*

Formule. *Alcool* 1,750, *huile vol. de citron* 30, *de cédrat* 10, *bergamotte* 20, *lavande* 6, *teinture de benjoin* 45, *de muse* 4 *gouttes, d'ambre* 4 *gouttes.*

Substance à haute dose **vénéneuse.**

Propriétés. *Sert pour la toilette.*

Se vend sans ordonnance.

S'emploie aussi en inspirations dans les syncopes, en frictions comme fortifiant.

Coûte *les* 500 *gram.*		**Vendre**
le gram.	*les* 5,	*les* 30,
les 125,	*les* 250,	*les* 500,

Observation

N°

Alcoolat de Cochléaria. *Esprit de cochléaria simple.*

Formule. *Feuilles de cochléaria vertes* 4,500, *alcool à* 80° *c.* 3,000; *distillez* 2,500 *de liqueur.*

Substance à haute dose **vénéneuse.**

Propriétés *anti-scorbutiques, odontalgiques.*

Se vend sans ordonnance.

S'emploie sous forme de gargarismes, à la dose de 2 à 15 gram. par 125 gram.

Coûte *les* 500 *gram.*		**Vendre**
le gram.	*les* 5,	*les* 30,
les 125,	*les* 250,	*les* 500,

Observation

N°

Alcoolat de Cochléaria composé. *Esprit ardent de cochléaria, Alcoolat de cochléaria et de raifort.*

Formule. *Feuilles fraîches de cochléaria* 2,500, *racines de raif. sauvag.* 550, *alcool à* 31° 300; *retirez* 2,500 *d'Alcoolat.*

Substance à haute dose **vénéneuse.**

Propriétés *anti-scorbutiques.*

Se vend sans ordonnance.

S'emploie à l'intérieur, à la dose de 1 à 4 gram., et en gargarism.

Coûte *les* 500 *gram.*		**Vendre**
le gram.	*les* 5,	*les* 30,
les 125,	*les* 250,	*les* 500

Observation

N°

Alcoolat de Garus. *Esprit de Garus.*
Formule. *Aloès succotrin, safran, de chaq.*
20, myrrhe, cannelle, girofle, muscades, de
chaq. 15, alcool à 56° 8,000, eau de fleurs
d'oranger 500. Faites macérer 2 jours ; dis-
tillez 4,000 liqueur.
Substance à haute dose **vénéneuse.**
Propriétés. *Sert à préparer l'Elixir.*
Se vend sans ordonnance.
S'emploie à la préparation de l'élixir de
Garus, dont il est la base.

Coûte *les 500 gram.*		**Vendre**
le gram.	*les 5,*	*les 30,*
les 125,	*les 250,*	*les 500,*

Observation

N°

Alcoolat de Mélisse composé. *Eau*
de Mélisse spiritueuse, Eau de Mélisse des
Carmes, Eau des Carmes.
Formule. *Mélisse fraîche 750, zestes de*
citrons frais 125, cannelle fine 60, girofle
60, muscades 60, coriandre 60, racine d'an-
gélique 30, alcool à 80° c. 3,000, pour obte-
nir 2,500 de produit.
Substance à haute dose **vénéneuse.**
Propriétés *excitantes, stimulantes, nervi-*
nes.
Se vend sans ordonnance.
S'emploie à l'intérieur,
à la dose d'une cuiller à café ou à bouche
dans un verre d'eau sucrée ; en frictions.

Coûte *les 500 gram.*		**Vendre**
le gram.	*les 5,*	*les 30,*
les 125,	*les 250,*	*les 500,*

Observation

N°

Alcool nitrique. *Acide nitrique alcoo-*
lisé, Esprit de nitre dulcifié, Alcoolé d'acide
azotique.
Formule. *Acide azotique à 34° 1, alcool à*
85° f. 3.
Substance très **vénéneuse.**
Propriétés *stimulantes, diurétiques.*
Ne se vend qu'avec ordonnance.
S'emploie à l'intérieur,
à la dose de 1 à 4 gram., en potions.
Il dissout le Copahu, en masque l'odeur.

Coûte *les 500 gram.*		**Vendre**
le gram.	*les 5,*	*les 30,*
les 125,	*les 250,*	*les 500,*

Observation

N°

Alcoolat de Romarin. *Esprit de ro-*
marin, Eau de la reine de Hongrie.
Formule. *Feuilles et sommités fraîches de*
romarin 1,000 gram., alcool à 80° c. 3,000,
hydrolat de romarin 1,000. Faites macérer
4 jours, et retirez 2,500 de produit.
Substance à haute dose **vénéneuse.**
Propriétés *stimulantes, fortifiantes.*
Se vend sans ordonnance.
S'emploie à l'extérieur en frictions.

Coûte *les 500 gram.*		**Vendre**
le gram.	*les 5, .*	*les 30,*
les 125	*les 250,*	*les 500,*

Observation

N°

Alcool sulfurique. *Eau de Rabel, Ac. sulfurique dulcifié.*
Formule. *Acide sulfurique à 66° 1, alcool à 85° 3.*
Substance très **vénéneuse.**
Propriétés *astringentes, anti-septiques, hémostatiques.*
Ne se vend qu'avec ordonnance.
S'emploie à l'intérieur,
à la dose de 1 gram. dans 125 gram: d'eau, et p. arrêt. le sang des morsures de sang-sues.

Coûte *les 500 gram.*   **Vendre**

le gram.	*les 5,*	*les 30,*
les 125,	*les 250,*	*les 500,*

Observation

N°

Alcoolat de Térébenthine composé. *Baume de Fioraventi.*
Formule. Téréb. 500, rés. élémi 90, rés. tacamahaca 90, succin 90, styrax liquide 90, galbanum 90, myrrhe 90, aloès 30, h. de laurier 125, galanga 45, zédoaire 45, gingemb. 45, cannelle 45, girofle 45, muscades 45, dictame de Crète 30, alcool à 80° 3,000.
Substance à haute dose **vénéneuse.**
Propriétés *contre rhumatism., rachitis.*
Se vend avec ordonnance.
S'emploie à l'extérieur en frictions, dans les rhumatismes, etc.; comme topiq. contre les engelures. Il fortifie les yeux.

Coûte *les 500 gram.*   **Vendre**

le gram.	*les 5,*	*les 30,*
les 125,	*les 250,*	*les 500,*

Observation

N°

Alcoolat vulnéraire. *Eau d'arquebusade, Eau vulnéraire spiritueuse, Alcoolat de labiées composé ou polyaromatique, Esprit traumatique.*
Substance à haute dose **vénéneuse.**
Propriétés *excitantes, stimulantes, vulnéraires.*
Se vend sans ordonnance.
S'emploie à l'intérieur,
à la dose de 8 à 15 gram. dans un verre d'eau sucrée ; à l'extérieur en frictions.

Coûte *les 500 gram.*   **Vendre**

le gram.	*les 5,*	*les 30,*
les 125,	*les 250,*	*les 500,*

Observation

N°

Aloès succotrin. *Aloès soccotrin, Suc épaissi de l'Aloe Spinosa.*
Famille. *Liliacées.*
Tribu des *Asphodélés.*
Provenance. *Asie, Afrique.*
Substance à haute dose **vénéneuse.**
Propriétés *purgatives drastiques.*
Ne se vend qu'avec ordonnance.
S'emploie à l'intérieur en poudre,
à la dose de 5 à 25 centig. Il est très usité dans la médecine vétérinaire.

Coûte *les 500 gram.*   **Vendre**

le gram.	*les 5,*	*les 30,*
les 125,	*les 250,*	*les 500,*

Observation

N°

Amandes amères. *Fruit de l'*Amygda-lus communis.

Famille *des Rosacées.*

Provenance. *Provence, Espagne.*

Substance à haute dose **vénéneuse.**

Propriétés *fébrifuges, tœniafuges.*

Se **vend sans ordonnance.**

Sert à la préparation du sirop d'orgeat, des émulsions, d'un hydrolat.

Coûte *les 500 gram.* **Vendre**

le gram. *les 5,* *les 30,*

les 125 *les 250,* *les 500,*

Observation. On ne doit jamais associer à leur émulsion les mercuriaux quand c'est pour l'usage interne.

N⁰

Amandes douces. *Fruit de l'*Amygda-lus communis.

Famille *des Rosacées.*

Provenance. *Provence, Espagne.*

Substance non **vénéneuse.**

Propriétés *adoucissantes.*

Se **vend sans ordonnance.**

Sert à la préparation des loochs, des émul sions et du sirop d'orgéat.

Coûte *les 500 gram.* **Vendre**

le gram. *les 5,* *les 30,*

les 125, *les 250,* *les 500,*

Observation

N⁰

Ambrette (semences d') Abelmosch. *Graine de Musc, Guimauve veloutée, Ketmie odorante. Fruit de l'*Hibiscus abelmoschus.

Famille. *Malvacées.*

Provenance. *Malabar, Amérique.*

Substance non **vénéneuse.**

Propriétés *stomachiques, aphrodisiaques.*

Se **vend sans ordonnance.**

S'emploie à l'intérieur en infusion, à la **dose** *de 15 gram. par litre. Elle est employée comme parfum.*

Coûte *les 500 gram.* **Vendre**

le gram. *les 5,* *les 30,*

les 125, *les 250,* *les 500,*

Observation

N⁰

Amiante. *Asbeste, Laine fossile, Soie des montagnes (Silicate de Magnésie).*

Provenance. *Chine, Perse, Bavière, Alpes, Savoie, Corse, Hongrie.*

Substance non **vénéneuse.**

Propriétés. *Incombustible.*

Se **vend sans ordonnance.**

S'emploie dans les arts à faire des mèches de lampes, à filtrer les acides. Servait jadis à faire des étoffes incombustibles.

Coûte *les 500 gram.* **Vendre**

le gram. *les 5,* *les 30,*

les 125, *les 250,* *les 500,*

Observation

N⁰

3

Amidon. *Fécule Amylacée.*
Produit *des graines des céréales et d'une foule de végétaux.* Sa préparation paraît avoir été découverte dans l'île de Chio.
Substance non **vénéneuse.**
Propriétés *analeptiques, émollientes.*
Se vend sans ordonnance.
S'emploie à l'extérieur en cataplasmes, en lavements, bains.
Il est le réactif de l'iode.
Coûte *les 500 gram.* **Vendre**

le gram.	les 5,	les 30,
les 125,	les 250,	les 500,

Observation

Nᵒ

Aneth (semences d'). *Fenouil puant.*
Famille. *Ombellifères.*
Fruit de l'Anethum graveolens.
Provenance. *Midi de la France.*
Substance non **vénéneuse.**
Propriétés *stomachiques.*
Se vend sans ordonnance.
S'emploie à l'intérieur comme carminatif, 8 à 15 gram. par litre, en infusions. Il est employé aussi comme condiment.
Coûte *les 500 gram.* **Vendre**

le gram.	les 5,	les 30,
les 125,	les 250,	les 500,

Observation

Nᵒ

Anis (semences d'). *Anis vert, Fruit du* Pinpinella Anisum.
Famille. *Ombellifères.*
Provenance. *Touraine, Espagne, Levant.*
Substance non **vénéneuse.**
Propriétés *excitantes, carminatives.*
Se vend sans ordonnance.
S'emploie à l'intérieur en infusions, à la **dose** *de 10 gram. par litre. On en fait des dragées (anis couverts).*
Coûte *les 500 gram.* **Vendre**

le gram.	les 5,	les 30,
les 125,	les 250,	les 500,

Observation

Nᵒ

Anis couverts. *Saccharolé d'Anis, Fruit du* Pinpinella Anisum *(ombellifères) recouvert de sucre, à la manière des dragées.*
Substance non **vénéneuse.**
Propriétés *carminatives, excitantes.*
Se vend sans ordonnance.
S'emploie à l'intérieur,
à la **dose** *d'une pincée chaque fois, pour combattre les flatuosités.*
Coûte *les 500 gram.* **Vendre**

le gram.	les 5,	les 30,
les 125,	les 250,	les 500,

Observation

Nᵒ

Anis étoilé. *Badiane, Anis de la Chine.*
*Fruit de l'*Illicium anisatum.
Famille. *Magnoliacées.*
Provenance. *Chine, Japon.*
Substance non **vénéneuse.**
Propriétés *stomachiques, stimulantes.*
Se **vend** *sans ordonnance.*
S'emploie comme succédané de l'anis vert.
Il entre dans la composition d'une liqueur
de table (Anisette).
Coûte *les 500 gram.*　　　**Vendre**
le gram.　　*les 5,*　　*les 30,*
les 125,　　*les 250,*　　*les 500,*
Observation

N°

Angélique (Racine d'). *Angélique des*
jardins, Angélique de Bohême.
Fournie *par l'*Angelica Arcangelica.
Famille *des Ombellifères.*
Provenance. *Europe.*
Substance non **vénéneuse.**
Propriétés *excitantes, stomachiques.*
Se **vend** *sans ordonnance.*
S'emploie à l'intérieur en infusions,
à la dose de 10 à 20 gram. par litre d'eau.
On confit la tige verte.
Coûte *les 500 gram.*　　　**Vendre**
le gram.　　*les 5,*　　*les 30,*
les 125,　　*les 250,*　　*les 500,*
Observation

N°

Angélique (semences d') *Fruit de*
*l'*Angelica Arcangelica.
Famille. *Ombellifères.*
Provenance. *Europe.*
Substance non **vénéneuse.**
Propriétés *excitantes, stomachiques.*
Se **vend** *sans ordonnance.*
Les fruits ou séminoïdes de l'Angélique
entrent dans la composition d'une liqueur
(Vespétro).
Coûte *les 500 gram.*　　　**Vendre**
le gram.　　*les 5,*　　*les 30,*
les 125,　　*les 250,*　　*les 500,*
Observation

N°

Ambre jaune. *Succin, Karabé, Résine*
fossile inflammable, acquérant de l'élec-
tricité par le frottement.
Provenance. *Bords de la Baltique.*
Substance non **vénéneuse.**
Propriétés *sudorifiques, anti-spasmodiq.*
Se **vend** *sans ordonnance.*
S'emploie à l'intérieur en sirop, teinture,
à la dose : sirop 8 à 30 gram., teinture 50
centig. à 2 gram., en potions.
Coûte *les 500 gram.*　　　**Vendre**
le gram.　　*les 5,*　　*les 30,*
les 125,　　*les 250,*　　*les 500,*
Observation

N°

Antimoine diaphorétique. *Antimoniate de potasse, Antimoine diaphorétique lavé, Oxide blanc d'Antimoine, Bi-antimoniate de potasse.*
Provenance. *Produit de l'art.*
Substance très **vénéneuse.**
Propriétés *expectorantes, sudorifiques.*
Ne *se* **vend** qu'avec **ordonnance.**
S'emploie à l'intérieur en potions, loochs, à la dose de 1 à 4 gram. en suspension, dans les loochs, juleps, etc.
Coûte *les 500 gram.* **Vendre**

le gram.	*les 5,*	*les 30,*
les 125,	*les 250,*	*les 500,*

Observation

Nᵒ

Antimoine. *Régule d'antimoine, Antimoine métallique.*
Provenance. *Andréasberg (Allemagne), Allemont (Isère), Sahlberg (Suède).*
Substance très **vénéneuse.**
Propriétés. *Peu usité en médecine.*
Se **vend,** pour les arts, sans **ordonnance.**
Il sert, en alliage avec l'étain, à faire des gobelets, des couverts, ou, avec le plomb, à fondre les caractères d'imprimerie.
Coûte *les 500 gram.* **Vendre**

le gram.	*les 5,*	*les 30,*
les 125,	*les 250,*	*les 500,*

Observation

Nᵒ

Aristoloche (racines d') longue.
Fournie par *l'Aristolochia longa.*
Famille. *Aristolochiées.*
Provenance. *France, Europe.*
Substance à haute dose **vénéneuse.**
Propriétés *emménagogues.*
Se **vend** avec **ordonnance.**
S'emploie à l'intérieur, à la dose *de 1 à 2 gram. Elle est tombée dans l'oubli.*
Coûte *les 500 gram* **Vendre**

le gram.	*les 5,*	*les 30,*
les 125,	*les 250,*	*les 500,*

Observation

Nᵒ

Arnica montana. *Tabac des Vosges, des Savoyards, des montagnes, Doronic d'Allemagne, Souci des Alpes.*
Famille. *Synanthérées.*
Provenance. *Suisse, Vosges, Allemagne, Amérique.*
Substance à faible dose non **vénéneuse.**
Propriétés *toniques, stimulantes.*
Se **vend** avec **ordonnance.**
S'emploie à l'intérieur en infusions, à la dose *de 5 à 10 gram. par lit.; contre les coups, chutes, commotions cérébrales.*
Coûte *les 500 gram.* **Vendre**

le gram.	*les 5,*	*les 30,*
les 125,	*les 250,*	*les 500*

Observation

Nᵒ

Arrow-Root. *Salep des Indes-Occiden-*
tales, poudre de Castilhon, fécule fournie
par le Maranta Arundinacea.
Famille. *Amomées.*
Provenance. *Antilles, Inde.*
Substance non **vénéneuse.**
Propriétés *émollientes, analeptiques.*
Se vend sans ordonnance.
S'emploie à l'intérieur en bouillie pour les
convalèscents,
à la dose *de 30 à 50 gram. par kil. de lait.*
Coûte *les 500 gram.* ·   **Vendre**
le gram.   *les 5,*   *les 30,*
les 125,   *les 250,*   *les 500,*
Observation

               N°

Ase Fétide. *Assa-fœtida, gomme-résine*
obtenue du Ferula Assa-fœtida.
Famille. *Ombellifères.*
Provenance. *Inde, Syrie, Perse, Lybie.*
Substance à petite dose non vénéneuse.
Propriétés *excitantes, anti-spasmodiques.*
Se vend avec ordonnance.
S'emploie à l'intérieur en pilules, potions,
à la dose *de 20 à 50 centig.; en lavements,*
à la dose *de 1 à 2 gram. émulsionné par*
le jaune d'œuf.
Coûte *les 500 gram.*   **Vendre**
le gram.   *les 5,*   *les 30,*
les 125,   *les 250,*   *les 500,*
Observation

               N°

Aunée (racine d'). *Inule, Aunée com-*
mune, Inula Helenium.
Famille. *Synanthérées.*
Provenance. *Europe.*
Substance à petite dose non **vénéneuse.**
Propriétés *toniques, excitantes, emménag.*
Se vend avec ordonnance.
*S'emploie à l'*intérieur *en décoctions et*
infusions,
à la dose *de 20 à 30 gram. par litre, dans*
les maladies cutanées, catarrhes, etc.
Coûte *les 500 gram.*   **Vendre**
le gram.   *les 5,*   *les 30,*
les 125,   *les 250,*   *les 500,*
Observation

               N°

Baies d'Alkékenge. *Coqueret, Cerise*
d'hiver, de juif, Physale, fruit du Physalis
Alkekengi.
Famille. *Solanées.*
Provenance. *France.*
Substance non **vénéneuse.**
Propriétés *diurétiques, rafraîchissantes.*
Se vend avec ordonnance.
*S'emploie à l'*intérieur *en infusions,*
à la dose *de 15 à 50 gram. par litre d'eau,*
dans les hydrop., ictère, fièvres bilieuses.
Coûte *les 500 gram.*   **Vendre**
le gram.   *les 5,*   *les 30,*
les 125,   *les 250,*   *les 500,*
Observation

               N°

4

Baies de Genièvre.
Fruit du Juniperus vulgaris.
Famille. *Conifères.*
Provenance. *Europe, principalement en Hollande.*
Substance non **vénéneuse.**
Propriétés *stomach., diaphorét., diurét.*
Se **vend** sans **ordonnance.**
S'emploie dans la médec. vétér. en fumig., et sert à faire l'eau-de-vie de genièvre des Allemands.
Coûte *les 500 gram.*   **Vendre**
le gram.   *les 5,*   *les 30,*
les 125,   *les 250,*   *les 500,*
Observation

N°

Baies de Laurier, *fruit du Laurier commun,* Laurus nobilis.
Famille. *Laurinées.*
Provenance. *Europe. Origin. du Levant.*
Substance non **vénéneuse.**
Propriétés *excitantes, nervines.*
Se **vend** sans **ordonnance.**
S'emploie dans la médecine vétérinaire. On en extrait une huile concrète qui entre dans différentes préparations.
Coûte *les 500 gram.*   **Vendre**
le gram.   *les 5,*   *les 30,*
les 125,   *les 250,*   *les 500,*
Observation

N°

Balaustes. *Fleurs du Balaustier ou Grenadier,* Punica granatum.
Famille. *Myrtacées.*
Provenance. *Afrique, Midi de l'Europe.*
Substance non **vénéneuse.**
Propriétés *astringentes.*
Se **vend** sans **ordonnance.**
Elles servent à la préparation d'un sirop, comme succédané de celui de coings ; en infusions, à la dose de 10 à 15 gram. par lit.
Coûte *les 500 gram.*   **Vendre**
le gram.   *les 5,*   *les 30,*
les 125   *les 250,*   *les 500,*
Observation.

N°

Baume d'Arcæus. *Onguent d'Arcœus.*
Formule. Suif de mouton 100, térébenth. 75, élémi 75, axonge 50.
Substance non **vénéneuse.**
Propriétés *excitantes, détersives, siccativ.*
Se **vend** sans **ordonnance.**
S'emploie à l'extérieur dans le pansement des ulcères atoniques.
Coûte *les 500 gram.*   **Vendre**
le gram.   *les 5,*   *les 30,*
les 125,   *les 250,*   *les 500,*
Observation

N°

Baume du commandeur de Permes.
*Teinture balsamique, Baume du chevalier
de St-Victor, Baume des innocents, Baume
cathòlique, Baume vulnér. anglais, Baume
persique, Elixir traumatique.*
Substance à haute dose **vénéneuse.**
Propriétés *vulnéraires.*
Se vend sans ordonnance.
S'emploie à *l'extérieur pour le pansement
des coupures. Jadis employé* à *l'intérieur
comme cordial et vulnéraire.*
Coûte *les 500 gram.*   **Vendre**
le gram.   *les 5,*   *les 30,*
les 125,   *les 250,*   *les 500,*
Observation

                            N°

Baume de Copahu. *Térébenthine, Oléo-
résine, Huile de Copahu, Baume du Brésil.*
Produit *du* Copaffera officinalis.
Famille. *Légumineuses.*
Provenance. *Amérique, Brésil.*
Substance à petite dose non **vénéneuse.**
Propriétés *anti-leucorrh. et blennorrh.*
Se vend avec ordonnance.
S'emploie à *l'intérieur en potions, pil., etc.*
à *la dose de 1* à *15 gram. dans 24 heures ;
en lavements, injections, 15* à *30 gram.*
Coûte *les 500 gram.*   **Vendre**
le gram.   *les 5,*   *les 30,*
les 125,   *les 250,*   *les 500,*
Observation

                            N°

Baume nerval. *Pommade nervine,
Onguent nervin.*
Formule. Moelle de bœuf 125, beurre de
muscade 125, essence de romarin 8, de girofle 4, camphre 4, baume de Tolu 8, alcool à
86° 15.
Propriétés *stim., fortif., anti-rhumatism.*
Se vend sans ordonnance.
S'emploie à *l'extérieur en frictions pour
fortifier le système musculaire, et contre
les entorses et rhumatismes.*
Coûte *les 500 gram.*   **Vendre**
le gram.   *les 5,*   *les 30,*
les 125,   *les 250,*   *les 500,*
Observation

                            N°

Baume de Tolu. *Baume d'Amérique,
de Saint-Thomas, de Carthagène.*
Produit *du* Myroxylum Toluiferum.
Famille. *Légumineuses.*
Provenance. *Tolu, Carthagène, St-Thomas.*
Substance non **vénéneuse.**
Propriétés *stimulantes, sudorif., diurét.*
Se vend avec ordonnance.
Sert à *préparer un sirop, des pastilles, em-
ployés dans les catarrhes chroniq. et toux
opiniâtres.*
Coûte *les 500 gram.*   **Vendre**
le gram.   *les 5,*   *les 30,*
les 125,   *les 250,*   *les 500*
Observation

                            N°

Baume tranquille. *Huile de narcotiques.*

Substance très **vénéneuse.**

Propriétés *calmantes.*

Se vend avec ordonnance.

S'emploie à *l'extérieur comme calmant, en frictions, contre les rhumatismes, les maux d'oreilles.*

Coûte *les 500 gram.*   **Vendre**

le gram.   *les 5,*   *les 30,*

les 125,   *les 250,*   *les 500,*

Observation

N°

Bdellium, *gomme-résine fournie par l'Hudelotia africana?*

Famille. *Térébinthacées.*

Provenance. *Afrique, Inde, Arabie.*

Substance non **vénéneuse.**

Propriétés *excitantes.* Peu usité.

Se vend avec ordonnance.

S'emploie à *la préparation de l'emplâtre diachylum gommé et de Vigo.*

Coûte *les 500 gram.*   **Vendre**

le gram.   *les 5,,*   *les 30,*

les 125,   *les 250,*   *les 500,*

Observation

N°

Benjoin, *baume naturel retiré du* Styrax Benzoïn.

Famille. *Ebénacées.*

Provenance. *Inde, Java, Malacca.*

Substance non **vénéneuse.**

Propriétés *stimulantes, expector.*

Se vend sans ordonnance.

S'emploie à *l'extérieur en fumigations, contre les rhumatismes, inflammations des voies respiratoires. Sert à composer des parfums.*

Coûte *les 500 gram.*   **Vendre**

le gram.   *les 5,*   *les 30,*

les 125,   *les 250,*   *les 500,*

Observation

N°

Beurre de Cacao, *huile concrète des amandes du* Theobroma Cacao.

Famille. *Byttnériacées.*

Provenance. *Amérique méridionale.*

Substance non **vénéneuse.**

Propriétés *adoucissantes.*

Se vend sans ordonnance.

S'emploie à *l'extérieur en suppositoires, pommades, contre les hémorrhag., fissures, à l'anus, gerçures des mamelons, des lèvres.*

Coûte *les 500 gram.*   **Vendre**

le gram.   *les 5,*   *les 30,*

les 125,   *les 250,*   *les 500,*

Observation

N°

Beurre de Muscades, *huile concrète obtenue des fruits du* Myristica Moschata.
Famille. *Myristicées.*
Provenance. *Moluques, Inde, Cayenne.*
Substance à haute dose **vénéneuse.**
Propriétés *excitantes, fortifiantes.*
Se **vend** avec ordonnance.
*S'emploie à l'*extérieur. *Il fait la base du Baume nerval.*

Coûte *les* 500 *gram.*   **Vendre**
le gram.   *les* 5,   *les* 30,
les 125,   *les* 250,   *les* 500,
Observation

N°

Bi-Carbonate de Potasse.
Carbonate de Potasse saturé, ou Carbonate de Potasse acide.
Substance non **vénéneuse.**
Propriétés *anti-acides, digestives.*
Se **vend** avec ordonnance.
*S'emploie à l'*intérieur *en potions,*
à la **dose** *de* 50 *centig. à* 4 *gram., contre la dyspepsie, acidité de l'estomac, etc.*
Coûte *les* 500 *gram.*   **Vendre**
le gram.   *les* 5,   *les* 30,
les 125,   *les* 250,   *les* 500,
Observation

N°

Bi-Carbonate de Soude. *Carbonate de soude sursaturé, Sel digestif de Vichy.* (Il existe à l'état naturel dans les eaux de Vichy, Saint-Alban, Geyser, etc.)
Substance non **vénéneuse.**
Propriétés *anti-acides, digest., diurétiq.*
Se **vend** avec ordonnance.
*S'emploie à l'*intérieur *comme stomachiq., à la* **dose** *de* 20 *à* 50 *centig. comme diurét., à la* **dose** *de* 1 *à* 2 *gram. en potions, etc.*
Coûte *les* 500 *gram.*   **Vendre**
le gram.   *les* 5,   *les* 30,
les 125,   *les* 250,   *les* 500,
Observation

N°

Blanc de Baleine. *Cétine, Ambre blanc, Sperma-Ceti, Adipocire. Matière extraite des cavités du cerveau du* Physeter Macrocephalus *(mammifères).*
Substance non **vénéneuse.**
Propriétés *émollientes.*
Se **vend** sans ordonnance.
*S'emploie à l'*intérieur *(rarement) en potions, loochs,*
à la **dose** *de* 4 *à* 10 *gram.; à l'*extérieur *il sert à faire des pommades cosmétiques.*
Coûte *les* 500 *gram.*   **Vendre**
le gram.   *les* 5,   *les* 30,
les 125,   *les* 250,   *les* 500,
Observation

N°

Bois de Surinam. Quassia Amara, *Bois amer, Quassie.*
Famille. *Simaroubées.*
Provenance. *Amérique méridionale.*
Substance non **vénéneuse.**
Propriétés *stomachiques, toniques.*
Se **vend** avec ordonnance.
S'emploie à l'intérieur en infusions,
à la **dose** *de 5 à 15 gram. par litre d'eau,*
dans l'anémie, dyspepsie, etc.
Coûte *les 500 gram.* **Vendre**
le gram. *les 5,* *les 30,*
les 125 *les 250,* *les 500,*
Observation.

N°

Bol d'Arménie. *Bol rouge, Argile ocreuse, Bol oriental.*
Provenance. *Perse, Arménie, environs de Saumur.*
Substance non **vénéneuse.**
Propriétés *astringentes, hémostatiques.*
Se **vend** avec ordonnance.
S'emploie à l'intérieur en pilules, associé au copahu, contre la blennorrhagie.
Coûte *les 500 gram.* **Vendre**
le gram. *les 5,* *les 30,*
les 125, *les 250,* *les 500,*
Observation

N°

Borax. *Borate de soude, Chrysocole, Sel de Perse, Bi ou Sous-borate de soude, Soude boratée, Tinckal, Bauracon.*
(Composé d'acide borique et de soude.)
Substance à haute dose **vénéneuse.**
Propriétés *astringentes, détersives.*
Ne *se* **vend** qu'avec **ordonnance.**
S'emploie à l'intérieur en pilules,
à la **dose** *de 25 centig. à 1 gram.*
Pour gargarismes, collyres, *de 2 à 5 gram. par 125 à 500 gram. d'eau.*
Coûte *les 500 gram.* **Vendre**
le gram. *les 5,* *les 30,*
les 125, *les 250,* *les 500,*
Observation

N°

Boules de Mars. *Boules de Nancy, Boules d'acier.* (On nomme **Eau de Boules** le produit de leur macération dans l'eau.)
Provenance. *Grande Chartreuse, Nancy.*
Substance non **vénéneuse.**
Propriétés *toniques, résolutives.*
Se **vend** sans ordonnance.
S'emploie à l'extérieur contre les contusions (l'eau de Boules); à l'intérieur, la même eau moins concentrée contre la chlorose.
Coûte *les 500 gram.* **Vendre**
le gram. *les 5,* *les 30,*
les 125, *les 250,* *les 500*
Observation

N°

Bourgeons de Peuplier, *fournis par le* Populus Niger.

Famille. *Amentacées.*

Provenance. *Toute l'Europe.*

Substance non vénéneuse.

Propriétés *toniq., excitant., balsamiq.*

Se vend sans ordonnance.

S'emploie à l'intérieur en infus., décoct., à la dose de 15 à 30 gram. par kilog. d'eau, contre la goutte, les rhumat., diarrh., etc.

Coûte *les 500 gram.*   **Vendre**

le gram.	*les 5,*	*les 30,*
les 125,	*les 250,*	*les 500,*

Observation

N°

Bourgeons de Sapin, *fournis par le* Pinus Picea.

Famille. *Conifères.*

Provenance. *Nord de l'Europe.*

Substance non vénéneuse.

Propriétés *pectorales, anti-scorbut., etc.*

Se vend sans ordonnance.

S'emploie à l'intérieur en tisane, à la dose de 20 gram. par kilog. d'eau, dans les affect. rhumatism., chlorotiq, etc.

Coûte *les 500 gram.*   **Vendre**

le gram.	*les 5,*	*les 30,*
les 125,	*les 250,*	*les 500,*

Observation

N°

Cacao, *semences amygdaliformes du Cacaoyer*, Theobroma Cacao.

Famille. *Byttnériacées.*

Provenance. *Amérique méridionale.*

Substance non vénéneuse.

Propriétés *analeptiques.*

Se vend sans ordonnance.

S'emploie à la préparation du chocolat. On en retire une huile fixe concrète (beurre de cacao).

Coûte *les 500 gram.*   **Vendre**

le gram.	*les 5,*	*les 30,*
les 125,	*les 250,* ·	*les 500,*

Observation

N°

Cachou. *Suc ou Terre du Japon.*

Produit *du* Mimosa Catechu.

Famille. *Légumineuses.*

Provenance. *Indes-Orientales, Bengale.*

Substance non vénéneuse.

Propriétés *toniques, astringentes.*

Se vend avec ordonnance.

S'emploie à l'intérieur en infusions, à la dose de 10 gram. par kilog. d'eau. On en fait un sirop, des pastilles, des grains.

Coûte *les 500 gram.*   **Vendre**

le gram.	*les 5,*	*les 30,*
les 125,	*les 250,*	*les 500,*

Observation

N°

Carragaheen. *Carrayeen, Mousse marine perlée, Mousse d'Irlande,* Fucus Crispus.
Famille. *Algues.*
Provenance. *Mers du Nord.*
Substance non **vénéneuse.**
Propriétés *mucilagineuses.*
Se **vend sans ordonnance.**
*S'*emploie à *l'*intérieur *en décoctions,*
à la **dose** *de* 5 *gram. par lit. d'eau, dans la phthisie, la diarrhée. On en fait un sirop.*
Coûte *les* 500 *gram.*   **Vendre**
le gram.   *lès* 5,   *les* 30,
les 125,   *les* 250,   *les* 500,
Observation

N°

Camphre purifié, *huile volatile concrète du* Laurus Camphora.
Famille. *Laurinées.*
Provenance. *Chine, Japon.*
Substance à haute dose **vénéneuse.**
Propriétés *sédat., sudorif., anti-spasmod.*
Se **vend sans ordonnance.**
*S'*emploie à *l'*intérieur *en poudre,*
à la **dose** *de* 1 *à* 15 *décig. Il entre dans plusieurs préparations pharmaceutiques.*
Coûte *les* 500 *gram.*   **Vendre**
le gram.   *les* 5,   *les* 30,
les 125,   *les* 250,   *les* 500,
Observation

N°

Cannelle blanche. *Fausse écorce de* Winter, *Costus doux, écorce produite par le* Cannella Alba.
Famille. *Guttifères.*
Provenance. *Amérique méridionale.*
Substance non **vénéneuse.**
Propriétés *toniques, excitantes.*
Se **vend avec ordonnance.**
*S'*emploie à *l'*intérieur *en infusions, poudre, etc. Son usage est très restreint.*
Coûte *les* 500 *gram.*   **Vendre**
le gram.   *les* 5,   *les* 30,
les 125,   *les* 250,   *les* 500,
Observation

N°

Cannelle de Ceylan, *écorce fournie par le cannellier de Ceylan,* Laurus Zeylanicum.
Famille. *Laurinées.*
Provenance. *Ceylan, Colombo, Indes-Orientales.*
Substance non **vénéneuse.**
Propriétés *excit., toniq., stomach., etc.*
Se **vend sans ordonnance.**
*S'*emploie à *l'*intérieur *en pilules, à la* **dose** *de* 50 *centig. à* 2 *gram.; en infusions,* 2 *à* 15 *gram. C'est un condiment très usité.*
Coûte *les* 500 *gram.*   **Vendre**
le gram.   *les* 5,   *les* 30,
les 125,   *les* 250,   *les* 500,
Observation

N°

Cannelle de Chine, *écorce du cannel-*
lier Laurus Cassia. (Linné.)
Famille. *Laurinées.*
Provenance. *Chine, Malabar, etc.*
Substance non **vénéneuse.**
Propriétés *excitantes, stimul., toniques.*
Se **vend** sans ordonnance.
*S'emploie à l'*intérieur *en pilules,*
à la dose de 50 *centig. à 2 gram.;* en infu-
sions, 2 *à 15 gram. par kilog. d'eau.*
Coûte *les 500 gram.*   **Vendre**
le gram.   *les 5,*   *les 30,*
les 125,   *les 250,*   *les 500,*
Observation

                                         N°

Cantharides. *Mouches d'Espagne,* Me-
loe Vesicatorius. (Linné.)
Insecte de l'ordre des Coléoptères.
Famille. *Trachélides.*
Provenance. *France, Espagne, Russie.*
Substance très **vénéneuse.**
Propriétés *vésicantes, aphrodisiaques.*
Ne se **vend** qu'avec ordonnance.
*S'emploie à l'*intérieur *rarement.*
Elles sont la base de l'emplâtre vésicat.
On en fait des teintures, un extrait.
Coûte *les 500 gram.*   **Vendre**
le gram.   *les 5,*   *les 30,*
les 125,   *les 250,*   *les 500,*
Observation

                                         N°

Capillaire du Canada. Adianthum Pe-
datum.
Famille. *Fougères.*
Provenance. *Canada , Pensylvanie , Vir-*
ginie.
Substance non **vénéneuse.**
Propriétés *béchiques.*
Se **vend** sans ordonnance.
*S'emploie à l'*intérieur *en infusions,*
à la dose *de 10 gram. par kilog. d'eau.*
On en fait un sirop. Très usité.
Coûte *les 500 gram.*   **Vendre**
le gram.   *les 5,*   *les 30,*
les 125,   *les 250,*   *les 500,*
Observation

                                         N°

Capillaire de Montpellier. *Capillaire*
d'Italie, Adianthum Capillus Veneris.
Famille. *Fougères.*
Provenance. *Environs de Montpellier.*
Substance non **vénéneuse.**
Propriétés *béchiques.*
Se **vend** sans ordonnance.
*S'emploie à l'*intérieur *en infusions,*
à la dose *de 10 gram. par litre. (Il est*
moins estimé que le Capillaire du Canada.)
On en fait un sirop.
Coûte *les 500 gram.*   **Vendre**
le gram.   *les 5,*   *les 30,*
les 125,   *les 250,*   *les 500,*
Observation

                                         N°

Carbonate d'Ammoniaque. *Alcali volatil concret, Sel volatil d'Angleterre, Sous-carbonate d'ammoniaque, Sesqui carbonate d'ammoniaque.*

Substance **très vénéneuse.**

Propriétés *excitantes, diaphorétiques.*

Ne se vend qu'avec ordonnance.

*S'emploie à l'*intérieur,

à la **dose** *de* 5 *centig. à* 2 *gram. ; à l'*extérieur *c'est un rubéfiant.* Les pâtissiers l'emploient pour rendre la pâte plus légère.

Coûte *les* 500 *gram.* **Vendre**

le gram. *les* 5, *les* 30,

les 125, *les* 250, *les* 500,

Observation

N°

Carbonate de Fer. *Carbonate de protoxide de fer, Proto carbonate de fer, Carbonate ferreux.*

Substance non **vénéneuse.**

Propriétés *toniques, emménagogues.*

Se vend avec **ordonnance.**

*S'emploie à l'*intérieur *en poudre,*

à la **dose** *de* 25 *centig. à* 2 *gram.*

On en fait des électuaires, dragées, pilules.

Coûte *les* 500 *gram.* **Vendre**

le gram. *les* 5, *les* 30,

les 125, *les* 250, *les* 500,

Observation

N°

Carbonate de Magnésie. *Magnésie blanche, Magnésie carbonatée, Terre ou Craie magnésienne, Lait de terre, Panacée anglaise, poudre de Santinelli, de Valentini, du comte de Palme, de Zwinger, Sous-carbonate de magnésie, Hydro-carbonate de magnésie.*

Provenance. *Europe, Anglet. principalem*[t].

Substance non **vénéneuse.**

Propriétés *absorbantes, anti-acides.*

Se vend avec **ordonnance.**

*S'emploie à l'*intérieur *comme laxatif,*

à la **dose** *de* 10 *à* 30 *gram., et comme* contre-poison *des acides.*

Coûte *les* 500 *gram.* **Vendre**

le gram. *les* 5, *les* 30,

les 125, *les* 250, *les* 500,

Observation

N°

Carbonate de Plomb. *Céruse, Blanc de plomb, d'argent, Oxide blanc de plomb, Magistère de plomb, Craie de plomb.*

Provenance. *Allemagne, Hollande, Clichy, Lille.*

Substance **très vénéneuse.**

Propriétés *dessicatives, résolutives.*

Ne se vend qu'avec ordonnance.

*S'emploie à l'*extérieur *en pommades.*

Il fait la base du Blanc Rhazis *et entre dans les emplâtres.* Sert en peinture.

Coûte *les* 500 *gram.* **Vendre**

le gram. *les* 5, *les* 30,

les 125, *les* 250, *les* 500,

Observation

N°

Carbonate de Soude (sous). *Carbonate de soude, Sel ou Cristaux de soude, Craie de soude, Alcali minéral, Soude effervescente, Soude carbonatée.*

Substance **très vénéneuse.**

Propriétés *corrosives.*

Se vend avec ordonnance.

S'emploie à l'intérieur, *rarement ;*
à l'extérieur, à la dose de 300 à 500 gram.
pour un bain général ; *et à dégraisser les* étoffes.

Coûte *les 500 gram.*   **Vendre**

le gram.   les 5,   *les* 30,

les 125,   *les* 250,   *les* 500,

Observation

N°

Cérat de Galien. *Cérat, Cérat blanc, Cérat amygdalin.*

Formule. Huile d'amandes douces 500, cire blanche 125, eau de roses, 375. F. S. A.

Substance non vénéneuse.

Propriétés *adoucissantes, cicatrisantes.*

Se vend sans ordonnance.

S'emploie à l'extérieur *pour le pansement des plaies.*

Coûte *les 500 gram.*   **Vendre**

le gram.   les 5,   *les* 30,

les 125,   *les* 250,   *les* 500,

Observation

N°

Cérat de Goulard. *Cérat de Saturne ou saturné, Cérat d'acétate de plomb.*

Formule. Cérat de Galien 125, extrait de Saturne, 16.

(Il s'altère promptement et se colore par la décomposition du sel.)

Propriétés *siccatives.*

Se vend sans ordonnance.

S'emploie à l'extérieur *pour le pansement des plaies atoniques, ulcères, gerçures, engelures, etc.*

Coûte *les 500 gram.*   **Vendre**

le gram.   les 5,   *les* 30,

les 125,   *les* 250,   *les* 500,

Observation

N°

Cérat Rosat. *Cérat à la rose, Pommade pour les lèvres.*

Formule. Huile d'amandes douces 60, cire blanche 30 ; faites fondre, colorez avec orcanette q. s., pass. et ajoutez essence de roses 6 gouttes.

Propriétés *adoucissantes.*

Se vend sans ordonnance.

S'emploie à l'extérieur *contre les gerçures des lèvres et des mamelles.*

Coûte *les 500 gram.*   **Vendre**

le gram.   les 5,   *les* 30,

les 125,   *les* 250,   *les* 500,

Observation

N°

Cérat soufré.

Formule. Cérat de Galien 100, huile d'amand. douces 15, soufre sublimé 30. F. S. A.

Propriétés *anti-dartreuses.*

Se **vend** sans ordonnance.

*S'emploie à l'*extérieur *contre les affections dartreuses.*

Coûte *les 500 gram.*　　　　　　**Vendre**

le gram.　　　*les 5,*　　　*les 30,*

les 125　　*les 250,*　　　*les 500,*

Observation.

N°

Cire blanche, *matière élaborée par l'abeille mellifère (hyménoptères), mais blanchie par son exposition aux rayons solaires et à la rosée.*

Provenance. *Europe.*

Substance non **vénéneuse.**

Se **vend** sans ordonnance.

Elle est la base des cérats, entre dans les pommades, onguents.

S'emploie dans les arts à différents usages.

Coûte *les 500 gram.*　　　　　　**Vendre**

le gram.　　　*les 5,*　　　*les 30,*

les 125,　　*les 250,*　　　*les 500,*

Observation

N°

Cire jaune, *matière élaborée par l'abeille mellifère (hyménoptères).*

Provenance. *Europe.*

Substance non **vénéneuse.**

Se **vend** sans ordonnance.

Sert à préparer des pommades, onguents, encaustiques ; et, dans les arts, à plusieurs usages.

Coûte *les 500 gram.*　　　　　　**Vendre**

le gram.　　　*les 5,*　　　*les 30,*

les 125,　　*les 250,*　　　*les 500*

Observation

N°

Chlorate de Potasse. *Muriate suroxigéné de potasse, Oxi-muriate de potasse, Sel de Berthollet.*

Substance très **vénéneuse.**

Propriétés. *Contre le croup, l'ulcère gangréneux de la bouche.*

Ne se **vend** qu'avec ordonnance.

*S'emploie à l'*intérieur, *à la* **dose** *de 1 à 3 gram., en potions, gargarismes.*

Sert à la fabrication des allumettes chimiques, etc.

Coûte *les 500 gram.*　　　　　　**Vendre**

le gram.　　　*les 5,*　　　*les 30,*

les 125,　　*les 250,*　　　*les 500,*

Observation

N°

Chlorhydrate d'Ammoniaque. *Sel ammoniac, Muriate ou Hydrochlorate d'ammoniaque, Chlorure d'ammonium, Chlorure ammonique, Sel arméniac.*

Substance **très vénéneuse.**

Propriétés *fondantes, stimul., diurétiq.*

Se **vend** avec ordonnance.

S'emploie *à l'intérieur en potions, pilules, à la* **dose** *de 30 centig. à 4 gram., contre la goutte, l'hydropisie, les tumeurs indolentes, etc.; et,* dans les arts, à décaper les métaux, etc.

Coûte *les 500 gram.* **Vendre**

le gram.	*les 5,*	*les 30,*
les 125,	*les 250,*	*les 500,*

Observation

Nᵒ

Chromate de Potasse. *Chromate neutre de potasse, Proto-chromate de potasse. Produit de la calcination des mines de chrôme du Var avec le nitrate de potasse.*

Substance **très vénéneuse.**

Propriétés *tinctoriales.*

Se **vend** pour les arts sans **ordonnance.**

S'emploie dans l'art de la teinture et dans *les analyses chimiques.*

Coûte *les 500 gram.* **Vendre**

le gram.	*les 5,*	*les 30,*
les 125,	*les 250,*	*les 500,*

Observation

Nᵒ

Clous de Girofle ou Gérofle. *Clous aromatiques. Fleur non développée du Cariophyllus Aromaticus. (myrtacées).*

Provenance. *Moluques, Antilles.*

Substance non **vénéneuse.**

Propriétés *excitantes, stomachiques.*

Se **vend** sans **ordonnance.**

Ils entrent dans un grand nombre de préparations; on en fait une teinture. L'essence qu'on en retire sert à calm. le mal de dents.

Coûte *les 500 gram.* **Vendre**

le gram.	*les 5,*	*les 30,*
les 125,	*les 250,*	*les 500,*

Observation

Nᵒ

Cochenille. *Insecte de la famille des hémiptères, désignés sous le nom générique de Coccus, Coccus Cacti.*

Provenance. *Nopaleries d'Amérique.*

Substance non **vénéneuse.**

Propriétés *toniques, astringentes.*

Se **vend** sans **ordonnance.**

Employée par quelques praticiens comme spécifique de la coqueluche; sert à faire le carmin et à colorer quelq. préparations.

Coûte *les 500 gram.* **Vendre**

le gram.	*les 5,*	*les 30,*
les 125,	*les 250,*	*les 500,*

Observation

Nᵒ

Colle de Poisson. *Ichthyocolle.*
Obtenue par la dessicat. de la vessie nata-toire du grand esturgeon, Accipenser Huso.
Provenance. *Russie.*
Substance non **vénéneuse.**
Propriétés *adoucissantes.*
Se **vend** sans **ordonnance.**
S'emploie à l'intérieur en lavements,
à la **dose** *de 5 à 10 gram. par kilog. d'eau,*
et sert à faire le taffetas d'Angleterre, des gelées, etc.
Coûte *les 500 gram.*   **Vendre**
le gram.   *les 5,*   *les 30,*
les 125,   *les 250,*   *les 500,*
Observation

N°

Colophane. *Colophone, Arcanson. Ré-sidu de la distillation de la térébenthine.*
Produit *du* Pinus Maritima *(conifères).*
Provenance. *Colophon (Ionie), Mirecourt.*
Substance non **vénéneuse.**
Propriétés *hémostatiques.*
Se **vend** sans **ordonnance.**
S'emploie en poudre pour arrêter le sang des morsures de sangsues ; sert à la prépa-ration d'onguents, etc.
Coûte *les 500 gram.*   **Vendre**
le gram.   *les 5,*   *les 30,*
les 125,   *les 250,*   *les 500,*
Observation

N°

Coloquinte. *Fruit décortiqué du* Cucu-mis Colocynthis.
Famille. *Cucurbitacées.*
Provenance. *Levant, côtes d'Afrique.*
Substance à haute dose très **vénéneuse.**
Propriétés *purgatives drastiques.*
Ne se **vend** qu'avec **ordonnance.**
S'emploie à l'intérieur en décoctions,
à la **dose** *de 4 à 5 gram. par litre d'eau,*
dans les hydropisies passives, la blennor-rhée, etc.
Coûte *les 500 gram.*   **Vendre**
le gram.   *les 5,*   *les 30,*
les 125,   *les 250,*   *les 500,*
Observation

N°

Coque du Levant. *Fruit du* Menisper-mum Cocculus.
Famille. *Ménispermées.*
Provenance. *Indes-Orientales.*
Substance très **vénéneuse.**
Propriétés *narcotiques, irritantes.*
Ne se **vend** qu'avec **ordonnance.**
S'emploie à l'extérieur en pommade, con-tre la teigne,
à la **dose** *de 1 gram. de poudre pour 30 gram. d'axonge.*
En poudre, sert à prendre les poissons et détruire les poux.
Coûte *les 500 gram.*   **Vendre**
le gram.   *les 5,*   *les 30,*
les 125,   *les 250,*   *les 500,*
Observation

N°

Coralline blanche. Corallina Officinalis.
Famille. *Polypiers.* (Lin.)
Provenance. *Océan, Méditerranée.*
Substance non **vénéneuse.**
Propriétés *vermifuges. (Inusitée.)*
Se vend sans ordonnance.
S'emploie à l'intérieur en infusions,
à la dose de 10 à 30 gram. par litre d'eau ;
en poudre, 1 à 2 *gram.*

Coûte *les 500 gram.*   **Vendre**

| le gram. | les 5, | les 30, |
| les 125 | les 250, | les 500, |

Observation

N°

Corne de Cerf Calcinée. *(Phosphate*
de chaux.) Produit de la calcination des
cornes du cerf, Cervus Elaphus *(ruminants).*
Provenance. *Europe.*
Substance non **vénéneuse.**
Propriétés *émollientes ?*
Se vend sans ordonnance.
S'emploie à l'intérieur,
à la dose *de 6 à 8 gram. par litre d'eau,*
en décoction blanche, *contre la diarrhée.*

Coûte *les 500 gram.*   **Vendre**

| le gram. | les 5, | les 30, |
| les 125, | les 250, | les 500, |

Observation

N°

Corne de Cerf râpée. *Production fron-*
tale du cerf, Cervus Elaphus *(ruminants).*
Provenance. *Europe.*
Substance non **vénéneuse.**
Propriétés *émollientes.*
Se vend sans ordonnance.
S'emploie à l'intérieur en décoctions,
à la dose *de 30 à 60 gram. par kilog. d'eau,*
dans les diarrhées, dysenteries.

Coûte *les 500 gram.*   **Vendre**

| le gram. | les 5, | les 30, |
| les 125, | les 250, | les 500 |

Observation

N°

Crème de Tartre. *Bi-tartrate de po-*
tasse, Tartrate acide ou Acidule de potasse,
Surtartrate de potasse.
Obtenu *par la purification du tartre brut*
(blanc ou rouge) qui se dépose dans les ton-
neaux où l'on conserve le vin.
Substance à haute dose **vénéneuse.**
Propriétés *rafraîchissantes, purgatives.*
Se vend avec ordonnance.
S'emploie à l'intérieur comme rafraîch.,
à la dose *de 4 à 8 gram. par litre d'eau ;*
comme purgatif, 15 à 30 *gram.*

Coûte *les 500 gram.*   **Vendre**

| le gram. | les 5, | les 30, |
| les 125, | les 250, | les 500, |

Observation

N°

Crème de Tartre soluble. *Tartrate borico-potassique, Tartre boraté, Tartro-borate de potasse.*

Formule. Crème de tartre 4, acide boriq. 1, eau 24. F. S. A.

Substance à haute dose **vénéneuse.**
Propriétés *purgatives.*
Se **vend** avec **ordonnance.**
S'emploie à *l'*intérieur,
à *la* **dose** *de* 15 à 30 *gram. dans* 250, 500 *ou* 1,000 *gram. d'eau sucrée.*

Coûte *les* 500 *gram.*   **Vendre**

le gram.	*les 5,*	*les 30,*
les 125,	*les 250,*	*les 500,*

Observation

N°

Cyanure de Fer. *Bleu de Prusse ou de Berlin, Prussiate de fer, Hydrocyanate de fer, Cyanure double de fer hydraté, Cyanure ferrosoferrique, Cyanoferrate ferriq.*
Découvert par Diesbach, pharmacien à Berlin, en 1710.
Substance à haute dose **très vénéneuse.**
Propriétés *anti-spasmodiques, anti-épileptiques, anti-hystériques.*
Se **vend** avec **ordonnance.**
S'emploie à *l'*intérieur,
à *la* **dose** *de* 20 à 50 *centig., dans les fièvres intermittentes, l'épilepsie, l'hystérie, la chorée.*

Coûte *les* 500 *gram.*   **Vendre**

le gram.	*les 5,*	*les 30,*
les 125,	*les 250,*	*les 500,*

Observation

N°

Dattes. *Fruit du* Phœnix dactilifera.
Famille. *Palmiers.*
Provenance. *Afrique, Inde, Europe.*
Substance non **vénéneuse.**
Propriétés *pectorales, adoucissantes.*
Se **vend** sans **ordonnance.**
S'emploie à *l'*intérieur *en tisancs,*
à *la* **dose** *de* 30 à 60 *gram. par kilog. d'eau,*
On en fait un sirop, une pâte.

Coûte *les 500 gram.*   **Vendre**

le gram.	*les 5,*	*les 30,*
les 125,	*les 250,*	*les 500,*

Observation

N°

Dictame de Crète. *Origanum Dictamus.*
Famille. *Labiées.*
Provenance. *Crète, Europe.*
Substance non **vénéneuse.**
Propriétés *excitantes, emménagogues.*
Se **vend** avec **ordonnance.**
S'emploie à *l'*intérieur *en infusions,*
à *la* **dose** *de* 15 à 40 *gram. par litre d'eau.*
Peu usité.

Coûte *les 500 gram.*   **Vendre**

le gram.	*les 5,*	*les 30,*
les 125,	*les 250,*	*les 500,*

Observation

N°

Douce-Amère (tiges de). *Morelle grimpante, Vigne de Judée, Loque. Fournies par le* Solanum Dulcamara.

Famille. *Solanées.*

Substance non vénéneuse.

Propriétés *dépuratives, sudorifiques.*

Se vend sans ordonnance.

S'emploie à l'intérieur en tisane,

à la dose de 20 gram. par litre d'eau, dans les affections dartreuses, psoriques, etc.

Coûte *les 500 gram.*   **Vendre**

le gram.   *les 5,*   *les 30,*

les 125,   *les 250,*   *les 500,*

Observation

N°

Eau distillée d'Absinthe.

Hydrolat *d'Absinthe.*

Formule. Absinthe fraîche 1 kilog., eau 3 kilog.; retirez 2 kilog. de produit.

Substance non vénéneuse.

Propriétés *toniques, stimulantes.*

Se vend sans ordonnance.

S'emploie à l'intérieur,

à la dose de 30 à 100 gram. en potions, dans les affections atoniques du tube digestif, et comme anthelmintique.

Coûte *les 500 gram.*   **Vendre**

le gram.   *les 5,*   *les 30,*

les 125,   *les 250,*   *les 500,*

Observation

N°

Eau distillée d'Amandes amères.

Hydrolat *d'Amandes amères.*

Formule. Tourteau d'amandes amères 1 kil. eau environ 3 kil.; retirez 2 kil. de produit.

Substance à haute dose **très vénéneuse.**

Propriétés *calmantes, anti-spasmodiques.*

Ne se vend qu'avec ordonnance.

S'emploie dans une potion appropriée,

à la dose de 10 à 30 gram., contre l'asthme, la coqueluche, etc.

Coûte *les 500 gram.*   **Vendre**

le gram.   *les 5,*   *les 30,*

les 125,   *les 250,*   *les 500,*

Observation. On ne doit jamais l'associer au calomel et autres préparat. mercurielles.

N°

Eau distillée d'Angélique (de semences). Hydrolat *d'Angélique.*

Formule. Semences d'Angélique 1 kilog., eau 5 kilog., pour 4 kilog. de produit.

Substance non vénéneuse.

Propriétés *excitantes, carminatives.*

Se vend sans ordonnance.

S'emploie à l'intérieur en potions,

à la dose de 30 à 100 gram., dans les coliques flatulentes, l'atonie des organes digest.

Coûte *les 500 gram.*   **Vendre**

le gram.   *les 5,*   *les 30,*

les 125,   *les 250,*   *les 500,*

Observation

N°

Eau distillée d'Anis.

Hydrolat *d'Anis*.

Formule. Scmences d'anis 1 kil., eau 5 kil., pour 4 kil. de produit.

Substance non **vénéneuse.**

Propriétés *stimulantes, carminatives.*

Se vend sans ordonnance.

*S'*emploie *à l'*intérieur *en potions,*
à la dose *de* 15 *à* 100 *gram. dans les flatuosités, les crampes d'estomac, la dyspepsie, etc.*

Coûte *les* 500 *gram.* **Vendre**

| *le gram.* | *les* 5, | *les* 30, |
| *les* 125, | *les* 250, | *les* 500, |

Observation

N°

Eau distillée d'Armoise.

Hydrolat *d'Armoise*.

Formule. Feuilles fraîches d'armoise 1 kil., eau q. s., pour 1 kil. de produit.

Substance non **vénéneuse.**

Propriétés *toniques, emménagogues.*

Se vend avec ordonnance.

*S'*emploie *à l'*intérieur,
à la dose *de* 50 *à* 100 *gram. en potions, dans l'aménorrhée, etc.*

Coûte *les* 500 *gram.* **Vendre**

| *le gram.* | *les* 5, | *les* 30, |
| *les* 125, | *les* 250, | *les* 500, |

Observation

N°

Eau distillée de Bourrache.

Hydrolat *de Bourrache*.

Formule. Bourrache verte 4 kil., eau 8 kil., pour retirer 4 kilog. de produit.

Substance non **vénéneuse.**

Propriétés *sudorifiques, diurétiques.*

Se vend sans ordonnance.

*S'*emploie *à l'*intérieur,
à la dose *de* 50 *à* 100 *gram., en potions.*

Coûte *les* 500 *gram.* **Vendre**

| *le gram.* | *les* 5, | *les* 30, |
| *les* 125, | *les* 250, | *les* 500, |

Observation

N°

Eau distillée de Cannelle.

Hydrolat *de Cannelle*.

Formule. Cannelle de Ceylan 1 kil., eau commune 5 kil., pour retirer 4 kil. de produit.

Substance non **vénéneuse.**

Propriétés *stimulantes, stomach., toniq.*

Se vend sans ordonnance.

*S'*emploie *à l'*intérieur,
à la dose *de* 15 *à* 60 *gram., en potions, juleps, etc., dans l'atonie des voies digestives, diarrhées anciennes, etc.*

Coûte *les* 500 *gram.* **Vendre**

| *le gram.* | *les* 5, | *les* 30, |
| *les* 125, | *les* 250, | *les* 500, |

Observation

N°

Eau distillée de Cochléaria.

Hydrolat *de Cochléaria.*

Formule. Feuilles fraîches de cochléaria contus. 5 kil., eau 10 kil., pour retirer 5 kil. de produit.

Substance non **vénéneuse.**

Propriétés *excitantes, anti-scorbutiques.*

Se **vend** sans **ordonnance.**

*S'emploie à l'*intérieur,
à la **dose** *de* 60 *à* 120 *gram., comme véhicule en potions, dans le scorbut.*

Coûte *les* 500 *gram.* **Vendre**

le gram.   *les 5,*   *les 30,*

les 125,   *les 250,*   *les 500,*

Observation

N°

Eau distillée de Cresson.

Hydrolat *de Cresson.*

Formule. Feuilles fraîches de cresson 5 kil., eau q. s., pour retirer 5 kil. de produit.

Substance non **vénéneuse.**

Propriétés *stimulantes, anti-scorbutiq.*

Se **vend** sans **ordonnance.**

*S'emploie à l'*intérieur,
à la **dose** *de* 50 *à* 100 *gram., comme véhicule en potions, dans le scorbut, etc.*

Coûte *les* 500 *gram.* **Vendre**

le gram.   *les 5,*   *les 30,*

les 125,   *les 250,*   *les 500,*

Observation

N°

Eau distillée de Fenouil (de semences). Hydrolat de Fenouil.

Formule. Semences de fenouil 1 kil., eau 5 kil., pour retirer 4 kil. de produit.

Substance non **vénéneuse.**

Propriétés *excitantes, carminatives.*

Se **vend** sans **ordonnance.**

*S'emploie à l'*intérieur,
à la **dose** *de* 50 *à* 100 *gram., en potions, dans les coliques venteuses, flatuosités, etc.*

Coûte *les* 500 *gram.* **Vendre**

le gram.   *les 5,*   *les 30,*

les 125,   *les 250,*   *les 500,*

Observation

N°

Eau distillée de Genièvre.

Hydrolat *de Genièvre.*

Formule. Baies de genièvre 1 kil., eau q. s., pour retirer 4 kil. d'eau.

Substance non **vénéneuse.**

Propriétés *diurét., stimulant., stomach.*

Se **vend** sans **ordonnance.**

*S'emploie à l'*intérieur,
à la **dose** *de* 50 *à* 100 *gram., en potions, comme véhicule dans les affections des voies urinaires, etc.*

Coûte *les* 500 *gram.* **Vendre**

le gram.   *les 5,* ·   *les 30,*

les 125,   *les 250,*   *les 500,*

Observation

N°

Eau distillée de Girofles.

Hydrolat *de Girofles.*

Formule. Girofles concassés 1,000, eau 5,000, pour retirer 4,000 d'eau.

Substance non **vénéneuse.**

Propriétés *excitantes, stimul., stomach.*

Se vend avec **ordonnance.**

*S'*emploie *à l'*intérieur,

à la dose *de 8 à 15 gram. en potions.*

Coûte *les 500 gram.*   **Vendre**

le gram.   *les 5,*   *les 30,*

les 125   *les 250,*   *les 500,*

Observation

N°

Eau distillée d'Hysope.

Hydrolat *d'Hysope.*

Formule. Hysope frais 1,000, eau 2,000, pour retirer 1,000 d'eau.

Substance non **vénéneuse.**

Propriétés *toniq., stimulant., expector.*

Se vend sans **ordonnance.**

*S'*emploie *à l'*intérieur,

à la dose *de 50 à 100 gram., en potions, dans les affections chroniques de poitrine.*

Coûte *les 500 gram.*   **Vendre**

le gram.   *les 5,*   *les 30,*

les 125,   *les 250,*   *les 500*

Observation

N°

Eau distillée de Laitue.

Hydrolat *de Laitue.*

Formule. Tiges fraîches de laitue 5,000, eau 5,000, pour retirer 5,000 d'eau.

Substance non **vénéneuse.**

Propriétés *calmantes, anti-spasmodiques.*

Se vend avec **ordonnance.**

*S'*emploie *à l'*intérieur,

à la dose *de 60 à 100 gram., en potions, dans les phlegmasies aiguës, les névroses, etc., etc. Fréquemment employée.*

Coûte *les 500 gram.*   **Vendre**

le gram.   *les 5,*   *les 30,*

les 125,   *les 250,*   *les 500,*

Observation

N°

Eau distillée de Laurier Cerise.

Hydrolat *de Laurier Cerise.*

Formule. Feuilles fraîches de laurier cerise 1,000, eau 2,000, pour retirer 1,000 d'eau.

Substance à haute dose **vénéneuse.**

Propriétés *calmantes, anti-spasmodiques.*

Ne se vend qu'avec **ordonnance.**

*S'*emploie *à l'*intérieur *en potions,*

à la dose *de 5 à 20 gram., contre les catarrhes, l'asthme, la coqueluche.*

Coûte *les 500 gram.*   **Vendre**

le gram.   *les 5,*   *les 30,*

les 125,   *les 250,*   *les 500,*

Observation. On ne doit jamais l'associer au calomel.

N°

Eau distillée de Lavande.

Hydrolat *de Lavande.*

Formule. Sommités fleuries fraîches de lavande 2,000, eau 6,000, pour retirer 4,000 de produit.

Substance non **vénéneuse.**

Propriétés *stimulantes, toniques.*

Se **vend sans ordonnance.**

*S'*emploie à *l'*intérieur *en potions,*
à la **dose** *de* 30 à 100 gram., *dans l'hysté-rie, les rhumatismes, affections nerveuses.*

Coûte *les 500 gram.* **Vendre**

le gram.   *les 5,*   *les 30,*

les 125,   *les 250,*   *les 500,*

Observation.

N°

Eau distillée de Lierre terrestre.

Hydrolat *de Lierre terrestre.*

Formule. Sommités fleuries fraîches de lierre terrestre 1,000, eau 3,000, pour retirer 2,000 de produit.

Substance non **vénéneuse.**

Propriétés *stimul. légères, expectorantes.*

Se **vend sans ordonnance.**

*S'*emploie à *l'*intérieur *en potions,*
à *la* **dose** *de* 30 à 100 gram., *dans la bron-chite, les catarrhes atoniques.*

Coûte *les 500 gram.* **Vendre**

le gram.   *les 5,*   *les 30,*

les 125,   *les 250,*   *les 500,*

Observation.

N°

Eau distillée de Mélilot.

Hydrolat *de Mélilot.*

Formule. Fleurs sèches de mélilot 1,000, eau 6,000, pour retirer 4,000 d'eau.

Substance non **vénéneuse.**

Propriétés *aromat., résolutives légères.*

Se **vend sans ordonnance.**

*S'*emploie à *l'*intérieur *(rarement),*
à *la* **dose** *de* 50 à 100 gram., *en potions ; et* à *l'*extérieur *en collyres.*

Coûte *les 500 gram.* **Vendre**

le gram.   *les 5,*   *les 30,*

les 125,   *les 250,*   *les 500,*

Observation

N°

Eau distillée de Mélisse.

Hydrolat *de Mélisse.*

Formule. Sommités fraîches de mélisse 4,000, eau 8,000, pour retir. 4,000 de produit.

Substance non **vénéneuse.**

Propriétés *stimulantes, anti-spasmodiq.*

Se **vend sans ordonnance.**

*S'*emploie à *l'*intérieur *en potions, juleps,*
à la **dose** *de* 30 à 100 gram., *dans les coli-ques nerveuses, cardialgies, spasmes ner-veux, etc.*

Coûte *les 500 gram.* **Vendre**

le gram.   *les 5,*   *les 30,*

les 125,   *les 250,*   *les 500,*

Observation

N°

9

Eau distillée de Menthe poivrée.
Hydrolat *de Menthe poivrée.*

Formule. Sommités fraîches de menthe poivrée 4,000, eau 8,000, pour retir. 4,000 d'eau.

Substance non **vénéneuse.**

Propriétés *toniq., excit., anti-spasmodiq.*

Se **vend** sans **ordonnance.**

*S'*emploie à *l'*intérieur *en potions,*
à la **dose** *de 30 à 60 gram., dans les affections nerveuses et atoniques de l'estomac, les flatuosités, cardialgies, vomissements spasmodiques, etc.*

Coûte *les 500 gram.*   **Vendre**

le gram.	*les 5,*	*les 30,*
les 125,	*les 250,*	*les 500,*

Observation

N°

Eau distillée de Nymphæa ou Nénuphar. Hydrolat *de Nymphæa.*

Formule. Fleurs fraîches de nénuphar 4,000, eau 8,000, pour retirer 4,000 de produit.

Substance non **vénéneuse.**

Propriétés *calmantes, anti-spasmodiques.*

Se vend sans **ordonnance.**

*S'*emploie à *l'*intérieur *en potions,*
à la **dose** *de 100 à 200 gram., comme véhicule.* Peu usitée.

Coûte *les 500 gram.*   **Vendre**

le gram.	*les 5.*	*les 30,*
les 125,	*les* 250,	*les 500,*

Observation

N°

Eau distillée de Fleurs d'Oranger.
Hydrolat *de Fleurs d'oranger.*

Formule. Fleurs récentes d'oranger 1,000, eau 3,000, pour retirer 1,000 de produit.

Substance non **vénéneuse.**

Propriétés *anti-spasmodiques.*

Se vend sans **ordonnance.**

*S'*emploie à *l'*intérieur *en potions,*
à la **dose** *de 30 à 100 gram. dans les loochs, juleps, etc., dans les maladies nerveuses et convulsives, spasmes, palpitations, coliques nerveuses, etc.* On en fait un sirop.

Coûte *les 500 gram.*   **Vendre**

le gram.	*les 5,*	*les 30,*
les 125,	*les 250,*	*les 500,*

Observation

N°

Eau distillée d'Origan.
Hydrolat *d'Origan.*

Formule. Sommités sèches d'origan 1,000, eau 6,000, pour retirer 4,000 de produit.

Substance non **vénéneuse.**

Propriétés *stimulantes, stomachiques.*

Se vend sans **ordonnance.**

*S'*emploie à *l'*intérieur *en potions,*
à la **dose** *de 30 à 100 gram., dans l'asthme humide, les digestions difficiles.*

Coûte *les 500 gram.*   **Vendre**

le gram.	*les 5,*	*les 30,*
les 125,	*les 250,*	*les 500*

Observation

N°

Eau distillée de Pavots (Coquelicots).

Hydrolat *de Coquelicots.*

Formule. Fleurs fraîches de coquelicots 4,000, eau q. s., pour retirer 4,000 de produit.

Substance non **vénéneuse.**

Propriétés *somnifères.*

Se **vend** avec ordonnance.

S'emploie à *l'intérieur en potions,* à la dose *de 50 à 100 gram., comme véhicule.*

Coûte *les 500 gram.* **Vendre**

le gram. *les 5,* *les 30,*
les 125, *les 250,* *les 500,*

Observation

Nᵒ

Eau distillée de Pariétaire.

Hydrolat *de Pariétaire.*

Formule. Plante fraîche de pariétaire 1,000, eau 2,000, pour retirer 1,000 de produit.

Substance non **vénéneuse.**

Propriétés *diurétiques.*

Se **vend** avec ordonnance.

S'emploie à *l'intérieur en potions,* à la dose *de 50 à 100 gram., dans la néphrite, dysurie, etc.*

Coûte *les 500 gram.* **Vendre**

le gram. *les 5,* *les 30,*
les 125, *les 250,* *les 500,*

Observation

Nᵒ

Eau distillée de Feuilles de Pêcher.

Hydrolat *de Feuilles de Pêcher.*

Formule. Feuilles fraîches de pêcher 1 kil., eau 2 kil., pour retirer 1 kil. de produit,

Substance à haute dose **vénéneuse.**

Propriétés *laxatives, calmantes, vermif.*

Se **vend** avec ordonnance.

S'emploie à *l'intérieur en potions,* à la dose *de 30 à 60 gram., comme véhicule, dans les affections vermineuses des enfants, la cardialgie, etc.*

Coûte *les 500 gram.* **Vendre**

le gram. *les 5,* *les 30,*
les 125, *les 250,* *les 500,*

Observation

Nᵒ

Eau distillée de Persil.

Hydrolat *de Persil (de semences).*

Formule. Semences de persil 1 kilog., eau 6 kil., pour retirer 4 kil. d'eau.

Substance non **vénéneuse.**

Propriétés *diurétiques, apéritives.*

Se **vend** avec ordonnance.

S'emploie à *l'intérieur en potions,* à la dose *de 30 à 60 gram., dans l'hydropisie, l'ictère, etc.; et à l'extérieur en lotions, dans les maladies pédiculaires.*

Coûte *les 500 gram.* **Vendre**

le gram. *les 5,* *les 30,*
les 125, *les 250,* *les 500,*

Observation

Nᵒ

Eau distillée de Sauge.

Hydrolat *de Sauge.*

Formule. Sommités fleuries de sauge 1,000, eau 2,000, pour 1,000 de produit.

Substance non **vénéneuse.**

Propriétés *toniques, excitantes, nervines.*

Se **vend sans ordonnance.**

*S'emploie à l'*intérieur *en potions,*
à la **dose** *de 30 à 100 gram., dans les ca-*
tarrhes atoniques, etc.

Coûte *les 500 gram.*   **Vendre**

le gram.   *les 5,*   *les 30,*

les 125,   *les 250,*   *les 500,*

Observation

N°

Eau distillée de Serpolet.

Hydrolat *de Serpolet.*

Formule. Sommités sèch. de serpolet 1,000, eau 6,000, pour 4,000 de produit.

Substance non **vénéneuse.**

Propriétés *excitantes, toniq., carminat.*

Se **vend sans ordonnance.**

*S'emploie à l'*intérieur *en potions,*
à la **dose** *de 50 à 100 gram., dans la dys-*
pepsie, l'aménorrhée par atonie, etc.

Coûte *les 500 gram.*   **Vendre**

le gram.   *les 5,*   *les 30,*

les 125,   *les 250,*   *les 500,*

Observation

N°

Eau distillée simple.

Protoxide d'hydrogène pur.

Véhicule le plus souvent employé par les
chimistes comme dissolvant dans les ana-
lyses délicates.

Substance non **vénéneuse.**

Propriétés. *Dissolvant chimique.*

Se **vend sans ordonnance.**

*S'emploie à l'*état *de pureté dans une*
foule de manipulations chimiques.

Coûte *les 500 gram.*   **Vendre**

le gram.   *les 5,*   *les 30,*

les 125,   *les 250,*   *les 500,*

Observation

N°

Eau distillée de Sureau.

Hydrolat *de Sureau.*

Formule. Fleurs sèches de sureau 1,000, eau 6,000, pour 4,000 de produit.

Substance non **vénéneuse.**

Propriétés *excitantes, sudorifiques.*

Se **vend sans ordonnance.**

*S'emploie à l'*intérieur *en potions,*
à la **dose** *de 50 à 100 gram., comme véhi-*
cule.

Coûte *les 500 gram.*   **Vendre**

le gram.   *les 5,*   *les 30,*

les 125,   *les 250,*   *les 500,*

Observation

N°

Eau distillée de Tanaisie.

Hydrolat *de Tanaisie*.

Formule. Sommités fleuries fraîches de tanaisie 1,000, eau 3,000, pour retirer 1,000 de produit.

Substance non **vénéneuse.**

Propriétés *anthelmintiques, toniques.*

Se **vend** sans ordonnance.

S'emploie à l'intérieur en potions,
à la **dose** *de 30 à 100 gram., contre les*
vers, la chlorose, l'hystérie, etc.

Coûte *les 500 gram.*   **Vendre**

le gram.   *les 5,*   *les 30,*
les 125,   *les 250,*   *les 500,*

Observation

N°

Eau distillée de Tilleul.

Hydrolat *de Tilleul*.

Formule. Fleurs sèches de tilleul 1,000, eau 6,000, pour retirer 4,000 de produit.

Substance non **vénéneuse.**

Propriétés *anti-spasmodiques.*

Se **vend** sans ordonnance.

S'emploie à l'intérieur en potions,
à la **dose** *de 50 à 100 gram., dans les affections nerveuses, hystériques, etc.*

Coûte *les 500 gram.*   **Vendre**

le gram.   *les 5,*   *les 30,*
les 125,   *les 250,*   *les 500,*

Observation

N°

Eau distillée de Thym.

Hydrolat *de Thym*.

Formule. Sommités fleuries fraîches de thym 1,000, eau 2,000, pour retirer 1,000 de produit.

Substance non **vénéneuse.**

Propriétés *stimulantes, stomachiques.*

Se **vend** sans ordonnance.

S'emploie à l'intérieur en potions,
à la **dose** *de 50 à 100 gram., dans la dyspepsie, l'atonie de l'estomac.*

Coûte *les 500 gram.*   **Vendre**

le gram.   *les 5,*   *les 30,*
les 125,   *les 250,*   *les 500,*

Observation

N°

Eau distillée de Valériane.

Hydrolat *de Valériane*.

Formule. Racines sèches de valériane 1,000, eau 6,000, pour retirer 4,000 de produit.

Substance non **vénéneuse.**

Propriétés *toniques, anti-spasmodiques.*

Se **vend** avec ordonnance.

S'emploie à l'intérieur en potions,
à la **dose** *de 60 à 100 gram., contre les affections du système nerveux.*

Coûte *les 500 gram.*   **Vendre**

le gram.   *les 5,*   *les 30,*
les 125,   *les 250,*   *les 500*

Observation

N°

Eau distillée Vulnéraire.

Hydrolat *vulnéraire ou de Labiées compo-*
sé, Eau vulnéraire aqueuse.

Formule. Feuilles fraîches de basilic, calament, hysope, marjolaine, mélisse, menthe,
origan, romarin, sariette, sauge, serpolet,
thym, absinthe, angélique, fenouil, rue, sommités d'hypericum, de lavande, de chaque 30,
eau 1,500; F. S. A., pour 1,000 de produit.

Substance **non vénéneuse.**

Propriétés *excit., stimulantes, vulnér.*

Se **vend** sans **ordonnance.**

S'emploie *à l'intérieur en potions,*
à la dose de 50 à 100 gram.

Coûte *les 500 gram.* **Vendre**

le gram.	*les 5,*	*les 30,*
les 125	*les 250,*	*les 500,*

Observation

Nº

Eau d'Alibour.

Collyre de Saint-Jerneron.

Formule. Sulfate de zinc 70, de cuivre 20,
camphre 10, safran 4, eau 2 kil.; laissez en
contact 8 jours, et filtrez.

Substance **très vénéneuse.**

Propriétés. *Contre les ophthalmies, con-*
tusions.

Ne se **vend** qu'avec **ordonnance.**

S'emploie *à l'extérieur en collyres, ou en*
topiques contre les contusions.

Coûte *les 500 gram.* **Vendre**

le gram.	*les 5,*	*les 30,*
les 125,	*les 250,*	*les 500,*

Observation

Nº

Eau de Bonferme. *Teinture aroma-*
tique, Essence céphalique, Teinture de Bon-
ferme.

Formule. Muscade 60, girofles 60, cannelle
45, balaustes 45, alcool à 80° c. 1 kil.; faites
macérer 15 jours, et filtrez.

Substance à haute dose **vénéneuse.**

Propriétés *céphaliques.*

Se **vend** avec **ordonnance.**

S'emploie, *à la* **dose** *de quelques gouttes*
versées dans la main, qu'on aspire par le
nez, dans les céphalalgies par suite de
contusion. Elle s'applique aussi en com-
presses.

Coûte *les 500 gram.* **Vendre**

le gram.	*les 5,*	*les 30,*
les 125,	*les 250,*	*les 500,*

Observation

Nº

Eau de Botot.

Formule. Anis verts, 40, girofle 10, cannelle 10, essence de menthe 5; faites macérer
8 jours dans 1,120 d'alcool à 22°; filtrez et
ajoutez teinture d'ambre 1 gram.

Substance **non vénéneuse.**

Propriétés *dentifrices.*

Se **vend** sans **ordonnance.**

S'emploie *à l'entretien de la bouche,*
à la **dose** *de quelq. gouttes dans un verre*
d'eau.

Coûte *les 500 gram.* **Vendre**

le gram.	*les 5,*	*les 30,*
les 125,	*les 250,*	*les 500,*

Observation

Nº

Eau camphrée.

Formule. Camphre pulvérisé 4 gram., eau distillée 500; laissez macérer pendant 48 h., en agitant souvent, et filtrez.

Substance **peu vénéneuse.**

Propriétés *sédatives, anti-spasmodiques.*

Se **vend** avec ordonnance.

S'emploie *à l'intérieur, en potions,*
à la **dose** *de 30 à 60 gram.*

Coûte *les 500 gram.* **Vendre**

le gram.   *les 5,*   *les 30,*

les 125,   *les 250,*   *les 500,*

Observation

Nº

Eau Céleste. *Eau Ophthalmique, Eau Azurée.*

Formule. Eau de chaux 500 gram., sel ammoniac 4; laissez macérer dans un vase de cuivre, et filtrez.

Substance **très vénéneuse.**

Propriétés *anti-ophthalmiq., résolutives.*

Ne se **vend** qu'avec ordonnance.

S'emploie *à l'extérieur comme collyre excitant et résolutif.*

Coûte *les 500 gram.* **Vendre**

le gram.   *les 5.*   *les 30,*

les 125,   *les 250,*   *les 500,*

Observation

Nº

Eau de Chaux. *Liqueur de Chaux.*

Formule. Chaux vive une partie, eau 30 p.; faites éteindre, décantez, et sur l'hydrate de chaux ajoutez 100 fois son poids d'eau, et filtrez.

Substance **peu vénéneuse.**

Propriétés *anti-acides, anti-septiques.*

Se **vend** avec ordonnance.

S'emploie *à l'intérieur,*
à la **dose** *de 50 à 100 gram., seule ou coupée avec du lait.*

Coûte *les 500 gram.* **Vendre**

le gram.   *les 5,*   *les 30,*

les 125,   *les 250,*   *les 500,*

Observation. Elle doit toujours être soigneusement bouchée pour qu'elle ne se *carbonalise* pas.

Nº

Eau de Goudron.

Hydrolé *de Goudron.*

Formule. Goudron 500, eau commune 1,500; faites macérer 8 jours, en remuant de temps en temps, et filtrez.

Substance **non vénéneuse.**

Propriétés *diaphorétiques.*

Se **vend** avec ordonnance.

S'emploie *à l'intérieur,*
à la **dose** *d'une demi-tasse, dans la phthisie, les catarrhes vésicaux, l'asthme, les maladies cutanées.*

Coûte *les 500 gram.* **Vendre**

le gram.   *les 5,*   *les 30,*

les 125,   *les 250,*   *les 500,*

Observation.

Nº

Eau de Goulard. *Eau végéto-minérale.*

Formule. Sous-acétate de plomb liquide 15, eau de rivière 940, alcool à 80° 60; mêlez.

Substance **très vénéneuse.**

Propriétés *résolutives astringentes.*

Se **vend** avec ordonnance.

S'emploie à l'extérieur, dans le pansement des plaies, contusions, entorses, etc.

Coûte *les* 500 *gram.*		**Vendre**
le gram.	*les 5,*	*les 30,*
les 125,	*les 250,*	*les 500,*

Observation

N°

Eau de Luce. *Ammoniaque succinée, Esprit ou Alcool ammoniacal succiné, Alcoolé d'ammoniaque succiné, Épyrèle de succin ammoniacal.*

Substance **très vénéneuse.**

Propriétés *stimulantes, anti-septiques.*

Ne se **vend** qu'avec ordonnance.

S'emploie à l'extérieur, dans les paralysies, les rhumatismes, la syncope, les morsures d'animaux venimeux.

Coûte *les* 500 *gram.*		**Vendre**
le gram.	*les 5,*	*les 30,*
les 125,	*les 250,*	*les 500,*

Observation

N°

Eau de Javelle. *Chlorure de potasse, Chlorure d'oxide de potassium.*

(Son nom lui vient d'un village près de Paris où on la fabriqua dans le principe.)

Substance **très vénéneuse.**

Propriétés *décolorantes.*

Se **vend** pour les arts sans **ordonnance.**

S'emploie dans les arts à blanchir le linge, le fil et la toile écrus, et comme désinfectante dans les lieux où l'air se trouve vicié.

Coûte *les* 500 *gram.*		**Vendre**
le gram.	*les 5,*	*les 30,*
les 125,	*les 250,*	*les 500,*

Observation

N°

Eau Phagédénique. *Eau divine de Fernel, Hydrolé mercuriel calcaire.*

Formule. Sublimé corrosif 40 centig., eau de chaux 125; faites dissoudre le sel dans 20 d'eau, et mêlez.

Substance **très vénéneuse.**

Propriétés *excitantes.*

Ne se **vend** qu'avec ordonnance.

S'emploie à l'extérieur pour lotionner les chancres et les ulcères indolents.

Coûte *les* 500 *gram.*		**Vendre**
le gram.	*les 5,*	*les 30,*
les 125,	*les 250,*	*les 500,*

Observation

N°

Eau Thériacale spiritueuse. *Esprit thériacal, Alcoolat de thériaque composé.*
Substance à haute dose **vénéneuse.**
Propriétés *sudorifiq., cordiales, stomach.*
Se vend avec ordonnance.
S'emploie à *l'*intérieur,
à la **dose** de 2 à 15 gram., dans un véhicule approprié.
Coûte *les 500 gram.* **Vendre**
le gram.   *les 5,*   *les 30,*
les 125   *les 250,*   *les 500,*
Observation

N°

Eau-de-vie Allemande. *Teinture de jalap composée, Teinture purgative ou germanique, Alcoolé de jalap et de turbith.*
Formule. Jalap 250, turbith 30, scammonée 60, alcool à 56° 3,000 ; faites macérer 15 jours, passez et filtrez.
Substance à haute dose **vénéneuse.**
Propriétés *purgatives.*
Se vend avec ordonnance.
S'emploie à *l'*intérieur,
à la **dose** de 15 à 60 gram.
Coûte *les 500 gram.* **Vendre**
le gram.   *les 5,*   *les 30,*
les 125,   *les 250,*   *les 500,*
Observation

N°

Ecorce d'Angusture vraie. *Cusparée.*
Fournie par le Galipea Cusparia.
Famille. *Rutacées.*
Provenance. *Amérique méridionale.*
Substance à haute dose **vénéneuse.**
Propriétés *toniques, fébrifuges.*
Ne se vend qu'avec ordonnance.
S'emploie à *l'*intérieur *en infusions,*
à la **dose** de 8 à 15 gram., dans la dysenterie, la diarrhée chronique.
Coûte *les 500 gram.* **Vendre**
le gram.   *les 5,*   *les 30,*
les 125,   *les 250,*   *les 500,*
Observation

N°

Ecorce de fausse Angusture, *fournie par le* Strychnos Nux Vomica.
Famille. *Apocinées.*
Provenance. *Amérique méridionale.*
Substance très **vénéneuse.**
Propriétés *dans la paralysie, l'amaurose.*
Ne se vend qu'avec ordonnance.
S'emploie *très rarement en médecine, à cause des dangers graves qu'elle présente dans son administration.*
Coûte *les 500 gram.* **Vendre**
le gram.   *les 5,*   *les 30,*
les 125,   *les 250,*   *les 500,*
Observation. Il est très important de ne pas la confondre avec l'Angusture vraie.

N°

Ecorce de Cascarille. *Chacrille, Quinquina aromatique, Ecorce éleuthérienne.* *Fournie par le* Croton Cascarilla.
Famille. *Euphorbiacées.*
Provenance. *Amérique méridionale.*
Substance à haute dose **vénéneuse.**
Propriétés *toniq., excitantes, fébrifuges, anti-émétiques.*
Se **vend avec ordonnance.**
S'emploie à *l'intérieur en poudre,*
à la **dose** *de 1 à 4 gram.; et, en infusions, dans la dyspepsie, la dysenterie chronique,* à la **dose** *de 10 gram. par kil. d'eau.*
Les Espagnols s'en servent comme masticatoire, pour masquer l'odeur de la pipe, et la mélangent avec le tabac à fumer.
Coûte *les 500 gram.*   **Vendre**

le gram.	*les 5,*	*les 30,*
les 125,	*les 250,*	*les 500,*

Observation

N°

Ecorce de Cassia Lignea. *Cannelle du Malabar ou de Java. Fournie par le* Laurus Cassia.
Famille. *Laurinées.*
Provenance. *Malabar, Java, Sumatra.*
Substance non **vénéneuse.**
Propriétés *toniques, stimulantes.*
Se **vend avec ordonnance.**
S'emploie à *la préparation de la thériaque du diascordium. Peu usitée en médecine. On lui préfère la cannelle.*
Coûte *les 500 gram.*   **Vendre**

le gram.	*les 5,*	*les 30,*
les 125,	*les 250,*	*les 500,*

Observation

N°

Ecorce de Chêne, *fournie par le* Quercus Robur.
Famille. *Cupilifères.*
Provenance. *Forêts d'Europe.*
Substance non **vénéneuse.**
Propriétés *astringentes.*
Se **vend sans ordonnance.**
S'emploie à *l'extérieur en décoctions, contre les flueurs blanches, la chute du vagin, du rectum, les plaies atoniques.*
Coûte *les 500 gram.*   **Vendre**

le gram.	*les 5,*	*les 30,*
les 125,	*les 250,*	*les 500,*

Observation

N°

Ecorces de Citrons. *Zestes de citrons. Fournies par le fruit du* Citrus Medica.
Famille. *Aurantiées.*
Provenance. *Midi de l'Europe, Espagne, Portugal.*
Substance non **vénéneuse.**
Propriétés *toniques, carminatives.*
Se **vend sans ordonnance.**
S'emploie comme aromate pour faire des ratafias. On en fait une teinture.
Coûte *les 500 gram.*   **Vendre**

le gram.	*les 5,*	*les 30,*
les 125,	*les 250,*	*les 500*

Observation

N°

Ecorce de Garou, de Sainbois.

Daphné paniculé. Fournie par le Daphne Gnidium.
Famille. *Thymélées.*
Provenance. *Europe.*
Substance **très vénéneuse.**
Propriétés *vésicantes, rubéfiantes.*
Se vend sans ordonnance.
S'emploie à l'extérieur, dans le pansement des exutoires. On en fait une pommade à cet usage.

Coûte *les 500 gram.*   **Vendre**

le gram.   *les 5,*   *les 30,*
les 125,   *les 250,*   *les 500,*

Observation

N°

Ecorce de Gayac ou Gaiac.

Fournie par le Gaiacum Officinale.
Famille. *Rutacées* (Jussieu).
Provenance. *Amérique, Antilles.*
Substance **non vénéneuse.**
Propriétés *stimulantes, sudorifiques.*
Se vend sans ordonnance.
S'emploie à l'intérieur en décoctions, à la dose de 30 à 60 gram. par kil. d'eau, dans les affections syphilitiques anciennes, la goutte, les rhumatismes chroniques, scrofules, etc.

Coûte *les 500 gram.*   **Vendre**

le gram.   *les 5,*   *les 30,*
les 125,   *les 250,*   *les 500,*

Observation

N°

Ecorces d'Oranges amères. Curaçao,

Bigarade. Fournies par le Citrus Vulgaris.
Famille. *Aurantiées.*
Provenance. *Midi de l'Europe, Asie.*
Substance **non vénéneuse.**
Propriétés *toniques, stomachiques.*
Se vend sans ordonnance.
Sert à préparer un ratafia dit Curaçao de Hollande. On en fait un sirop tonique et stomachique.

Coûte *les 500 gram.*   **Vendre**

le gram.   *les 5,*   *les 30,*
les 125,   *les 250,*   *les 500,*

Observation

N°

Ecorce de Quinquina gris ou de Loxa.

Elle est fournie par le Cinchona Condaminea.
Famille. *Rubiacées.*
Provenance. *Colombie, Loxa.*
Substance **non vénéneuse.**
Propriétés *toniques.*
Se vend avec ordonnance.
S'emploie à l'intérieur en poudre, à la dose de 30 centig. à 2 gram.; et, en infusions, 10 à 30 gram. par litre d'eau, dans les ulcères atoniques.

Coûte *les 500 gram.*   **Vendre**

le gram.   *les 5,*   *les 30,*
les 125,   *les 250,*   *les 500,*

Observation

N°

Ecorce de Quinquina jaune. *Quinquina Calisaya, Quinquina jaune royal. Fourni par le* Cinchona Cordifolia.
Famille. *Rubiacées.*
Provenance. *Province de Calisaya.*
Substance non **vénéneuse.**
Propriétés *fébrifuges.*
Se vend avec ordonnance.
*S'emploie à l'intérieur en poudre,
à la* **dose** *de 4 à 15 gram., dans les fièvres périodiques;
en* décoctions pour l'extérieur, 50 *gram. par kilog. d'eau.*

Coûte *les 500 gram.*   **Vendre**
le gram.   *les 5,*   *les 30,*
les 125   *les 250,*   *les 500,*

Observation

N°

Ecorce de Quinquina rouge, *fournie par le* Cinchona Oblongifolia.
Famille. *Rubiacées.*
Provenance. *Santa-Fé.*
Substance non **vénéneuse.**
Propriétés *toniques, fébrifuges.*
Se vend avec ordonnance.
*S'emploie à l'intérieur en poudre,
à la* **dose** *de 4 à 15 gram., dans les fièvres périodiques;
en* décoctions pour l'extérieur, 50 *gram. par kilog. d'eau.*

Coûte *les 500 gram.*   **Vendre**
le gram.   *les 5,*   *les 30,*
les 125,   *les 250,*   *les 500,*

Observation

N°

Ecorce de Simarouba, *fournie par la racine du* Quassia Simarouba.
Famille. *Simaroubées.*
Provenance. *Amérique méridionale.*
Substance non **vénéneuse.**
Propriétés *toniques, anti-diarrhéiques.*
Se vend avec ordonnance.
*S'emploie à l'intérieur en infusions,
à la* **dose** *de 5 à 15 gram. par litre d'eau,
dans la dernière période de la dysenterie,
les écoulements muqueux, la dyspepsie, etc.*

Coûte *les 500 gram.*   **Vendre**
le gram.   *les 5,*   *les 30,*
les 125,   *les 250,*   *les 500,*

Observation

N°

Ecorce de Winter. *Cannelle de Magellan, Écorce caryocostine. Fournie par le* Drymis Winteri.
Famille. *Magnoliacées.*
Provenance. *Amérique méridionale.*
Substance non **vénéneuse.**
Propriétés *stimulantes.*
Se vend avec ordonnance.
S'emploie rarement. Elle a été préconisée comme diurétique et anti-scorbutique.

Coûte *les 500 gram.*   **Vendre**
le gram.   *les 5,*   *les 30,*
les 125,   *les 250,*   *les 500,*

Observation

N°

Electuaire Catholicum. *Electuaire de séné et de rhubarbe, Électuaire de rhubarbe composé, Catholicum double.*
Substance non **vénéneuse.**
Propriétés *purgatives.*
Se **vend** avec **ordonnance.**
*S'*emploie *à l'*intérieur,
à la **dose** *de* 10 à 30 *gram.; en lavements,* 15 à 60 *gram.*

Coûte *les* 500 *gram.*   **Vendre**
le gram.   *les* 5,   *les* 30,
les 125,   *les* 250,   *les* 500,
Observation

                       N°

Electuaire Diaphœnix. *Diaphœnix, Électuaire de scammonée composé.*
Substance à haute dose **vénéneuse.**
Propriétés *purgatives.*
Se **vend** avec **ordonnance.**
*S'*emploie *à l'*intérieur,
à la **dose** *de* 2 à 15 *gram., et en lavements* 15 à 30 *gram.*

Coûte *les* 500 *gram.*   **Vendre**
le gram.   *les* 5,   *les* 30,
les 125,   *les* 250,   *les* 500
Observation

                       N°

Electuaire Diascordium. *Diascordium, Électuaire opiacé astringent.*
Substance à haute dose **vénéneuse.**
Propriétés *astringentes.*
Ne se **vend** qu'avec **ordonnance.**
*S'*emploie *à l'*intérieur,
à la **dose** *de* 1 à 4 *gram., enveloppé dans du pain azyme, et en lavements, de deux à* 10 *gram. dans les diarrhées trop abondantes.* Très usité.
Coûte *les* 500 *gram.*   **Vendre**
le gram.   *les* 5,   *les* 30,
les 125,   *les* 250,   *les* 500,
Observation

                       N°

Electuaire Lénitif. *Confection de séné, Confection de séné et de pulpes, Confection de séné et de mercuriale composé, Marmelade de tamarin.*
Substance non **vénéneuse.**
Propriétés *purgatives.*
Se **vend** avec **ordonnance.**
*S'*emploie *à l'*intérieur,
à la **dose** *de* 15 à 30 *gram., mais surtout en lavements,* 15 à 60 *gram.*
Coûte *les* 500 *gram.*   **Vendre**
le gram.   *les* 5,   *les* 30,
les 125,   *les* 250,   *les* 500,
Observation

                       N°

Electuaire Thériaque. *Thériaque,*
Thériaque d'Andromaque, Électuaire opia-
cé, polypharmaque ou polyamique.
Substance à haute dose **très vénéneuse.**
Propriétés *stomachiques.*
Ne se **vend** qu'avec **ordonnance.**
S'emploie *à l'intérieur,*
à la **dose** *de 1 à 4 gram., dans l'atonie de*
l'estomac, ou comme calmant ; et en épi-
thème sur l'épigastre, contre les gastral-
gies.
Coûte *les* 500 *gram.* **Vendre**

le gram.	*les* 5,	*les* 30,
les 125,	*les* 250,	*les* 500,

Observation

N⁰

Elixir Américain de Courcelles.
Alcoolat d'aunée composé.
Substance à haute dose **vénéneuse.**
Propriétés *anti-laiteuses.*
Se **vend** avec **ordonnance.**
S'emploie *à l'intérieur,*
à la dose de 2 ou 3 cuillerées par jour.
Presque inusité.
Coûte *les* 500 *gram.* **Vendre**

le gram.	*les* 5,	-*les* 30,
les 125,	*les* 250,	*les* 500,

Observation

N⁰

Elixir de Garus.
Formule. Esprit de Garus 400, sirop de ca-
pillaire 500, safran 2, eau de fleurs d'oran-
ger 25.
Substance non **vénéneuse.**
Propriétés *stomachiques, cordiales.*
Se **vend** sans **ordonnance.**
S'emploie *à l'intérieur, plutôt comme li-*
queur de table que comme médicament.
Coûte *les* 500 *gram.* **Vendre**

le gram.	*les* 5,	*les* 30,
les 125,	*les* 250,	*les* 500,

Observation.

N⁰

Elixir de Longue vie. *Élixir suédois.*
Teinture d'aloès composé, Alcoolé d'aloès
et de thériaque composé.
Formule. Aloès 34, gentiane 4, rhubarbe 4,
zédoaire 4, safran 4, agaric 4, thériaque 4,
alcool à 56° 1,720 ; faites macérer 15 jours,
et filtrez.
Substance à haute dose **vénéneuse.**
Propriétés *purgatives, excitantes.*
Se **vend** avec **ordonnance.**
S'emploie *à l'intérieur,*
à la **dose** *de 8 à 30 gram., contre la coli-*
que. Très usité dans la médecine populaire.
Coûte *les* 500 *gram.* **Vendre**

le gram.	*les* 5,	*les* 30,
les 125,	*les* 250,	*les* 500,

Observation.

N⁰

Elixir Parégorique. *Teinture d'opium anisée, Teinture d'opium ammoniacale du* Codex.

Formule. Opium 8, safran 2, acide benzoïque 12, huile volatile d'anis 2, ammoniaque liquide 130, alcool à 86° 350 ; faites macérer 8 jours, et filtrez

Substance à haute dose **vénéneuse.**

Propriétés *anti-hystériques, spasmodiq.*

Ne *se* **vend** qu'avec **ordonnance.**

S'emploie à *l'intérieur en potions,*
à la **dose** *de 2 à 8 gram.; et en frictions,*
dans la migraine.

Coûte *les 500 gram.*   **Vendre**

le gram.	*les 5,*	*les 30,*
les 125,	*les 250,*	*les 500,*

Observation

N°

Elixir de Peyrilhe. *Elixir amer anti-scrofuleux, Teinture digestive ou de gentiane alcaline.*

Formule. Gentiane concassée 8 ; faites macérer 6 jours dans 256 gram. d'alcool à 22° ; ajoutez carbonate d'ammoniaque 3 ; filtr.

Substance non **vénéneuse.**

Propriétés *anti-scrofuleuses.*

Se **vend** avec **ordonnance.**

S'emploie à *l'intérieur, à jeun,*
à la **dose** *de 8 à 15 gram., chez les enfants scrofuleux.*

Coûte *les 500 gram.*   **Vendre**

le gram.	*les 5,*	*les 30,*
les 125,	*les 250,*	*les 500,*

Observation

N°

Elixir de Stoughton. *Elixir stomachique, Alcoolé de gentiane et d'absinthe.*

Formule. Aloès 4, cascarille 4, rhubarbe 15, gentiane 23, germandrée 23, absinthe 23, écorc. d'oranges amères 23, alcool à 56° 1,000 ; faites macérer 8 jours, et filtrez.

Substance non **vénéneuse.**

Propriétés *stomachiques, excitantes.*

Se **vend** avec **ordonnance.**

S'emploie à *l'intérieur,*
à la **dose** *de 2 à 15 gram. dans un véhicule approprié.*

Coûte *les 500 gram.*   **Vendre**

le gram.	*les 5,*	*les 30,*
les 125,	*les 250,*	*les 500,*

Observation

N°

Elixir vitriolique de Mynsicht. *Alcoolé sulfurique aromatique, Elixir acide aromatique, Teinture aromatique sulfurique du* Codex.

Formule. Acore 30, galanga 30, camomille 15, girofle 12, cannelle 12, cubèbes 12, écorce de citrons 4, sucre 90, alcool 1,000, sauge 15, absinthe 15, menthe crépue 15, muscades 15, gingembre 15, bois d'aloès 4, acide sulfurique 125. F. S. A.

Substance à haute dose **vénéneuse.**

Propriétés *stomachiques, hémostatiques.*

Ne se **vend** qu'avec **ordonnance.**

S'emploie à *l'intérieur,*
à la **dose** *de 30 à 50 gouttes dans un véhicule approprié.*

Coûte *les 500 gram.*   **Vendre**

le gram.	*les 5,*	*les 30,*
les 125,	*les 250,*	*les 500,*

Observation

N°

Emeri Porphyrisé.
Corindon granuleux ferrifère.
Provenance. *Cap Emeri, îles de Naxos,*
de Jersey et de Guernesey.
Substance non vénéneuse.
Propriétés. *Sert à polir.*
Se vend sans ordonnance.
S'emploie dans les arts à polir les métaux,
les glaces, cristaux, etc.
Coûte *les 500 gram.*   **Vendre**

le gram.	*les 5,*	*les 30,*
les 125,	*les 250,*	*les 500,*

Observation

N°

Emétique. *Tartrate de potasse et d'an-*
timoine, Tartre stibié, Tartrate antimonié
de potasse ou Antimonico-potassique, Tar-
tre émétique ou antimonié.
Formule. Crème de tartre 300, verre d'antimoine 200, eau 2,000. F. S. A.
Substance très vénéneuse.
Propriétés. *Vomitif par excellence.*
Ne se vend qu'avec ordonnance.
*S'emploie à l'*intérieur *en potions,*
à la dose de 2 à 20 centig., *et comme ru-*
béfiant en pommade.
Coûte *les 500 gram.*   **Vendre**

le gram.	*les 5,*	*les 30,*
les 125,	*les 250,*	*les 500,*

Observation

N°

Emplâtre (stéaraté) de Canet.
Emplâtre d'oxide rouge de fer, Onguent
Canet.
Formule. Empl. simp. 125, diachylon gom-
mé 125, cire jaune 125, huile d'olives 125;
faites fondre ensemble et ajoutez colcothar
broyé avec la moitié de l'huile, et F. des mag-
daléons.
Substance non vénéneuse.
Propriétés *dessicatives.*
Se vend sans ordonnance.
S'emploie étendu sur de la peau, dans le
pansement des ulcères atoniques, des adéni-
tes chroniques (inflammation des glandes).
Coûte *les 500 gram.*   **Vendre**

le gram.	*les 5,*	*les 30,*
les 125,	*les 250,*	*les 500,*

Observation

N°

Emplâtre (rétinolé) de Cantharides.
Emplâtre vésicatoire ou épispastique.
Formule. Poix résine 125, axonge 125, cire
jaune 125; faites fondre, et ajoutez cantha-
rides en poudre fine 125.
Substance très vénéneuse.
Propriétés *vésicantes, révulsives.*
Se vend avec ordonnance.
S'emploie étendu sur de la peau ou du
sparadrap.
Révulsif puissant, usité dans une foule de
cas pathologiques.
Coûte *les 500 gram.*   **Vendre**

le gram.	*les 5,*	*les 30,*
les 125,	*les 250,*	*les 500,*

Observation

N°

Emplâtre (stéaraté) de Ciguë.

Formule. Poix résine 470, poix blanche 220, cire jaune 300, huile de ciguë 60, ciguë fraîche contusée 1,000, gomme ammoniaque 250. F. S. A.

Substance extérieurement non **vénéneuse.**
Propriétés *fondantes.*
Se vend avec ordonnance.
S'emploie étendu sur de la peau ou du sparadrap, contre les bubons, engorgements chroniques du scrotum, etc.

Coûte *les 500 gram.*   **Vendre**

le gram.	*les 5,*	*les 30,*
les 125,	*les 250,*	*les 500,*

Observation

N°

Emplâtre (stéaraté) Diachylon gommé. *Emplâtre de gommes-résines ou de plomb composé.*

Formule. Emplâtre simple 1,500, cire jaune, poix blanche, térébenthine, de chaque 90, gomme ammoniaque, bdellium, galbanum, sagapenum, de chaque 30. F. S. A.

Substance extérieurement non **vénéneuse.**
Propriétés *résolutives, dessicatives.*
Se vend sans ordonnance.
S'emploie étendu sur de la peau, dans les furoncles, bubons, etc.

Coûte *les 500 gram.*   **Vendre**

le gram.	*les 5,*	*les 30,*
les 125,	*les 250,*	*les 500,*

Observation

N°

Emplâtre (stéaraté) Diapalme.

Emplâtre diaphœnix ou diachalciteos, Stéaraté de sulfate de zinc.

Formule. Emplâtre simple 1,000, cire blanche 60; faites fondre et ajoutez sulfate de zinc dissous 30; faites évaporer l'eau en agitant sans cesse jusqu'à consistance, et malaxez.

Substance extérieurement non **vénéneuse.**
Propriétés *astringentes, résolutives.*
Se vend sans ordonnance.
S'emploie étendu sur de la peau, dans le pansement des ulcères, etc.

Coûte *les 500 gram.*   **Vendre**

le gram.	*les 5,*	*les 30,*
les 125,	*les 250,*	*les 500,*

Observation

N°

Emplâtre (stéaraté) Mercuriel.

Emplâtre de Vigo cum mercurio, Emplâtre mercuriel gommé, Emplâtre de mercure et de gomme ammoniaque.

Formule. Empl. simp. 1,250, cire jaune 60, poix résine 60, encens pulvérisé 20, gomme ammon. pulv. 20, bdellium pulv. 20, myrrhe pulv. 20, safran pulv. 12, merc. 360, térébenthine 60, styrax liq. purifié 180, essence de lavande 6. F. S. A.

Substance extérieurement non **vénéneuse.**
Propriétés *résolutives, fondantes.*
Se vend avec ordonnance.
S'emploie étendu sur de la peau, en application sur les engorgements syphilitiques indolents, orchites, adénites, etc.

Coûte *les 500 gram.*   **Vendre**

le gram.	*les 5,*	*les 30,*
les 125,	*les 250,*	*les 500,*

Observation

N°

Emplâtre (stéaraté) de Nuremberg.

Emplâtre de minium camphré ou d'oxide de plomb camphré.

Formule. Empl. simp. 375, cire jaune 180 ; faites fondre et ajoutez minium broyé avec de l'huile 90 ; puis, la masse étant refroidie, ajoutez camphre pulvérisé 8.

Substance à l'extérieur non **vénéneuse.**

Propriétés *résolutives.*

Se vend sans ordonnance.

S'emploie étendu sur de la peau, dans les adénites chroniques, etc.

Coûte *les 500 gram.*		**Vendre**
le gram.	*les 5,*	*les 30,*
les 125,	*les 250,*	*les 500,*

Observation

N°

Emplâtre (rétinolé) de Poix.

Formule. Cire jaune 500, poix bl. 1,500. F. S. A.

Substance extérieurement non **vénéneuse.**

Propriétés. *Contre les rhumatismes, etc.*

Se vend sans ordonnance.

S'emploie étendu sur de la peau, en application entre les deux épaules, contre les douleurs de poitrine, les toux rebelles, etc.

Coûte *les 500 gram.*		**Vendre**
le gram.	*les 5,*	*les 30,*
les 125,	*les 250,*	*les 500,*

Observation.

N°

Emplâtre (stéaraté) des Quatre Fondants ou Résolutif.

Formule. Emplâtre de savon, de ciguë, de Vigo c. m., diachylon gom., de chaq. 125. F. S. A.

Substance extérieurement non **vénéneuse.**

Propriétés *résolutives.*

Se vend sans ordonnance.

S'emploie étendu sur de la peau, dans les engorgements lymphatiques, etc.

Coûte *les 500 gram.*		**Vendre**
le gram.	*les 5,*	*les 30,*
les 125,	*les 250,*	*les 500,*

Observation

N°

Emplâtre (rétinolé) Résolutif.

Emplâtre de gomme ammoniaque, Emplâtre fondant.

Formule. Cire jaune 4, poix résine purif. 4, térébenthine 4, gomme ammoniaque purif. 8 ; faites fondre à une douce chaleur, et malaxez.

Substance extérieurement non **vénéneuse.**

Propriétés *résolutives, fondantes.*

Se vend sans ordonnance.

S'emploie étendu sur de la peau, dans les engorgements lymphatiques, etc.

Coûte *les 500 gram.*		**Vendre**
le gram.	*les 5,*	*les 30,*
les 125	*les 250,*	*les 500,*

Observation

N°

Ergot de Seigle. *Seigle ergoté, Charbon du Seigle, Blé cornu, Seigle noir. Sorte de champignon qui se développe sur l'épi du* Secale Cereale *par la piqûre d'un insecte.*

Provenance. *Europe.*

Substance très vénéneuse.

Propriétés. *Pour hâter l'accouchement.*

Ne se **vend** qu'avec ordonnance.

*S'*emploie *à l'*intérieur *en poudre,*

à la **dose** *de* 50 *centig. à* 2 *gram., dans l'hémorrhagie utérine, etc., etc.*

Coûte *les* 500 *gram.*		**Vendre**
le gram.	*les* 5,	*les* 30,
les 125,	*les* 250,	*les* 500,

Observation. On ne doit mettre en poudre le seigle ergoté qu'au moment du besoin.

Nº

Espèces Amères.

Formule. Germandrée 1, petite centaurée 1, feuilles d'absinthe 1; incisez et mêlez.

Substance non **vénéneuse.**

Propriétés *toniques, apéritives.*

Se **vend** sans ordonnance.

*S'*emploie *à l'*intérieur *en infusions,*

à la **dose** *de* 10 *gram. par litre d'eau, dans la convalescence, contre la fièvre intermittente, les scrofules.*

Coûte *les* 500 *gram.*		**Vendre**
le gram.	*les* 5,	*les* 30,
les 125,	*les* 250,	*les* 500,

Observation.

Nº

Espèces Anthelminthiques.

Formule. Tanaisie 1, absinthe 1, camomille 1; incisez et mêlez.

Substance non **vénéneuse.**

Propriétés *vermifuges.*

Se **vend** sans ordonnance.

*S'*emploie *à l'*intérieur,

à la **dose** *de* 10 *gram. par litre d'eau, contre les vers des enfants.*

Coûte *les* 500 *gram.*		**Vendre**
le gram.	*les* 5,	*les* 30,
les 125,	*les* 250,	*les* 500,

Observation

Nº

Espèces Aromatiques.

Formule. Sauge, thym, serpolet, hysope, origan, absinthe, menthe poivrée, de chaque P. E.; incisez et mêlez.

Substance non **vénéneuse.**

Propriétés *fortifiantes.*

Se **vend** sans ordonnance.

*S'*emploie *à l'*extérieur *en bains, lotions, dans le rhumatisme chronique, la goutte, les ulcères atoniques, etc.*

Coûte *les* 500 *gram.*		**Vendre**
le gram.	*les* 5,	*les* 30,
les 125,	*les* 250,	*les* 500,

Observation

Nº

Espèces astringentes.

Formule. Bistorte, tormentille, écorce de grenade, de chaque P. E. ; incisez et mêlez.

Substance non **vénéneuse.**

Propriétés *astringentes.*

Se vend avec ordonnance.

S'emploie dans la diarrhée chronique, dysenterie, blennorrhée, hémorrhagie passive, à la **dose** *de 50 gram. par litre d'eau, en gargarismes, lavements, injections.*

Coûte *les 500 gram.* **Vendre**

le gram.   *les 5,* ·   *les 30,*

les 125   *les 250,*   *les 500,*

Observation

N°

Espèces Béchiques. *Quatre Fleurs.*

Formule. Fleurs de mauve, de pied-de-chat, de tussilage, de coquelicot, de chaque P. E. ; mêlez.

Substance non **vénéneuse.**

Propriétés *pectorales, adoucissantes.*

Se vend sans ordonnance.

S'emploie à l'intérieur en infusions, à la **dose** *de 10 gram. par litre d'eau, dans le catarrhe pulmonaire.*

Coûte *les 500 gram.* **Vendre**

le gram.   *les 5,*   *les 30,*

les 125,   *les 250,*   *les 500,*

Observation

N°

Espèces Diurétiques. *Cinq Racines apéritives.*

Formule. Racines de petit houx, de fenouil, d'ache, d'asperges, de persil, de chaq. P. E. ; incisez et mêlez.

Substance non **vénéneuse.**

Propriétés *diurétiques, apéritives.*

Se vend avec ordonnance.

S'emploie à l'intérieur en tisane, à la **dose** *de 20 gram. par litre d'eau, en infusions, dans l'hydropisie, l'ascite, l'anasarque.*

Coûte *les 500 gram.* **Vendre**

le gram.   *les 5,*   *les 30,*

les 125,   *les 250,*   *les 500,*

Observation

N°

Espèces émollientes.

Formule. Feuilles sèches de mauve, guimauve, bouillon blanc, séneçon commun, pariétaire, de chaque P. E. ; incisez et mêlez.

Substance non **vénéneuse.**

Propriétés *émollientes, adoucissantes.*

Se vend sans ordonnance.

S'emploie en fomentations, lavements, bains, à la **dose** *de 50 gram. par litre d'eau ; en décoctions, dans les phlegmasies aiguës, l'érythème, le favus, etc.*

Coûte *les 500 gram.* **Vendre**

le gram.   *les 5,*   *les 30,*

les 125,   *les 250,*   *les 500,*

Observation

N°

Espèces Pectorales.

Formule. Capillaire du Canada, véronique, hysope, lierre terrestre, de chaque P. E.; incisez et mêlez.

Substance non **vénéneuse.**

Propriétés *pectorales.*

Se **vend sans ordonnance.**

S'emploie à l'intérieur en tisane, à la dose de 10 gram. par litre d'eau ; en infusions, dans le catarrhe pulmonaire.

Coûte les 500 gram.		Vendre
le gram.	les 5,	les 30,
les 125,	les 250,	les 500,

Observation

N°

Espèces Sudorifiques ou Bois Sudorifiques.

Formule. Caïac râpé, salsepareille, squine coupée, de chaque P. E.; incisez et mêlez.

Substance non **vénéneuse.**

Propriétés *sudorifiques.*

Se **vend avec ordonnance.**

S'emploie à l'intérieur, à la dose de 50 gram. par litre d'eau, dans les maladies syphilitiques.

Coûte les 500 gram.		Vendre
le gram.	les 5,	les 30,
les 125,	les 250,	les 500,

Observation

N°

Espèces Vulnéraires. *Fallrank, Thé suisse, Vulnéraire suisse.*

Provenance. *Europe (Suisse).*

Substance non **vénéneuse.**

Propriétés *vulnéraires, stomachiques.*

Se **vend sans ordonnance.**

S'emploie à l'intérieur en infusions, à la dose de 4 gram. par tasse, et en lotions, fomentations, dans les contusions, ecchymoses, œdèmes.

Coûte les 500 gram.		Vendre
le gram.	les 5,	les 30,
les 125,	les 250,	les 500,

Observation

N°

Esprit Carminatif de Sylvius.

Alcoolat *aromatique de Sylvius.*

Formule. Feuilles sèches de basilic, de marjolaine, de romarin, de rue, de chaque 24; semences d'angélique, d'anis, de livèche, de chaque 8; baies de laurier, muscades, cannelle fine, racine d'angélique, de chaque 6; rac. de galanga, de gingembre, girofle, écorces d'orange, de chaq. 3; alcool à 85° c. 760; faites macérer 4 jours, et distillez au bain-marie jusqu'à siccité.

Substance non **vénéneuse.**

Propriétés *cordiales, stomachiques.*

Se **vend avec ordonnance.**

S'emploie à l'intérieur en potions, à la dose de 4 à 8 gram., dans les nausées, les flatuosités (Peu usité).

Coûte les 500 gram.		Vendre
le gram.	les 5,	les 30,
les 125,	les 250,	les 500,

Observation

N°

Essence de Savon.

Alcoolé *de Savon. Teinture de Savon.*

Formule. Savon blanc 90, alcool à 22° 875, carbonate de potasse 4.

Substance à **haute dose vénéneuse.**

Propriétés *fondantes.*

Se vend avec ordonnance.

*S'emploie à l'*extérieur,

contre les foulures, les entorses. On lui associe souvent l'eau-de-vie camphrée.

Coûte *les 500 gram.*		Vendre
le gram.	*les 5,*	*les 30,*
les 125,	*les 250,*	*les 500,*

Observation

N°

Ether acétique. *Ether acéteux, Naphte acétique, Acétate d'oxide d'éthyle.*

Formule. Alcool à 85° 3,000, acide acétique à 10° 2,000; mêlez dans une cornue et ajoutez peu à peu acide sulfurique 625; distillez au B. de sable 4,000; laiss. le produit en contact quelques heures avec un peu de carbonate de potasse; décantez, et distillez 3,000.

Substance **très vénéneuse.**

Propriétés *excitantes.*

Ne *se* vend qu'avec ordonnance.

*S'emploie à l'*extérieur *en frictions, embrocations, comme excitant, dans les rhumatismes.*

Coûte *les* 500 *gram.*		Vendre
le gram.	*les 5,*	*les 30,*
les 125,	*les* 250,	*les* 500,

Observation

N°

Ether Nitreux ou Azoteux. *Ether nitrique ou hypo-azotique, Nitrite d'oxide d'éthyle, Naphte nitrique.*

Formule. Alcool à 90° 1, acide azotique 1, chauffez dans une cornue avec quelques charbons ardents que vous retirerez aussitôt que vous apercevrez des bulles s'élever dans le fond du liquide; recueillez le produit.

Substance **très vénéneuse.**

Propriétés *excitantes, nervines, diurétiq.*

Ne *se* vend qu'avec ordonnance.

*S'emploie à l'*intérieur,

à la **dose** *de 10 à 40 gouttes, dans un véhicule approprié.*

Coûte *les* 500 *gram.*		Vendre
le gram.	*les 5,*	*les 30,*
les 125,	*les 250,*	*les 500,*

Observation

N°

Ether Azoteux ou Nitreux alcoolisé.

Liqueur anodine nitreuse.

Formule. Ether azoteux, alcool, de chaque P. E.; mêlez.

Substance **très vénéneuse.**

Propriétés *diurétiques.*

Ne se vend qu'avec ordonnance.

*S'emploie à l'*intérieur,

à la **dose** *de 2 à 15 gram., dans un véhicule approprié.*

Coûte *les* 500 *gram.*		Vendre
le gram.	*les 5,*	*les 30,*
les 125,	*les 250,*	*les 500,*

Observation

N°

Ether Sulfurique. *Ether hydrique, Ether vitriolique ou hydratique, Hydrate d'éthérine, Oxide d'éthyle, Monohydrate de bi-carbure d'hydrogène, Naphte vitriolique.*

Formule. Alcool à 95° 7, acide sulfurique à 66° 10. F. S. A.

Substance à haute dose **très vénéneuse.**

Propriétés *anti-spasmodiques.*

Se vend avec ordonnance.

S'emploie à *l'*intérieur,

à la **dose** *de 10 à 15 gouttes sur du sucre, et de 1 à 4 gram. en potions, dans les affections nerveuses.*

Coûte *les 500 gram.* **Vendre**

le gram.	*les 5,*	*les 30,*
les 125,	*les 250,*	*les 500,*

Observation

N°

Ether Sulfurique alcoolisé. *Ether hydrique alcoolisé, Alcool d'éther, Liqueur minérale ou anodine d'Offmann, Esprit d'éther sulfurique.*

Formule. Ether sulfurique 1, alcool à 95° 1; mêlez.

Substance à haute dose **vénéneuse.**

Propriétés *anti-spasmodiques.*

Se vend avec ordonnance.

S'emploie à *l'*intérieur,

à la **dose** *de 1 à 10 gram. dans un véhicule approprié, contre les affections nerveuses.*

Coûte *les 500 gram.* **Vendre**

le gram.	*les 5,*	*les 30,*
les 125,	*les 250,*	*les 500,*

Observation

N°

Euphorbe, Euphorbium. *Gomme ou résine d'euphorbe, fournie par les* Euphorbia Antiquorum, Officinarum *et* Canariensis *(Euphorbiacées).*

Provenance. *Inde, Afrique, Canaries.*

Substance **très vénéneuse.**

Propriétés *rubéfiantes, vésicantes.*

Ne se vend qu'avec ordonnance.

S'emploie à *l'*extérieur, *dans la médecine vétérinaire, pour le pansement des sétons. Il entre dans l'onguent vésicat. de Lebas.*

Coûte *les 500 gram.* **Vendre**

le gram.	*les 5,*	*les 30,*
les 125,	*les 250,*	*les 500,*

Observation

N°

Extrait alcoolique d'Absinthe.

Produit de l'évaporation, en consistance épaisse, du soluté hydralcoolique des principes actifs de l'absinthe, Absinthium Vulgare *(Corymbifères).*

Substance à petite dose **non vénéneuse.**

Propriétés *toniques, stimulantes.*

Se vend avec ordonnance.

S'emploie à *l'*intérieur *en pilules, à la* **dose** *de 1 à 4 grammes, dans l'atonie de l'estomac, les fièvres intermittentes, etc.*

Coûte *les 500 gram.* **Vendre**

le gram.	*les 5,*	*les 30,*
les 125	*les 250,*	*les 500,*

Observation

N°

Extrait aqueux **d'Absinthe.**
Produit de l'évaporation, en consistance épaisse, du soluté aqueux de l'absinthe, Absinthium Vulgare *(Corymbifères).*
Substance à faible dose non **vénéneuse.**
Propriétés *toniques, stimulantes.*
Se vend avec ordonnance.
S'emploie à l'intérieur en pilules, à la **dose** *de 1 à 4 gram., dans l'atonie du canal digestif, les fièvres intermittentes, et dans quelques maladies vermineuses.*

Coûte *les* 500 *gram.* **Vendre**

| *le gram.* | *les 5,* | *les 30,* |
| *les 125,* | *les 250,* | *les 500,* |

Observation

N°

Extrait **d'Aconit** avec le suc.
Produit de l'évaporation, en consistance épaisse, du suc filtré de l'aconit napel, Aconitum Napellus *(Renonculacées).*
Substance très **vénéneuse.**
Propriétés *narcotiques, sudorifiques.*
Ne se vend qu'avec ordonnance.
S'emploie à l'intérieur en potions, à la **dose** *de 2 centig. à 1 gram.; à l'extérieur, de 2 à 4 gram., dans le rhumatisme chronique, la goutte, les névralgies, les affections cancéreuses, etc.*

Coûte *les* 500 *gram.* **Vendre**

| *le gram.* | *les 5,* | *les 30,* |
| *les 125,* | *les 250,* | *les 500,* |

Observation

N°

Extrait aqueux **d'Armoise.**
Produit de l'évaporation, en consistance épaisse, de l'infusion aqueuse de l'armoise, Artemisia Vulgaris *(Corymbifères).*
Substance à faible dose non **vénéneuse.**
Propriétés *toniques, emménagogues.*
Se vend avec ordonnance.
S'emploie à l'intérieur, à la **dose** *de 2 à 4 gram., en potions, bols, pilules, dans l'aménorrhée.*

Coûte *les* 500 *gram.* **Vendre**

| *le gram.* | *les 5,* | *les 30,* |
| *les 125,* | *les 250,* | *les 500,* |

Observation

N°

Extrait alcoolique **d'Arnica.**
Produit de l'évaporation, en consistance épaisse, du soluté hydralcoolique des principes actifs des fleurs de l'arnica, Arnica Montana *(Corymbifères).*
Substance à haute dose **vénéneuse.**
Propriétés *toniq., stimulantes énergiq.*
Ne se vend qu'avec ordonnance.
S'emploie à l'intérieur en pilules, à la **dose** *de 25 centig. à 1 gram., et en potions, dans la paralysie, la goutte, etc.*

Coûte *les* 500 *gram.* **Vendre**

| *le gram.* | *les 5,* | *les 30,* |
| *les 125,* | *les 250,* | *les 500,* |

Observation

N°

Extrait aqueux **d'Arnica.**
*Produit de l'évaporation, en consistance
épaisse, de l'infusion aqueuse des fleurs sè-
ches de l'*Arnica Montana *(Corymbifères).*
Substance à haute dose **vénéneuse.**
Propriétés *toniq., stimulantes énergiq.*
Ne se **vend** qu'avec ordonnance.
S'emploie à *l'intérieur en potions,*
à *la* dose *de* 25 *centig.* à 2 *gram., et en
pilules, bols, dans la paralysie, la goutte.*
Coûte *les* 500 *gram.*   **Vendre**
le gram.   *les* 5,   *les* 30,
les 125,   *les* 250,   *les* 500,
Observation

                                    N°

Extrait aqueux **d'Aunée.**
*Produit de l'évaporation, en consistance
épaisse, de l'infusion aqueuse des racines
d'aunée,* Inula Helenium *(Synanthérées).*
Substance à faible dose non **vénéneuse.**
Propriétés *toniq., excitantes, emménag.*
Se **vend** avec ordonnance.
S'emploie à *l'intérieur,*
à *la* **dose** *de* 1 à 4 *gram., en bols, pilules,
dans la diarrhée séreuse, l'atonie des organes digestifs, l'aménorrhée, etc.*
Coûte *les* 500 *gram.*   **Vendre**
le gram.   *les* 5,   *les* 30,
les 125,   *les* 250,   *les* 500,
Observation

                                    N°

Extrait aqueux de **Bardane.**
*Produit de l'évaporation, en consistance
épaisse, de l'infusion aqueuse des racines
de bardane,* Arctium Lappa *(Synanthérées).*
Substance à faible dose non **vénéneuse.**
Propriétés *dépuratives, sudorifiques.*
Se **vend** avec ordonnance.
S'emploie à *l'intérieur en pilules, bols,*
à *la* dose *de* 1 à 5 *gram., dans les dartres
squameuses et furfuracées, etc.*
Coûte *les* 500 *gram.*   **Vendre**
le gram.   *les* 5,   *les* 30,
les 125,   *les* 250,   *les* 500,
Observation

                                    N°

Extrait alcoolique de **Belladone.**
*Produit de l'évaporation, en consistance
épaisse, du soluté alcoolique des principes
actifs de la belladone,* Atropa Belladona
(Solanées).
Substance très **vénéneuse.**
Propriétés *narcotiques.*
Ne se **vend** qu'avec ordonnance.
S'emploie à *l'intérieur en potions, pilules,*
à *la* dose *de* 1 à 10 *centig., contre les né-
vralgies, l'asthme, la coqueluche, etc.*
Coûte *les* 500 *gram.*   **Vendre**
le gram.   *les* 5,   *les* 30,
les 125,   *les* 250,   *les* 500,
Observation

                                    N°

Extrait de Belladone avec le suc.

Produit de l'évaporation, en consistance épaisse, du suc de la belladone, Atropa Belladona *(Solanées).*

Substance très vénéneuse.

Propriétés *narcotiques, stupéfiantes.*

Ne se vend qu'avec ordonnance.

S'emploie à l'intérieur en potions,
à la dose de 5 à 10 centig., dans les né-
vralgies, l'asthme, la coqueluche, etc.;
et à l'extérieur en pommade (1 gram. sur 8
d'axonge), dans les rétrécissements spas-
modiques de l'utérus, etc.

Coûte *les 500 gram.*   **Vendre**

le gram.   *les 5,*   *les 30,*
les 125,   *les 250,*   *les 500.*

Observation

N°

Extrait aqueux de Bistorte.

Produit de l'évaporation, en consistance épaisse, de l'infusion aqueuse de la racine de bistorte, Polygonum Bistorta *(Polygonées).*

Substance à haute dose non vénéneuse.

Propriétés *astringentes.*

Ne se vend qu'avec ordonnance.

S'emploie à l'intérieur en pilules, bols,
à la dose de 1 à 4 gram. en potions, dans
la diarrhée, la dysenterie, etc.

Coûte *les 500 gram.*   **Vendre**

le gram.   *les 5,*   *les 30,*
les 125,   *les 250,*   *les 500,*

Observation

N°

Extrait aqueux de Bourrache.

Produit de l'évaporation, en consistance épaisse, de l'infusion aqueuse des feuilles de la bourrache, Borrago Officinalis *(Borraginées).*

Substance à haute dose non vénéneuse.

Propriétés *diurétiques, sudorifiques.*

Se vend avec ordonnance.

S'emploie à l'intérieur en potions,
à la dose de 2 à 8 gram., dans les obstruc-
tions du foie, fièvres bilieuses, etc.

Coûte *les 500 gram.*   **Vendre**

le gram.   *les 5,*   *les 30,*
les 125,   *les 250,*   *les 500,*

Observation

N°

Extrait de Brou de Noix avec le suc.

Produit de l'évaporation, en consistance épaisse, du suc de brou de noix, péricarpe du fruit du noyer, Juglans Regia *(Juglandées).*

Substance à haute dose non vénéneuse.

Propriétés *dépuratives, stomachiques.*

Se vend avec ordonnance.

S'emploie à l'intérieur en pilules,
à la dose de 2 à 4 gram., dans les affec-
tions scrofuleuses, syphilitiques, etc.

Coûte *les 500 gram.*   **Vendre**

le gram.   *les 5,*   *les 30,*
les 125,   *les 250,*   *les 500,*

Observation

N°

Extrait alcoolique **de Caïnça.**

Produit de la lixiviation hydralcoolique de la poudre de racine de caïnça, Chiococa Anguicida *(Rubiacées, Jus.), évaporé en consistance épaisse.*

Substance à faible dose non **vénéneuse.**

Propriétés *toniques, diurétiques, etc.*

Ne se **vend** qu'avec **ordonnance.**

S'emploie à *l'*intérieur *en bols, pilules,* à la **dose** *de 1 à 2 gram., dans l'hydropisie passive, l'aménorrhée, etc.*

Coûte *les 500 gram.*   **Vendre**

le gram.   *les 5,*   *les 30,*

les 125,   *les 250,*   *les 500,*

Observation

Nº

Extrait aqueux **de Casse.**

Produit de l'évaporation, en consistance épaisse, de la pulpe dissoute dans l'eau et filtrée du fruit du canneficier, Cassia Fistula *(Légumineuses).*

Substance à faible dose non **vénéneuse.**

Propriétés *purgatives, laxatives.*

Se **vend** avec **ordonnance.**

S'emploie à *l'*intérieur *en potions,* à la **dose** *de 15 à 30 gram., comme laxatif pour entretenir la liberté du ventre chez les malades excitables, dans le cours d'une phlegmasie.*

Coûte *les 500 gram.*   **Vendre**

le gram.   *les 5,*   *les 30,*

les 125,   *les 250,*   *les 500,*

Observation

Nº

Extrait de Chicorée avec le suc.

Produit de l'évaporation, en consistance épaisse, du suc de la feuille de chicorée, Cichorium Intibus *(Chicoracées).*

Substance à faible dose non **vénéneuse.**

Propriétés *toniques, dépuratives.*

Se **vend** avec **ordonnance.**

S'emploie à *l'*intérieur *en bols, pilules, potions,* à la **dose** *de 2 à 4 gram., dans l'atonie de l'appareil digestif, etc.*

Coûte *les 500 gram.*   **Vendre**

le gram.   *les 5,*   *les 30,*

les 125,   *les 250,*   *les 500,*

Observation

Nº

Extrait aqueux **de Chiendent.**

Produit de l'évaporation, en consistance épaisse, de l'infusion aqueuse du chiendent, Triticum Repens *(Graminées).*

Substance non **vénéneuse.**

Propriétés *émollientes, diurétiques.*

Se **vend** avec **ordonnance.**

S'emploie à *l'*intérieur *en potions, pilules,* à la **dose** *de 2 à 10 gram., dans les maladies des voies urinaires, etc.*

Coûte *les 500 gram.*   **Vendre**

le gram.   *les 5,*   *les 30,*

les 125,   *les 250,*   *les 500.*

Observation

Nº

Extrait alcoolique **de Ciguë.**
Produit de l'évaporation, en consistance épaisse, de la lixiviation hydralcoolique de la poudre de grande ciguë, Cicuta Major *(Ombellifères).*
Substance très **vénéneuse.**
Propriétés *sédatives.*
Ne se vend qu'avec **ordonnance.**
*S'*emploie *à l'*intérieur *en pilules,
à la* **dose** *de* 5 *centig., dans les douleurs lancinantes du cancer, la névralgie faciale, la toux rebelle, le priapisme, le satyriasis.*
Coûte *les 500 gram.*   **Vendre**

le gram.	*les* 5,	*les* 30,
les 125,	*les* 250,	*les* 500,

Observation

           N°

Extrait de Ciguë avec le suc.
Produit de l'évaporation, en consistance épaisse, du suc dépuré (Codex) *de la grande ciguë*, Cicuta Major *(Ombellifères).*
Substance très **vénéneuse.**
Propriétés *sédatives.*
Ne se vend qu'avec **ordonnance.**
*S'*emploie *à l'*intérieur *en pilules,
à la* **dose** *de* 5 *centig., dans les douleurs lancinantes du cancer, la névralgie faciale, la toux rebelle, le priapisme, le satyriasis.*
Coûte *les 500 gram.*   **Vendre**

le gram.	*les* 5,	*les* 30,
les 125,	*les* 250,	*les* 500,

Observation

           N°

Extrait alcoolique **de Colchique.**
Produit de la lixiviation hydralcoolique de la poudre de bulbes du colchique, Colchicum Autumnale *(Colchicacées), évaporé en consistance épaisse.*
Substance très **vénéneuse.**
Propriétés *diurétiq., purgat. drastiques.*
Ne se vend qu'avec **ordonnance.**
*S'*emploie *à l'*intérieur *en pilules,
à la* **dose** *de* 1 *à* 10 *centigram., contre la goutte, les rhumatismes, etc.*
Coûte *les 500 gram.*   **Vendre**

le gram.	*les* 5,	*les* 30,
les 125,	*les* 250,	*les* 500,

Observation

           N°

Extrait alcoolique **de Colombo.**
Produit de la lixiviation hydralcoolique de la poudre de racine de Colombo, Cocculus Palmatus *(Ménispermées), évaporé en consistance épaisse.*
Substance à faible dose non **vénéneuse.**
Propriétés *toniques, stomachiques.*
Ne se vend qu'avec **ordonnance.**
*S'*emploie *à l'*intérieur *en pilules, potions, à la* **dose** *de* 1 à 2 *gram., contre la dispepsie, la diarrhée chronique, etc.*
Coûte *les 500 gram.*   **Vendre**

le gram.	*les* 5,	*les* 30,
les 125,	*les* 250,	*les* 500,

Observation

           N°

Extrait aqueux **de Colombo.**
Produit de l'évaporation, en consistance épaisse, de l'infusion aqueuse de la racine de Colombo, Cocculus Palmatus *(Ménisperm.).*
Substance à faible dose non **vénéneuse.**
Propriétés *toniques, stomachiques.*
Ne se **vend** qu'avec ordonnance.
S'emploie à *l'intérieur en pilules, potions, à la* **dose** *de* 1 *à* 2 *grammes, contre la dispepsie, les diarrhées chroniques, etc.*
Coûte *les* 500 *gram.*   **Vendre**
le gram.   *les* 5,   *les 30,*
les 125,   *les* 250,   *les* 500,
Observation

                                        N°

Extrait alcoolique **de Coloquinte.**
Produit de la lixiviation hydralcoolique de la poudre de coloquinte, Cucumis Colocynthis *(Cucurbitacées), évaporé en consistance épaisse.*
Substance **très vénéneuse.**
Propriétés *drastiques violentes.*
Ne se **vend** qu'avec ordonnance.
S'emploie à *l'intérieur en pilules, potions, à la* **dose** *de* 25 *centig.* à 1 *gram., dans les hydropisies passives, etc.*
Coûte *les* 500 *gram.*   **Vendre**
le gram.   *les* 5,   *les 30,*
les 125,   *les* 250,   *les* 500,
Observation

                                        N°

Extrait aqueux **de Coloquinte.**
Produit de l'évaporation, en consistance épaisse, de l'infusion aqueuse des fruits de la coloquinte, Cucumis Colocynthis *(Cucurbitacées).*
Substance **très vénéneuse.**
Propriétés *purgat. drastiques violentes.*
Ne se **vend** qu'avec ordonnance.
S'emploie à *l'intérieur en pilules, potions, à la* **dose** *de* 25 *centig.* à 1 *gram., dans les hydropisies passives, etc.*
Coûte *les* 500 *gram.*   **Vendre**
le gram.   *les* 5,   *les 30,*
les 125,   *les* 250,   *les* 500,
Observation

                                        N°

Extrait alcoolique **de Digitale.**
Produit de la lixiviation hydralcoolique de la poudre de feuilles de digitale, Digitalis Purpurea *(Scrofulariées), évaporé en consistance épaisse.*
Substance **très vénéneuse.**
Propriétés *diurétiq., contro-stimulantes.*
Ne se **vend** qu'avec ordonnance.
S'emploie à *l'intérieur en pilules,* à *la* **dose** *de* 5 *à* 30 *centig., contre les palpitations de cœur, l'hydropisie, etc.*
Coûte *les* 500 *gram.*   **Vendre**
le gram.   *les* 5,   *les 30,*
les 125,   *les* 250,   *les* 500,
Observation

                                        N°

Extrait aqueux **de Digitale.**

Produit de l'évaporation, en consistance épaisse, de l'infusion aqueuse des feuilles de digitale pourprée, Digitalis Purpurea *(Scrofulariées).*

Substance très **vénéneuse.**

Propriétés *diurétiq., contro-stimulantes.*

Ne se **vend** qu'avec ordonnance.

S'emploie à l'intérieur en pilules, à la **dose** *de 1 à 4 décig., contre les palpitations de cœur, l'hydropisie, etc.*

Coûte *les 500 gram.*   **Vendre**

le gram.   *les 5,*   *les 30,*

les 125,   *les 250,*   *les 500,*

Observation

                    N°

Extrait aqueux **de Douce Amère.**

Produit de l'évaporation, en consistance épaisse, de l'infusion aqueuse des tiges de la douce amère, Solanum Dulcamara *(Solanées).*

Substance à haute dose **vénéneuse.**

Propriétés *sudorifiques, dépuratives.*

Ne se **vend** qu'avec ordonnance.

S'emploie à l'intérieur en pilules, à la **dose** *de 50 centig., et jusqu'à 10 gram. progressivement en potions, dans les maladies cutanées, scrofules, affections rhumatismales, etc.*

Coûte *les 500 gram.*   **Vendre**

le gram.   *les 5,*   *les 30,*

les 125   *les 250,*   *les 500,*

Observation

                    N°

Extrait aqueux **d'Ellébore Noir.**

Produit de l'évaporation, en consistance épaisse, de l'infusion aqueuse des racines de l'ellébore, Helleborus Niger *(Renonculacées).*

Substance très **vénéneuse.**

Propriétés *purgatives drastiques.*

Ne se **vend** qu'avec ordonnance.

S'emploie à l'intérieur en pilules, à la **dose** *de 5 à 25 centig., contre la paralysie, l'apoplexie, l'épilepsie, etc.*

Coûte *les 500 gram.*   **Vendre**

le gram.   *les 5,*   *les 30,*

les 125,   *les 250,*   *les 500,*

Observation

                    N°

Extrait de fiel de Bœuf.

Produit de l'évaporation, en consistance épaisse, du liquide contenu dans la vésicule biliaire du bœuf.

Substance à faible dose non **vénéneuse.**

Propriétés *stomachiques, vermifuges.*

Ne se **vend** qu'avec ordonnance.

S'emploie à l'intérieur en pilules, à la **dose** *de 10 à 20 centig., comme stomachique, vermifuge. (Peu usité.)*

Coûte *les 500 gram.*   **Vendre**

le gram.   *les 5,*   *les 30,*

les 125,   *les 250,*   *les 500,*

Observation

                    N°

Extrait aqueux de **Fougère mâle.**

Produit de l'évaporation, en consistance épaisse, de l'infusion aqueuse des racines de fougère mâle, Polypodium Filix Mas *(Fougères).*

Substance à faible dose non **vénéneuse.**

Propriétés *vermifuges, téniafuges.*

Ne se **vend** qu'avec ordonnance.

S'emploie à l'intérieur en bols, pilules, à la **dose** *de 25 à 50 centig., contre les lombrics, le ténia, le trichocéphale.*

Coûte *les 500 gram.* **Vendre**

le gram.	*les 5,*	*les 30,*
les 125,	*les 250,*	*les 500,*

Observation

Nᵒ

Extrait aqueux **de Fumeterre.**

Produit de l'évaporation, en consistance épaisse, de l'infusion aqueuse des feuilles de fumeterre, Fumaria Officinalis *(Fumariacées).*

Substance à faible dose non **vénéneuse.**

Propriétés *toniques, dépuratives.*

Se **vend** avec ordonnance.

S'emploie à l'intérieur en pilules, à la **dose** *de 1 à 5 gram., et en potions, juleps, bols, etc., dans les affections cutanées, les scrofules, etc.*

Coûte *les 500 gram.* **Vendre**

le gram.	*les 5,*	*les 30,*
les 125	*les 250,*	*les 500,*

Observation

Nᵒ

Extrait aqueux de **Gaïac.**

Produit de l'évaporation, en consistance épaisse, de la décoction des râpures de bois de gaïac, Gaiacum Officinale (*Rutacées, J.*).

Substance à faible dose non **vénéneuse.**

Propriétés *stimulantes, sudorifiques.*

Se **vend** avec ordonnance.

S'emploie à l'intérieur en pilules, à la **dose** *de 50 centig. à 1 gram., dans les affections syphilitiques anciennes, les rhumatismes chroniques, la goutte, les scrofules, etc.*

Coûte *les 500 gram.* **Vendre**

le gram.	*les 5,*	*les 30,*
les 125,	*les 250,*	*les 500,*

Observation

Nᵒ

Extrait aqueux de **Genièvre.**

Produit de l'évaporation, en consistance épaisse, de l'infusion aqueuse des baies du genévrier, Juniperus Communis *(Conifères).*

Substance à faible dose non **vénéneuse.**

Propriétés *diurét., stomachiq., sudorifiq.*

Se **vend** avec ordonnance.

S'emploie à l'intérieur en pilules, bols, à la **dose** *de 50 centig. à 2 gram., dans les affections des voies urinaires, l'hydropisie, la néphrite calculeuse, etc.*

Coûte *les 500 gram.* **Vendre**

le gram.	*les 5,*	*les 30,*
les 125,	*les 250,*	*les 500,*

Observation

Nᵒ

17

Extrait aqueux de Gentiane.

Produit de l'évaporation, en consistance épaisse, de l'infusion aqueuse des racines de gentiane, Gentiana Lutea *(Gentianées).*

Substance à faible dose non **vénéneuse.**

Propriétés *toniques, amères.*

Se vend avec ordonnance.

S'emploie à l'intérieur en pilules, bols, à la dose de 1 à 4 gram., dans la dyspepsie, la diarrhée entretenue par l'atonie de l'appareil digestif, les scrofules, etc.

Coûte *les 500 gram.*		**Vendre**
le gram.	*les 5,*	*les 30,*
les 125,	*les 250,*	*les 500,*

Observation

N°

Extrait aqueux de Germandrée ou Petit Chêne.

Produit de l'évaporation, en consistance épaisse, de l'infusion aqueuse de la germandrée, Teucrium Chamœdris *(Labiées).*

Substance à faible dose non **vénéneuse.**

Propriétés *toniques, excitantes.*

Se vend avec ordonnance.

S'emploie à l'intérieur en bols, pilules, à la dose de 1 à 2 gram., contre l'aménorrhée, les scrofules, l'atonie de l'estomac.

Coûte *les 500 gram.*		**Vendre**
le gram.	*les 5,*	*les 30,*
les 125,	*les 250,*	*les 500,*

Observation

N°

Extrait alcoolique de Houblon.

Obtenu par l'évaporation, en consistance épaisse, du produit de la lixiviation hydralcoolique de la poudre des cônes du houblon, Humulus Lupulus *(Urticées).*

Substance à faible dose non **vénéneuse.**

Propriétés *toniques, dépuratives.*

Se vend avec ordonnance.

S'emploie à l'intérieur en pilules, bols, à la dose de 50 centig. à 2 gram., dans les scrofules, le rachitis, les maladies cutanées, etc.

Coûte *les 500 gram.*		**Vendre**
le gram.	*les 5,*	*les 30,*
les 125,	*les 250,*	*les 500,*

Observation

N°

Extrait aqueux de Houblon.

Produit de l'évaporation, en consistance épaisse, de l'infusion aqueuse des cônes du houblon, Humulus Lupulus *(Urticées).*

Substance à faible dose non **vénéneuse.**

Propriétés *toniques, dépuratives.*

Se vend avec ordonnance.

S'emploie à l'intérieur en pilules, à la dose de 50 centig. à 1 gram., dans les scrofules, le rachitis, les maladies cutanées, etc.

Coûte *les 500 gram.*		**Vendre**
le gram.	*les 5,*	*les 30,*
les 125,	*les 250,*	*les 500,*

Observation

N°

Extrait aqueux de **Jalap.**

*Produit de la lixiviation à l'eau froide de
la poudre de racine de jalap,* Convolvulus
Jalapa *(Convolvulacées), évaporé en consistance épaisse.*

Substance à haute dose **vénéneuse.**

Propriétés *purgatives drastiques.*

Ne se **vend** qu'avec ordonnance.

S'emploie à *l'intérieur en pilules,
à la* **dose** de 50 centig. à 1 gram.

Coûte *les 500 gram.* **Vendre**

le gram.   *les 5,*   *les 30,*
les 125,   *les 250,*   *les 500,*

Observation

N°

Extrait alcoolique **d'Ipécacuanha.**

*Obtenu par l'évaporation, en consistance
épaisse, du produit de la lixiviation hydralcoolique de la poudre de racine d'ipécacuanha,* Cephœlis Ipecacuanha *(Rubiacées).*

Substance à haute dose **vénéneuse.**

Propriétés *émétiques, stimulantes.*

Ne se **vend** qu'avec ordonnance.

S'emploie à *l'intérieur en potions,
à la* **dose** de 10 centig. à 1 gram., *contre
la coqueluche, l'asthme humide, etc.*

Coûte *les 500 gram.* **Vendre**

le gram.   *les 5,*   *les 30,*
les 125,   *les 250,*   *les 500,*

Observation

N°

Extrait alcoolique de **Jalap.**

*Produit de la lixiviation hydralcoolique de
la poudre de racine de jalap,* Convolvulus
Jalapa *(Convolvulacées), évaporé en consistance épaisse.*

Substance à haute dose **vénéneuse.**

Propriétés *purgatives drastiques.*

Ne se **vend** qu'avec ordonnance.

S'emploie à *l'intérieur en pilules,
à la* **dose** de 30 à 60 centig.

Coûte *les 500 gram.* **Vendre**

le gram.   *les 5,*   *les 30,*
les 125,   *les 250,*   *les 500,*

Observation

N°

Extrait alcoolique de **Jusquiame.**

*Produit de la lixiviation hydralcoolique de
la poudre de feuilles de jusquiame,* Hyosciamus Niger *(Solanées), évaporé en consistance épaisse.*

Substance très **vénéneuse.**

Propriétés *narcotiq., anti-spasmodiques.*

Ne se **vend** qu'avec **ordonnance.**

S'emploie à *l'intérieur en pilules,
à la* **dose** de 2 à 10 centig., *et en potions,
juleps, etc., dans les névralgies, asthmes,
toux nerveuses, la coqueluche, etc.*

Coûte *les 500 gram.* **Vendre**

le gram.   *les 5,*   *les 30,*
les 125,   *les 250,*   *les 500,*

Observation

N°

Extrait de Jusquiame avec le suc.
Produit de l'évaporation, en consistance épaisse, du suc dépuré des feuilles de jus-quiame, Hyosciamus Niger *(Solanées).*
Substance **très vénéneuse.**
Propriétés *narcotiques, anti-spasmodiq.*
Ne se **vend** qu'avec **ordonnance.**
S'emploie à l'intérieur en pilules, potions, à la **dose** *de 5 à 30 centig. progressive-ment, dans l'asthme, la coqueluche, et pour calmer les douleurs cancéreuses, etc.*

Coûte *les 500 gram.*   **Vendre**

le gram.	*les 5,*	*les 30,*
les 125,	*les 250,*	*les 500,*

Observation

N°

Extrait de Laitue (**Thridace**) avec le suc dépuré.
Produit de l'évaporation, en consistance épaisse, du suc dépuré des tiges de la lai-tue cultivée, Lactuca Sativa *(Synanthérées).*
Substance à faible dose non **vénéneuse.**
Propriétés *calmantes, anti-spasmodiques.*
Ne se **vend** qu'avec **ordonnance.**
S'emploie à l'intérieur en pilules, potions, à la **dose** *de 20 centig. à 2 gram., dans l'asthme convulsif, la toux nerveuse, etc.*
On en fait un sirop.

Coûte *les* 500 *gram.*   **Vendre**

le gram.	*les 5,*	*les 30,*
les 125,	*les 250,*	*les 500,*

Observation

N°

Extrait de Laitue Vireuse avec le suc.
Produit de l'évaporation, en consistance épaisse, du suc non dépuré de la laitue vi-reuse, Lactuca Virosa *(Synanthérées).*
Substance à haute dose **vénéneuse.**
Propriétés *narcotiques.*
Ne se **vend** qu'avec **ordonnance.**
S'emploie à l'intérieur en pilules, potions, à la **dose** *de 10 centig., dans les névroses, l'ascite, etc.*

Coûte *les 500 gram.*   **Vendre**

le gram.	*les 5,*	*les 30,*
les 125,	*les 250,*	*les 500,*

Observation

N°

Extrait aqueux **de Monésia.**
Produit de l'évaporation, en consistance épaisse, de l'infusion aqueuse de l'écorce de monésia, Chrysophyllum *(Sapotées).*
Substance à faible dose non **vénéneuse.**
Propriétés *toniques, astringentes.*
Ne se **vend** qu'avec **ordonnance.**
S'emploie à l'intérieur en pilules, potions, à la **dose** *de 20 centig. à 2 gram.; en topi-ques, injections, dans la métrorrhagie, la leucorrhée, l'hémoptisie, etc., etc.*

Coûte *les 500 gram.*   **Vendre**

le gram.	*les 5,*	*les 30,*
les 125,	*les 250,*	*les 500,*

Observation

N°

Extrait alcoolique de **Narcisse des Prés.**
Produit de la lixiviation hydralcoolique de la poudre de fleur du narcisse des prés, Narcissus Pseudo-Narcissus *(Narcissées),* évaporé en consistance épaisse.
Substance à haute dose **vénéneuse.**
Propriétés *anti-spasmodiques.*
Ne se **vend** qu'avec **ordonnance.**
S'emploie à l'intérieur en pilules,
à la **dose** *de 10 à 50 centig., dans la coqueluche, l'asthme, l'épilepsie, etc.*

Coûte *les 500 gram.*   **Vendre**
le gram.   *les 5,*   *les 30,*
les 125,   *les 250,*   *les 500,*

Observation

N°

Extrait aqueux de **Narcisse des Prés.**
Produit de l'évaporation, en consistance épaisse, de l'infusion aqueuse des fleurs du narcisse des prés (Narcissus Pseudo-Narcissus *(Narcissées).*
Substance à haute dose **vénéneuse.**
Propriétés *anti-spasmodiques.*
Ne se **vend** qu'avec **ordonnance.**
S'emploie à l'intérieur en pilules,
à la **dose** *de 20 à 60 centig., dans l'épilepsie, l'asthme, la coqueluche, etc.*

Coûte *les 500 gram.*   **Vendre**
le gram.   *les 5,*   *les 30,*
les 125,   *les 250,*   *les 500.*

Observation

N°

Extrait ou Rob de Nerprun.
Produit de l'évaporation, en consistance épaisse, du suc fermenté et filtré des baies du Nerprun, Rhamnus Catharticus *(Rhamnées).*
Substance à haute dose **vénéneuse.**
Propriétés *purgatives drastiques.*
Ne se **vend** qu'avec **ordonnance.**
S'emploie à l'intérieur en potions,
à la **dose** *de 1 à 4 gram., dans les leucophlegmaties, l'hydropisie, l'apoplexie, la paralysie, les dartres, etc.*

Coûte *les 500 gram.*   **Vendre**
le gram.   *les 5,*   *les 30,*
les 125,   *les 250,*   *les 500,*

Observation

N°

Extrait alcoolique de **Noix vomiques.**
Produit de la lixiviation hydralcoolique de la poudre du fruit du vomiquier, Strychnos Nux Vomica (Strychnées, D. C.), *évaporé en consistance épaisse.*
Substance très **vénéneuse.**
Propriétés *stimulantes du syst. nerveux.*
Ne se **vend** qu'avec **ordonnance.**
S'emploie à l'intérieur en pilules,
à la **dose** *de 1 à 50 centig. progressivement, dans l'amaurose, la chorée, l'incontinence d'urine par paralysie de la vessie, etc.*

Coûte *les 500 gram.*   **Vendre**
le gram.   *les 5,*   *les 30,*
les 125,   *les 250,*   *les 500,*

Observation

N°

Extrait gommeux **d'Opium ou Thé-baïque.**

Solution aqueuse du suc gommo-résineux concret obtenu par incision des capsules du pavot blanc, Papaver Somniferum *(Papavé-cées), évaporée en consistance épaisse.*

Substance **très vénéneuse.**

Propriétés *narcotiques, hypnotiques.*

Ne se **vend** qu'avec ordonnance.

*S'emploie à l'*intérieur *en pilules,*
à la **dose** *de 1 à 10 centig., dans une foule de cas pathologiques. Précieux pour calmer la douleur en diminuant l'éréthisme ner-veux ; à l'*extérieur *en pommades, collyres, injections, lavements, etc.*

Coûte *les 500 gram.*   **Vendre**

le gram.   *les 5,*   *les 30,*
les 125   *les 250,*   *les 500,*
Observation

                                         N°

Extrait aqueux de **Pareira Brava.**

Produit de la lixiviation à l'eau froide de la poudre de racine de pareira brava, Cis-sampelos Pareira *(Ménispermées) évaporé en consistance épaisse.*

Substance à faible dose non **vénéneuse.**

Propriétés *diurétiques, fébrifuges.*

Se **vend** avec ordonnance.

*S'emploie à l'*intérieur *en potions,*
à la **dose** *de 50 centig. à 1 gram., dans les catarrhes chroniques de la vessie.*

Coûte *les 500 gram.*   **Vendre**

le gram.   *les 5,*   *les 30,*
les 125,   *les 250,*   *les 500,*
Observation

                                         N°

Extrait aqueux de **Patience.**

Produit de la lixiviation à l'eau froide de la poudre de racine de patience, Rumex Patientia *(Polygonées), évaporé en consis-tance épaisse.*

Substance à faible dose non **vénéneuse.**

Propriétés *toniques, diaphorétiques.*

Se **vend** avec ordonnance.

*S'emploie à l'*intérieur *en pilules, potions,*
à la **dose** *de 1 à 4 gram., dans les mala-dies de la peau, l'ictère, etc.*

Coûte *les 500 gram.*   **Vendre**

le gram.   *les 5,*   *les 30,*
les 125,   *les 250,*   *les 500,*
Observation

                                         N°

Extrait alcoolique de **Pavots blancs.**

Produit de la lixiviation hydralcoolique de la poudre de capsules du pavot blanc, Papa-ver Somniferum *(Papavéracées), évaporé en consistance épaisse.*

Substance **très vénéneuse.**

Propriétés *narcotiques, hypnotiques.*

Ne se **vend** qu'avec ordonnance.

*S'emploie à l'*intérieur *en pilules, potions,*
à la **dose** *de 10 à 50 centig., pour calmer la douleur, procurer le sommeil, et dans une foule de cas pathologiques.*

Coûte *les 500 gram.*   **Vendre**

le gram.   *les 5,*   *les 30,*
les 125,   *les 250,*   *les 500,*
Observation

                                         N°

Extrait aqueux de Pensée sauvage.

Produit de la lixiviation à l'eau froide de la poudre de feuilles de pensée sauvage, Viola Tricolor, *(Violariées), évaporé en consistance épaisse.*

Substance à faible dose non **vénéneuse.**

Propriétés *diurétiques, dépuratives.*

Se vend avec **ordonnance.**

S'emploie à l'intérieur en potions, à la **dose** *de 4 à 8 gram., contre les dartres, la teigne, les croûtes laiteuses, etc.*

Coûte *les 500 gram.*   **Vendre**

| *le gram.* | *les 5,* | *les 30,* |
| *les 125,* | *les 250,* | *les 500,* |

Observation

Nᵒ

Extrait aqueux de Petite Centaurée.

Produit de la lixiviation à l'eau froide de la poudre de petite centaurée, Gentiana Centaurium *(Gentianées), évaporé en consistance épaisse.*

Substance à faible dose non **vénéneuse.**

Propriétés *toniques, fébrifuges.*

Se vend avec **ordonnance.**

S'emploie à l'intérieur en pilules, bols, à la **dose** *de 50 centig. à 1 gram., dans l'atonie des organes digestifs, les fièvres intermittentes, etc.*

Coûte *les 500 gram.*   **Vendre**

| *le gram.* | *les 5,* | *les 30,* |
| *les 125,* | *les 250,* | *les 500,* |

Observation

Nᵒ

Extrait aqueux de Persil.

Produit de la lixiviation à l'eau froide de la poudre de racine de persil, Apium Petroselinum *(Ombellifères), évaporé en consistance épaisse.*

Substance à faible dose non **vénéneuse.**

Propriétés *diurétiques, apéritives.*

Ne se **vend** *qu'avec* **ordonnance.**

S'emploie à l'intérieur en pilules, potions, à la **dose** *de 1 à 4 gram., dans l'hydropisie, l'ictère, certaines aménorrhées atoniques, etc.*

Coûte *les 500 gram.*   **Vendre**

| *le gram.* | *les 5,* | *les 30,* |
| *les 125,* | *les 250,* | *les 500,* |

Observation

Nᵒ

Extrait aqueux de Pissenlit.

Produit de l'évaporation, en consistance épaisse, du suc dépuré des feuilles du pissenlit, Leontodon Taraxacum *(Chicoracées).*

Substance à faible dose non **vénéneuse.**

Propriétés *diurét., diaphorét., toniques.*

Se **vend** *avec* **ordonnance.**

S'emploie à l'intérieur en bols, potions, à la **dose** *de 50 centig. à 4 gram., dans l'ictère, l'hydropisie, les maladies de la peau, les affections scorbutiques, etc.*

Coûte *les 500 gram.*   **Vendre**

| *le gram.* | *les 5,* | *les 30,* |
| *les 125,* | *les 250,* | *les 500,* |

Observation

Nᵒ

Extrait alcoolique **de Polygala.**

Produit de la lixiviation hydralcoolique de la poudre racine de Polygala, Polygala Senega *(Polygalées), évaporé en consistance épaisse.*

Substance à faible dose non **vénéneuse.**

Propriétés *toniq., émétiques à haute dose.*

Ne se vend qu'avec **ordonnance.**

S'emploie à l'intérieur en potions, pilules, à la **dose** *de 25 à 30 centig., dans le catarrhe pulmonaire, les rhumatismes, l'aménorrhée, etc.*

Coûte *les* 500 *gram.*   **Vendre**

le gram.   *les* 5,   *les* 30,

les 125,   *les* 250,   *les* 500,

Observation

         N°

Extrait aqueux **de Polygala.**

Produit de l'évaporation, en consistance épaisse, de l'infusion aqueuse des racines de polygala, Polygala Senega *(Polygalées).*

Substance à faible dose non **vénéneuse.**

Propriétés *toniq., émétiques à haute dose.*

Ne se **vend** qu'avec **ordonnance.**

S'emploie à l'intérieur en potions, pilules, à la dose de 30 à 60 centig., dans les affections rhumatismales, le catarrhe pulmonaire, l'aménorrhée, etc.

Coûte *les* 500 *gram.*   **Vendre**

le gram.   *les* 5,   *les* 30,

les 125,   *les* 250,   *les* 500,

Observation

         N°

Extrait alcoolique **de Phellandrie.**

Produit de la lixiviation hydralcoolique de la poudre de semences de phellandrie, Phellandrium Aquaticum *(Ombellifères), évaporé en consistance épaisse.*

Substance à haute dose **vénéneuse.**

Propriétés *excitantes, diurétiques, etc.*

Ne se **vend** qu'avec **ordonnance.**

S'emploie à l'intérieur en potions, à la **dose** *de 50 centig. à 1 gram.,-dans les catarrhes, l'asthme, les flatuosités, l'hydropisie.*

Coûte *les* 500 *gram.*   **Vendre**

le gram.   *les* 5,   *les* 30,

les 125,   *les* 250,   *les* 500,

Observation

         N°

Extrait alcoolique **de Feuilles de Noyer.**

Produit de la lixiviation hydralcoolique de la poudre de feuilles de noyer, Juglans Regia *(Juglandées), évaporé en consistance épaisse.*

Substance à faible dose non **vénéneuse.**

Propriétés *astringentes, toniq., sudorifiq.*

Ne se **vend** qu'avec **ordonnance.**

S'emploie à l'intérieur en pilules, à la dose de 10 à 20 centig., dans les maladies scrofuleuses, vénériennes, herpétiques, etc.

Coûte *les* 500 *gram.*   **Vendre**

le gram.   *les* 5,   *les* 30,

les 125,   *les* 250,   *les* 500,

Observation

         N°

Extrait aqueux de **Feuilles de Noyer.**
Produit de la lixiviation à l'eau froide de la poudre de feuilles de noyer, Juglans Regia *(Juglandées), évaporé en consist. épaisse.*
Substance à faible dose non **vénéneuse.**
Propriétés *astringentes, toniques, détersives, sudorifiques.*
Ne se vend qu'avec ordonnance.
S'emploie à *l'intérieur en pilules,*
à la dose *de 10 à 20 centig., dans les maladies scrofuleuses, vénériennes, herpétiques.*

Coûte *les 500 gram.*   **Vendre**

le gram.   *les 5,*   *les 30,*
les 125,   *les 250,*   *les 500,*
Observation

N°

Extrait aqueux de **Quassia Amara.**
Produit de la lixiviation à l'eau froide de la poudre de bois de quassia amara, Quassia Amara *(Symaroubées), évaporé en consistance épaisse.*
Substance à faible dose non **vénéneuse.**
Propriétés *toniques, stomachiques.*
Ne se vend qu'avec ordonnance.
S'emploie à *l'intérieur en pilules,*
à la **dose** *de 50 centig. à 2 gram., dans l'anémie, les scrofules, la dyspepsie par atonie des organes digestifs, les écoulements muqueux, etc.*

Coûte *les 500 gram.*   **Vendre**

le gram.   *les 5,*   *les 30,*
les 125,   *les 250,*   *les 500,*
Observation

N°

Extrait alcoolique de **Quinquina gris.**
Produit de la lixiviation hydralcoolique de la poudre d'écorce du quinquina gris, Cinchona Condaminea *(Rubiacées), évaporé en consistance épaisse.*
Substance non **vénéneuse.**
Propriétés *toniques.*
Ne se vend qu'avec ordonnance.
S'emploie à *l'intérieur en pilules, potions,*
à la dose *de 50 centig. à 1 gram., dans l'atonie de l'estomac, la dyspepsie, etc.*

Coûte *les 500 gram.*   **Vendre**

le gram.   *les 5,*   *les 30,*
les 125,   *les 250,*   *les 500,*
Observation

N°

Extrait mou aqueux de **Quina gris.**
Produit de l'évaporation, en consistance épaisse, de la décoction aqueuse de l'écorce du quinquina gris, Cinchona Condaminea *(Rubiacées).*
Substance à faible dose non **vénéneuse.**
Propriétés *toniques.*
Ne se vend qu'avec ordonnance.
S'emploie à *l'intérieur en pilules, potions,*
à la dose *de 50 centig. à 1 gram., dans l'atonie de l'estomac, la dyspepsie, etc.*

Coûte *les 500 gram.*   **Vendre**

le gram.   *les 5,*   *les 30,*
les 125,   *les 250,*   *les 500,*
Observation

N°

Extrait sec de Quinquina.

Sel de Lagaraye.

Produit de la lixiviation aqueuse à froid de la poudre d'écorce du quinquina gris, Cinchona Condaminea *(Rubiacées), évaporé à siccité.*

Substance *à faible dose non* **vénéneuse.**

Propriétés *toniques.*

Ne se **vend** qu'avec **ordonnance.**

S'emploie à l'intérieur en pilules, potions, à la dose de 25 à 50 centig., dans l'atonie de l'estomac, la dyspepsie, etc.

Coûte *les 500 gram.* Vendre

le gram.   *les 5,*   *les 30,*
les 125,   *les 250,*   *les 500,*

Observation

N°

Extrait alcoolique de Ratanhia.

Produit de l'évaporation, en consistance épaisse du soluté hydralcoolique des principes actifs de la racine du ratanhia, Krameria Triandra *(Polygalées).*

Substance *à faible dose non* **vénéneuse.**

Propriétés *astringentes énergiques.*

Ne se **vend** qu'avec **ordonnance.**

S'emploie à l'intérieur en pilules, potions, à la dose de 50 centig. à 2 gram., dans la leucorrhée, la diarrhée, la dysenterie, les hémorrhagies passives, la métrorrhagie.

Coûte *les 500 gram.* Vendre

le gram.   *les 5,*   *les 30,*
les 125,   *les 250,*   *les 500,*

Observation

N°

Extrait aqueux de Ratanhia.

Produit de l'évaporation, en consistance épaisse, du soluté aqueux, par lixiviation à froid, des principes actifs de la racine de ratanhia, Krameria Triandra *(Polygalées).*

Substance *à faible dose non* **vénéneuse.**

Propriétés *astringentes.*

Ne se **vend** qu'avec **ordonnance.**

S'emploie à l'intérieur en bols, potions, à la dose de 50 centig. à 2 gram., dans la métrorrhagie, la diarrhée, la dysenterie, les hémorrhagies passives, etc.

Coûte *les 500 gram.* Vendre

le gram.   *les 5,*   *les 30,*
les 125,   *les 250,*   *les 500,*

Observation

N°

Extrait de Réglisse.

Produit de l'évaporation, en consistance épaisse, du soluté aqueux, par lixiviation à froid, des principes actifs de la poudre de racine de réglisse, Glycyrrhiza Glabra *(Légumineuses).*

Substance *non* **vénéneuse.**

Propriétés *émollientes, pectorales.*

Se **vend** avec **ordonnance.**

S'emploie à l'intérieur en bols, potions, à la dose de 4 à 15 gram., dans le catarrhe pulmonaire.

Coûte *les 500 gram.* Vendre

le gram.   *les 5,*   *les 30,*
les 125,   *les 250,*   *les 500.*

Observation

N°

Extrait aqueux de **Rhubarbe.**

Produit de la lixiviation aqueuse, à froid, de la poudre de racine de rhubarbe, Rheum Palmatum *(Polygonées), évaporé en consistance épaisse.*

Substance à haute dose **vénéneuse.**

Propriétés *toniques, astringentes, purgat.*

Ne se **vend** qu'avec ordonnance.

S'emploie *à l'intérieur en pilules,*
à la **dose** *de 15 à 50 cent., dans l'anorexie, les faiblesses d'estomac, diarrhées atoniq.*

Coûte *les* 500 *gram.*   **Vendre**

le gram.   *les 5,*   *les 30,*

les 125,   *les 250,*   *les 500,*

Observation

N°

Extrait alcoolique de **Rue.**

Produit de l'évaporation, en consistance épaisse, du soluté hydralcoolique des principes actifs des feuilles de rue. Ruta Graveolens *(Rutacées).*

Substance à haute dose **très vénéneuse.**

Propriétés *emménag. énergiq., abortives.*

Ne se **vend** qu'avec ordonnance.

S'emploie *à l'intérieur en pilules,*
à la **dose** *de 25 à 50 centig., dans la chlorose, l'aménorrhée, l'hystérie, etc.*

Coûte *les* 500 *gram.*   **Vendre**

le gram.   *les 5,*   *les 30,*

les 125,   *les 250,*   *les 500,*

Observation

N°

Extrait alcoolique de **Rhus Radicans.**

Produit de l'évaporation, en consistance épaisse, du soluté hydralcoolique des principes actifs des feuilles de Rhus Radicans *(Térébinthacées).*

Substance **très vénéneuse.**

Propriétés *stimulantes énergiques.*

Ne se **vend** qu'avec **ordonnance.**

S'emploie *à l'intérieur en pilules,*
à la **dose** *de 10 à 50 centig. progressivement, dans la paralysie, le rhumatisme chronique, etc.*

Son emploi exige beaucoup de prudence.

Coûte *les* 500 *gram.*   **Vendre**

le gram.   *les 5,*   *les 30,*

les 125,   *les 250,*   *les 500,*

Observation

N°

Extrait de **Rhus Radicans** avec le suc.

Produit de l'évaporation, en consistance épaisse, du suc non dépuré des feuilles de Rhus Radicans *(Térébinthacées).*

Substance **très vénéneuse.**

Propriétés *stimulantes énergiques.*

Ne se **vend** qu'avec ordonnance.

S'emploie *à l'intérieur en pilules,*
à la **dose** *de 10 à 50 centig. progressivement, dans la paralysie, le rhumatisme chronique, etc.*

Son emploi exige de la prudence.

Coûte *les* 500 *gram.*   **Vendre**

le gram.   *les 5,*   *les 30,*

les 125,   *les 250,*   *les 500,*

Observation

N°

Extrait aqueux de Roses rouges.

Produit de l'évaporation, en consistance épaisse, de l'infusion aqueuse des pétales de la rose rouge, Rosa Gallica *(Rosacées).*

Substance non **vénéneuse**.

Propriétés *toniques, astringentes.*

Se vend avec ordonnance.

S'emploie *à l'*intérieur *en pilules, bols, à la* **dose** *de 25 à 50 centig., dans les diarrhées chroniques, l'atonie des organes digestifs, etc.*

Coûte *les 500 gram.*   **Vendre**

le gram.   *les 5,*   *les 30,*

les 125, .   *les 250,*   *les 500,*

Observation

N°

Extrait alcoolique de Sabine.

Produit de l'évaporation, en consistance épaisse, du soluté hydralcoolique des principes actifs des feuilles de sabine, Juniperus Sabina *(Conifères).*

Substance très **vénéneuse**.

Propriétés *emménagogues énergiques.*

Ne se vend qu'avec ordonnance.

S'emploie *à l'*intérieur *en pilules, à la* **dose** *de 10 centig. à 1 gram. progressivement, dans l'aménorrhée, la chlorose, l'hystérie, etc.*

(Circonspection dans son emploi.)

Coûte *les 500 gram.*   **Vendre**

le gram.   *les 5,*   *les 30,*

les 125,   *les 250,*   *les 500,*

Observation

N°

Extrait alcoolique de Safran.

Produit de l'évaporation, en consistance épaisse, du soluté hydralcoolique des principes actifs des stigmates du safran, Crocus Sativus *(Iridées).*

Substance à faible dose non **vénéneuse**.

Propriétés *stimulantes, emménagogues.*

Se vend avec ordonnance.

S'emploie *à l'*intérieur *en pilules, à la* **dose** *de 30 à 60 centig., contre la chlorose, l'hystérie, etc.*

Coûte *les 500 gram.*   **Vendre**

le gram.   *les 5,*   *les 30,*

les 125   *les 250,*   *les 500,*

Observation

N°

Extrait alcoolique de Salsepareille.

Produit de l'évaporation, en consistance épaisse, du soluté hydralcoolique des principes actifs de la racine de salsepareille, Smilax Salsaparilla *(Asparaginées).*

Substance à faible dose non **vénéneuse**.

Propriétés *sudorifiques, diurétiques.*

Se vend avec ordonnance.

S'emploie *à l'*intérieur *en bols, pilules, à la* **dose** *de 50 centig. à 4 gram., dans la syphilis, les rhumatism., maladies cutanées.*

Coûte *les 500 gram.*   **Vendre**

le gram.   *les 5,*   *les 30,*

les 125,   *les 250,*   *les 500,*

Observation

N°

Extrait aqueux **de Salsepareille.**
Produit de la lixiviation aqueuse, à froid, de la poudre grossière de racines de salse-pareille, Smilax Salsaparilla *(Asparaginées), évaporé en consistance épaisse.*
Substance à faible dose non **vénéneuse.**
Propriétés *sudorifiques, diurétiques.*
Se vend avec **ordonnance.**
S'emploie à l'intérieur en bols, pilules,
à la **dose** *de 50 centig. à 4 gram., contre la syphilis, les rhumatismes, les maladies cutanées.*

Coûte *les 500 gram.*　　　　**Vendre**

le gram.	*les 5,*	*les 30,*
les 125,	*les 250,*	*les 500,*

Observation

　　　　　—　　　　　　　**N°**

Extrait aqueux **de Saponaire.**
Produit de la lixiviation aqueuse, à froid, de la poudre de feuilles de Saponaire, Sapo-naria Officinalis *(Caryophyllées), évaporé en consistance épaisse.*
Substance à faible dose non **vénéneuse.**
Propriétés *toniques, diaphorét., apéritiv.*
Se vend avec **ordonnance.**
S'emploie à l'intérieur en bols, pilules,
à la **dose** *de 1 à 4 gram., dans les affec-tions cutanées, rhumatismales, goutteuses.*

Coûte *les 500 gram.*　　　　**Vendre**

le gram.	*les 5,*	*les 30,*
les 125,	*les 250,*	*les 500,*

Observation

　　　　　　　　　　　N°

Extrait alcoolique **de Scille.**
Produit de l'évaporation, en consistance épaisse, du soluté hydralcoolique des prin-cipes actifs de la poudre de bulbes de la scille, Scilla Maritima *(Asphodèles).*
Substance à haute dose **vénéneuse.**
Propriétés *diurétiq., excitantes, incisives.*
Ne se **vend** qu'avec **ordonnance.**
S'emploie à l'intérieur en pilules,
à la **dose** *de 5 à 20 centig., dans l'hydropi-sie passive, l'hydrothorax, les infiltrations séreuses du tissu cellulaire.*

Coûte *les 500 gram.*　　　　**Vendre**

le gram.	*les 5,*	*les 30,*
les 125,	*les 250,*	*les 500,*

Observation

　　　　　　　　　　　N°

Extrait aqueux **de Scille.**
Produit de l'évaporation, en consistance épaisse, de l'infusion aqueuse des bulbes secs de la scille, Scilla Maritima *(Aspho-dèles).*
Substance à haute dose **vénéneuse.**
Propriétés *diurétiq., excitant., incisives.*
Ne se vend qu'avec **ordonnance.**
S'emploie à l'intérieur en pilules,
à la **dose** *de 5 à 20 centig., dans l'hydro-pisie passive, l'hydrothorax, les infiltra-tions séreuses du tissu cellulaire.*

Coûte *les 500 gram.*　　　　**Vendre**

le gram.	*les 5,*	*les 30,*
les 125,	*les 250,*	*les 500,*

Observation

　　　　　　　　　　　N°

Extrait alcoolique **de Séné.**

Produit de l'évaporation, en consistance épaisse, du soluté hydralcoolique des principes actifs des folioles du séné, Cassia Acutifolia *(Légumineuses).*

Substance à faible dose non **vénéneuse.**

Propriétés *purgatives.*

Ne se vend qu'avec ordonnance.

*S'emploie à l'*intérieur *en pilules, potions, à la* **dose** *de 25 centig. à* 1 *gram.*

Coûte *les* 500 *gram.*   **Vendre**

le gram.   *les* 5,   *les* 30,

les 125,   *les* 250,   *les* 500,

Observation

N°

Extrait aqueux **de Séné.**

Produit de la lixiviation aqueuse, à froid, de la poudre de feuilles du séné, Cassia Acutifolia *(Légumineuses),* évaporé en consistance épaisse.

Substance à faible dose non **vénéneuse.**

Propriétés *purgatives.*

Ne se vend qu'avec ordonnance.

*S'emploie à l'*intérieur *en pil., bols, potions, à la* **dose** *de 25 centig. à* 1 *gram.*

Coûte *les* 500 *gram.*   **Vendre**

le gram.   *les* 5,   *les* 30,

les 125,   *les* 250,   *les* 500,

Observation

N°

Extrait alcoolique **de Stramonium.**

Produit de l'évaporation, en consistance épaisse, du soluté hydralcoolique des principes actifs des feuilles du Datura Stramonium *(Solanées).*

Substance très **vénéneuse.**

Propriétés *narcotiq., anti-spasmodiques.*

Ne se vend qu'avec ordonnance.

*S'emploie à l'*intérieur *en pilules, potions, à la* dose *de* 2 à 60 *centig. progressivement, dans les névralgies, l'asthme, la coqueluche, l'hystérie, etc.*

Coûte *les* 500 *gram.*   **Vendre**

le gram.   • *les* 5,   *les* 30,

les 125   *les* 250,   *les* 500,

Observation

N°

Extrait aqueux **de Stramonium.**

Produit de la lixiviation aqueuse, à froid, de la poudre de feuilles de Datura Stramonium *(Solanées),* évaporé en consistance épaisse.

Substance très **vénéneuse.**

Propriétés *narcotiq., anti-spasmodiques.*

Ne se vend qu'avec ordonnance.

*S'emploie à l'*intérieur *en pilules, potions, à la* **dose** *de* 2 à 60 *centig. progressivement, dans les névralgies, l'asthme, la coqueluche, l'hystérie, etc.*

Coûte *les* 500 *gram.*   **Vendre**

le gram.   *les* 5,   *les* 30,

les 125,   *les* 250,   *les* 500,

Observation

N°

Extrait de Stramonium avec le suc.
Produit de l'évaporation, en consistance épaisse, du suc non dépuré des feuilles fraîches du Datura Stramonium *(Solanées).*
Substance **très vénéneuse.**
Propriétés *narcotiq., anti-spasmodiques.*
Ne se **vend** qu'avec **ordonnance.**
S'emploie *à l'*intérieur *en pilules, potions, à la* **dose** *de 2 à 60 centig. progressivement, dans les névralgies, l'asthme, l'hystérie, la coqueluche, etc.*

Coûte *les 500 gram.* **Vendre**

le gram.   *les 5,*   *les 30,*

les 125,   *les 250,*   *les 500.*

Observation

Nº

Extrait de Trèfle d'eau avec le suc.
Produit de l'évaporation, en consistance épaisse, du suc dépuré des feuilles du trèfle d'eau, Menianthes Trifoliata *(Gentianées).*
Substance à faible dose non **vénéneuse.**
Propriétés *toniq., emménagog., fébrifuges.*
Se **vend** avec **ordonnance.**
S'emploie *à l'*intérieur *en pilules, potions, à la* **dose** *de 20 centig. à 2 gram., dans les scrofules, le scorbut, le rhumatisme chronique, l'aménorrhée par atonie, etc.*

Coûte *les 500 gram.* **Vendre**

le gram.   *les 5,*   *les 30,*

les 125,   *les 250,*   *les 500,*

Observation

Nº

Extrait ou Rob de Sureau.
Produit de l'évaporation, en consistance épaisse, du suc exprimé et non fermenté des baies du sureau, Sambucus Nigra *(Caprifoliacées).*
Substance à faible dose non **vénéneuse.**
Propriétés *diaphorétiques.*
Se **vend** avec **ordonnance.**
S'emploie *à l'*intérieur *en pilules, potions, à la* **dose** *de 1 à 10 gram., dans la goutte, le rhumatisme, les maladies cutanées, etc.*

Coûte *les 500 gram.* **Vendre**

le gram.   *les 5,*   *les 30,*

les 125,   *les 250,*   *les 500,*

Observation

Nº

Extrait alcoolique de Valériane.
Produit de l'évaporation, en consistance épaisse, du soluté hydralcoolique des principes actifs de la racine de valériane, Valeriana Officinalis *(Valérianées).*
Substance à faible dose non **vénéneuse.**
Propriétés *anti-spasmodiques.*
Se **vend** avec **ordonnance.**
S'emploie *à l'*intérieur *en pilules, à la* **dose** *de 25 centig. à 4 grammes, dans l'hystérie, les névroses en général, la chorée, etc.*

Coûte *les 500 gram.* **Vendre**

le gram.   *les 5,*   *les 30,*

les 125,   *les 250,*   *les 500,*

Observation

Nº

Extrait aqueux de Valériane.

Produit de l'évaporation, en consistance épaisse, de l'infusion aqueuse des racines de la valériane, Valeriana Officinalis *(Valérianées.)*

Substance à faible dose non **vénéneuse.**

Propriétés *anti-spasmodiques.*

Se **vend** avec **ordonnance.**

S'emploie à l'intérieur en pilules, bols, à la dose de 25 centig. à 4 grammes, dans les névroses en général, l'hystérie, la chorée, etc.

Coûte *les 500 gram.*   **Vendre**

le gram.	*les 5,*	*les 30,*
les 125,	*les 250,*	*les 500,*

Observation

N°

Farines Emollientes.

Formule. Farines de lin, d'orge, de seigle, de chaque P. E.

Substance non **vénéneuse.**

Propriétés *émollientes, adoucissantes.*

Se **vend** sans **ordonnance.**

S'emploie à l'extérieur en cataplasmes, dans les phlegmasies, tumeurs inflammatoires, abcès, etc.

Coûte *les 500 gram.*   **Vendre**

le gram.	*les 5,*	*les 30,*
les 125,	*les 250,*	*les 500,*

Observation

N°

Farine de Lin.

Produit de la pulvérisation des semences du lin, Linum Usitatissimum *(Linées).*

Provenance. *Europe.*

Substance non **vénéneuse.**

Propriétés *émollientes, adoucissantes.*

Se **vend** sans **ordonnance.**

S'emploie à l'extérieur en cataplasmes, dans les phlegmasies, maladies inflammatoires, abcès, tumeurs, péritonite, etc.

Coûte *les 500 gram.*   **Vendre**

le gram.	*les 5,*	*les 30,*
les 125,	*les 250,*	*les 500,*

Observation

N°

Farine de Moutarde noire.

Produit de la pulvérisation de la semence de moutarde noire, Sinapis Nigra *(Crucif.).*

Provenance. *Europe.*

Substance à l'extérieur non **vénéneuse,**

Propriétés *rubéfiantes, révulsives.*

Se **vend** avec **ordonnance.**

S'emploie à l'extérieur en sinapismes, pédiluves, pour déterminer la rubéfaction et produire une excitation générale.

Coûte *les 500 gram.*   **Vendre**

le gram.	*les 5,*	*les 30,*
les 125,	*les 250,*	*les 500,*

Observation

N°

Farine de Moutarde blanche.

Produit de la pulvérisation des semences de moutarde blanche, Sinapis Alba *(Crucifères).*

Provenance. *Europe.*

Substance à faible dose non **vénéneuse.**

Propriétés *rubéfiantes, révulsives.*

Se vend sans **ordonnance.**

S'emploie à *l'extérieur (rarement) pour pédiluves, sinapismes.*

Sert à prépar. un condiment du même nom.

Coûte *les 500 gram.*   **Vendre**

le gram.   *les 5,*   *les 30,*

les 125,   *les 250,*   *les 500,*

Observation

N°

Farines Résolutives.

Formule. Farines de fenugrec, de fèves, d'orobe, de lupin, de chaque P. E.

Substance non **vénéneuse.**

Propriétés *résolutives.*

Se vend avec **ordonnance.**

S'emploie à *l'extérieur en cataplasmes, dans les adénites, engorgements lymphatiques, abcès, etc.*

Coûte *les* 500 *gram.*   **Vendre**

le gram.   *les 5,*   *les 30,*

les 125,   *les 250,*   *les 500,*

Observation

N°

Farine de Riz.

Produit de la pulvérisation des semences du riz, Oriza Sativa *(Graminées).*

Provenance. *Amérique, Europe.*

Substance non **vénéneuse.**

Propriétés *nutritives, émollientes, adoucissantes.*

Se vend sans **ordonnance.**

S'emploie à *l'intérieur en bouillie, à la* **dose** *d'une cuillerée par tasse de lait, et en cataplasmes émollients.*

Coûte *les 500 gram.*   **Vendre**

le gram.   *les 5,*   *les 30,*

les 125,   *les 250,*   *les 500,*

Observation

N°

Fécule de Pomme de terre.

Produit obtenu du tubercule du Solanum Tuberosum *(Solanées).*

Provenance. *Amérique, Europe.*

Substance non **vénéneuse.**

Propriétés *analeptiques.*

Se vend sans **ordonnance.**

S'emploie à *l'intérieur en bouillie, à la* **dose** *de trois ou quatre cuillerées par litre de lait.*

Coûte *les* 500 *gram.*   **Vendre**

le gram.   *les 5.*   *les 30,*

les 125,   *les 250,*   *les 500,*

Observation

N°

Feuilles d'Absinthe. *Grande absinthe,*
Aluyne, Absinthium Vulgare.
Famille. *Corymbifères.*
Provenance. *Europe.*
Substance non vénéneuse.
Propriétés *toniques, stimulantes.*
Se vend sans ordonnance.
S'emploie à l'intérieur en infusions,
à la **dose** *de 8 à 30 gram. par litre d'eau,*
dans l'atonie de l'estomac et dans quelques
maladies vermineuses.
Coûte *les 500 gram.*   **Vendre**

le gram.   *les 5,*   *les 30,*
les 125,   *les 250,*   *les 500,*
Observation

N°

Feuilles d'Absinthe maritime.
Sanguenite, Absinthium Maritimum (*Corym-*
bifères).
Provenance. *Plages maritim. de l'Europe.*
Substance non vénéneuse.
Propriétés *vermifuges.*
Se vend sans ordonnance.
S'emploie à l'intérieur,
à la **dose** *de 8 à 15 gram. par 250 gram.*
d'eau, dans les maladies vermineuses.
Coûte *les 500 gram.*   **Vendre**
le gram.   *les 5,*   *les 30,*
les 125,   *les 250,*   *les 500,*
Observation

N°

Feuilles d'Aconit. *Aconit Napel, Na-*
pel, Coqueluchon, Pistolet, Aconitum Napellus (*Renonculacées*).
Provenance. *Europe.*
Substance très vénéneuse.
Propriétés *narcotiques, sudorifiques, diu-*
rétiques, etc.
Ne se vend qu'avec ordonnance.
S'emploie à l'intérieur en infusions,
à la **dose** *de 50 centig. pour 125 grammes*
d'eau, dans les rhumatismes chroniques, la
goutte, les névralgies, etc.
Coûte *les 500 gram.*   **Vendre**
le gram.   *les 5,*   *les 30,*
les 125,   *les 250,*   *les 500,*
Observation

N°

Feuilles d'Aigremoine. *Eupatoire des*
Grecs, Herbe d'eupatoire, Agrimonia Eupa-
toria.
Famille. *Rosacées.*
Provenance. *Europe.*
Substance non vénéneuse.
Propriétés *astringentes peu énergiques.*
Se vend sans ordonnance.
S'emploie à l'intérieur en infusions,
à la **dose** *de 5 à 30 gram. par litre d'eau,*
et en gargarismes, dans l'inflammation des
amygdales, etc.
Coûte *les 500 gram.*   **Vendre**
le gram.   *les 5,*   *les 30,*
les 125,   *les 250,*   *les 500,*
Observation

N°

Feuilles d'Armoise.

Ceinture de saint Jean, Couronne de saint Jean, Artemisia Vulgaris.

Famille. Synanthérées.

Provenance. Europe.

Substance non vénéneuse.

Propriétés emménagogues.

Se vend avec ordonnance.

S'emploie à l'intérieur en infusions, à la dose de 10 gram. par litre d'eau, dans l'aménorrhée.

Coûte les 500 gram.   **Vendre**

le gram.   les 5,   les 30,

les 125,   les 250,   les 500,

Observation

                       N°

Feuilles de Belladone. Morelle furieuse, Belle-Dame, Atropa Belladona.

Famille. Solanées.

Provenance. Europe.

Substance très vénéneuse.

Propriétés narcotiques, calmantes.

Ne se vend qu'avec ordonnance.

S'emploie à l'extérieur, en fomentations, à la dose de 10 à 50 gram. par litre d'eau, dans le rhumatisme, la sciatique, les tumeurs blanches articulaires, les névralgies en général.

On en fait des cigarettes usitées dans l'asthme, la toux convulsive, etc.

Coûte les 500 gram.   **Vendre**

le gram.   les 5,   les 30,

les 125,   les 250,   les 500,

Observation

                       N°

Feuilles de Bétoine.

Betonica Officinalis.

Famille. Labiées.

Provenance. Europe.

Substance à haute dose vénéneuse.

Propriétés excitantes, sternutatoires.

Ne se vend qu'avec ordonnance.

S'emploie à l'intérieur (rarement) en infusions, à la dose de 2 à 10 gram. par litre d'eau; et en poudre, à la manière du tabac, dans la céphalalgie, etc.

Coûte les 500 gram.   **Vendre**

le gram.   les 5,   les 30,

les 125,   les 250,   les 500,

Observation

                       N°

Feuilles de Bourrache.

Borrago Officinalis.

Famille. Borraginées.

Provenance. Europe.

Substance non vénéneuse.

Propriétés émollientes, sudorifiques, diurétiques.

Se vend sans ordonnance.

S'emploie à l'intérieur en infusions, à la dose de 15 à 40 gram. par litre d'eau, dans un grand nombre de maladies inflammatoires et éruptives (rougeole, scarlatine, etc.)

Coûte les 500 gram.   **Vendre**

le gram.   les 5,   les 30,

les 125   les 250,   les 500,

Observation

                       N°

Feuilles de Bouillon blanc.

Herbe de saint Fiacre, Bonhomme, Molène officinale, Verbascum Thapsus.

Famille. *Solanées.*

Provenance. *Europe.*

Substance non **vénéneuse.**

Propriétés *adouciss., pector., émollientes.*

Se vend sans **ordonnance.**

S'emploie à l'intérieur (rarement) en infus. à la **dose** *de 10 à 30 gram. par litre d'eau; à l'extérieur, 30 à 60 gram. par litre d'eau, dans les douleurs hémorrhoïdales, panaris.*

Coûte *les 500 gram.*   **Vendre**

| *le gram.* | *les 5,* | *les 30,* |
| *les 125,* | *les 250,* | *les 500.* |

Observation

Nº

Feuilles de Buis.

Buxus Simpervirens.

Famille. *Euphorbiacées.*

Provenance. *Europe.*

Substance non **vénéneuse.**

Propriétés *excitantes, sudorifiques.*

Se vend avec **ordonnance.**

S'emploie à l'intérieur en infusions, à la **dose** *de 15 à 60 gram. par litre d'eau, contre la goutte, les rhumatismes, la syphilis rebelle.*

Coûte *les 500 gram.*   **Vendre**

| *le gram.* | *les 5,* | *les 30,* |
| *les 125,* | *les 250,* | *les 500,* |

Observation

Nº

Feuilles de Cataire (Sommités fleuries).

Chataire, Herbe aux chats, Nepeta Cataria.

Famille. *Labiées.*

Provenance. *Europe.*

Substance non **vénéneuse.**

Propriétés *stomachiques, carminatives, emménagogues.*

Se vend avec **ordonnance.**

S'emploie à l'intérieur en infusions, à la **dose** *de 15 à 20 gram. par litre d'eau. Mâchée, elle calme le mal de dents.*

Coûte *les 500 gram.*   **Vendre**

| *le gram.* | *les 5,* | *les 30,* |
| *les 125,* | *les 250,* | *les 500,* |

Observation

Nº

Feuilles de Ciguë.

Grande ciguë. Cicuta Major.

Famille. *Ombellifères.*

Provenance. *Europe.*

Substance très **vénéneuse.**

Propriétés *narcotiques, sédatives.*

Ne se vend qu'avec **ordonnance.**

S'emploie à l'intérieur (rarement) en infus., à la **dose** *de 5 à 8 gram, par litre d'eau; à l'extérieur, 30 à 60 gram. par litre d'eau, en fomentations, pour calmer les douleurs lancinantes du squirrhe et du cancer, etc.*

Coûte *les 500 gram.*   **Vendre**

| *le gram.* | *les 5,* | *les 30,* |
| *les 125,* | *les 250,* | *les 500,* |

Observation

Nº

Feuilles de Chardon bénit.

Centaurée sudorifique, Cnicus Benedictus.

Famille. *Synanthérées.*

Provenance. *Europe.*

Substance non **vénéneuse.**

Propriétés *toniques, fébrifuges.*

Se vend avec **ordonnance.**

*S'emploie à l'*intérieur *en infusions,*
à la dose *de 10 à 40 gram. par litre d'eau,*
dans les fièvres intermittentes, rhuma-
tismes, etc.

Coûte *les 500 gram.*   **Vendre**

le gram.   *les 5,*   *les 30,*
les 125,   *les 250,*   *les 500,*

Observation

N°

Feuilles de Chicorée sauvage.

Cichorium Intybus.

Famille. *Chicoracées.*

Provenance. *Europe.*

Substance non **vénéneuse.**

Propriétés *toniques, fébrifuges.*

Se vend sans **ordonnance.**

*S'emploie à l'*intérieur *en infusions,*
à la dose *de 25 à 50 gram. par litre d'eau,*
dans l'atonie de l'appareil digestif, l'ic-
tère, etc.

Coûte *les 500 gram.*   **Vendre**

le gram.   *les 5.*   *les 30,*
les 125,   *les 250,*   *les 500,*

Observation

N°

Feuilles de Digitale pourprée.

Digitalis Purpurea.

Famille. *Scrofulariées.*

Provenance. *Europe.*

Substance à haute dose **vénéneuse.**

Propriétés *diurétiq., contro-stimulantes.*

Ne se vend qu'avec **ordonnance.**

*S'emploie à l'*intérieur *en infusions,*
à la dose *de 1 à 4 gram. par litre d'eau,*
dans l'hydropisie, l'anasarque, les palpi-
tations, etc.

Coûte *les 500 gram.*   **Vendre**

le gram.   *les 5,*   *les 30,*
les 125,   *les 250,*   *les 500,*

Observation

N°

Feuilles d'Erysimum.

Vélar, Tortelle, Herbe aux chantres, Si-
symbre officinale, Erysimum Officinale.

Famille. *Crucifères.*

Provenance. *Europe.*

Substance non **vénéneuse.**

Propriétés *pectorales, anti-scorbutiques.*

Se vend avec **ordonnance.**

*S'emploie à l'*intérieur *en infusions,*
à la dose *de 30 à 50 gram. par litre d'eau,*
contre les catarrhes, le scorbut, etc.

Coûte *les 500 gram.*   **Vendre**

le gram.   *les 5,*   *les 30,*
les 125,   *les 250,*   *les 500,*

Observation

N°

Feuilles de Fenouil.
Aneth doux, Anethum Fœniculum.
Famille. *Ombellifères.*
Provenance. *Europe.*
Substance non **vénéneuse.**
Propriétés *excitantes, carminatives.*
Se vend avec ordonnance.
S'emploie à l'intérieur en infusions,
à la **dose** *de 10 à 15 gram. par litre d'eau,*
dans la dyspepsie, les flatuosités, etc.
Coûte *les 500 gram.*   **Vendre**
le gram.   *les 5,*   *les 30,*
les 125,   *les 250,*   *les 500,*
Observation

N°

Feuilles de Fumeterre.
Fiel de terre, Pisse-sang, Fumaria Officinalis.
Famille. *Fumariacées.*
Provenance. *Europe.*
Substance non **vénéneuse.**
Propriétés *toniques, dépuratives.*
Se vend avec ordonnance.
S'emploie à l'intérieur en infusions,
à la dose de 30 à 60 gram. par litre d'eau,
dans les scrofules, dartres, etc.
Coûte *les 500 gram.*   **Vendre**
le gram.   *les 5,*   *les 30,*
les 125,   *les 250,*   *les 500,*
Observation

N°

Feuilles de Germandrée.
Petit Chéne, Chênette, Chamædris, Teu-
crium Chamœdris.
Famille. *Labiées.*
Provenance. *Europe.*
Substance non **vénéneuse.**
Propriétés *toniques.*
Se vend avec ordonnance.
S'emploie à l'intérieur en infusions,
à la **dose** *de 8 à 30 gram. par litre d'eau,*
dans l'aménorrhée, les scrofules, l'atonie
de l'estomac.
Coûte *les 500 gram.*   **Vendre**
le gram.   *les 5,*   *les 30,*
les 125,   *les 250,*   *les 500,*
Observation

N°

Feuilles d'Hysope (Sommités fleuries).
Hyssopus Officinalis.
Famille. *Labiées.*
Provenance. *Europe.*
Substance non **vénéneuse.**
Propriétés *stimulantes, toniq., expector.*
Se vend sans ordonnance.
S'emploie à l'intérieur en infusions,
à la **dose** *de 5 à 15 gram. par litre d'eau,*
dans le catarrhe, l'asthme, la bronchite.
Coûte *les 500 gram.*   **Vendre**
le gram.   *les 5,*   *les 30,*
les 125,   *les 250,*   *les 500,*
Observation

N°

Feuilles de Jusquiame.

Potelée, Hannebane, Porcelet, Hyosciamus Niger.

Famille. *Solanées.*
Provenance. *Europe.*
Substance très vénéneuse.
Propriétés *narcotiques, anti-spasmodiq.*
Ne se vend qu'avec ordonnance.
S'emploie à l'intérieur en infusions,
à la dose de 2 à 3 gr. par 250 gram. d'eau.
On en fait des cigares contre l'asthme, la
toux nerveuse, etc.

Coûte *les 500 gram.*   **Vendre**
le gram.   *les 5,*   *les 30,*
les 125   *les 250,*   *les 500,*

Observation

N°

Feuilles de Lierre terrestre.

Rondote, Herbe de saint Jean, Glecoma Hederacea.

Famille. *Labiées.*
Provenance. *Europe.*
Substance non vénéneuse.
Propriétés *expectorantes.*
Se vend sans ordonnance.
S'emploie à l'intérieur en infusions,
à la dose de 10 à 20 gram. par litre d'eau,
dans les catarrhes, bronchites, etc.

Coûte *les 500 gram.*   **Vendre**
le gram.   *les 5,*   *les 30,*
les 125,   *les 250,*   *les 500,*

Observation

N°

Feuilles de Livèche.

Ache des Montagnes, Séseli, Levéche, Angélique à feuilles d'ache, Ligusticum Levisticum.

Famille. *Ombellifères.*
Provenance. *Europe.*
Substance non vénéneuse.
Propriétés *diurétiques, purgatives.*
Se vend avec ordonnance.
S'emploie à l'intérieur en infusions,
à la dose de 8 à 30 gram. par litre d'eau.
(Conseillées autrefois dans les hydropisies.)

Coûte *les 500 gram.*   **Vendre**
le gram.   *les 5,*   *les 30,*
les 125,   *les 250,*   *les 500,*

Observation

N°

Feuilles de Mandragore.

Belladone sans tige, Atropa Mandragora.

Famille. *Solanées.*
Provenance. *Europe.*
Substance très vénéneuse.
Propriétés *narcotiques, aphrodisiaques.*
Ne se vend qu'avec ordonnance.
S'emploie à l'extérieur en cataplasm., dans
les affections scrofuleuses et squirrheuses.

Coûte *les 500 gram.*   **Vendre**
le gram.   *les 5,*   *les 30,*
les 125,   *les 250,*   *les 500.*

Observation

N°

Feuilles de Marjolaine (Sommités fleuries). *Marjolaine des jardins, Grand Origan,* Origanum Marjorana.
Famille. *Labiées.*
Provenance. *Europe.*
Substance non vénéneuse.
Propriétés *stimulantes, stomachiques.*
Se vend avec ordonnance.
*S'emploie à l'intérieur en infusions,
à la* **dose** *de 5 à 10 gram. par litre d'eau.
(Conseillées autrefois dans les vertiges, la paralysie, l'apoplexie, etc.)*
Coûte *les 500 gram.* **Vendre**
le gram. *les 5,* *les 30,*
les 125, *les 250,* *les 500,*
Observation

Nº

Feuilles de Marrube blanc.
Marrubium Vulgare.
Famille. *Labiées.*
Provenance. *Europe.*
Substance non vénéneuse.
Propriétés *stimul., expector., emménag.*
Se vend avec ordonnance.
*S'emploie à l'intérieur en infusions,
à la* **dose** *de 15 à 30 gram. par litre d'eau,
dans l'aménorrhée, les catarrhes chroniq.,
l'asthme humide, la dysenterie atonique,*
Coûte *les 500 gram.* **Vendre**
le gram. *les 5,* *les 30,*
les 125, *les 250,* *les 500,*
Observation

Nº

Feuilles de Matricaire.
Espargoutte, Matricaria Parthenium.
Famille. *Corymbifères.*
Provenance. *Europe.*
Substance non vénéneuse.
Propriétés *toniques, stimulantes.*
Se vend avec ordonnance.
*S'emploie à l'intérieur en infusions,
à la* **dose** *de 5 à 15 gram. par litre d'eau,
contre la chlorose, l'hystérie, la leucorrhée.*
Coûte *les 500 gram.* **Vendre**
le gram. *les 5,* *les 30,*
les 125, *les 250,* *les 500,*
Observation

Nº

Feuilles de Mauves.
Mauve sauvage, Herbe à fromage, Fromageon, Malva Silvestris.
Famille. *Malvacées.*
Provenance. *Europe.*
Substance non vénéneuse.
Propriétés *émollientes, adoucissantes.*
Se vend sans ordonnance.
*S'emploie à l'intérieur en infusions,
à la* **dose** *de 5 à 10 gram. par litre d'eau;
à l'extérieur, 30 à 60 gram. par litre d'eau,
dans le traitement de toutes les phlegmasies aiguës, surtout celles de la poitrine,
de la peau, des voies urinaires, etc.*
Coûte *les 500 gram.* **Vendre**
le gram. *les 5,* *les 30,*
les 125, *les 250,* *les 500,*
Observation

Nº

Feuilles de Mélilot (Sommités fleuries).

Trèfle de cheval, Melilotus Officinalis.

Famille. *Légumineuses.*

Provenance. *Europe.*

Substance non **vénéneuse.**

Propriétés *résolutives.*

Se **vend sans ordonnance.**

*S'emploie à l'extérieur en infusions,
à la* **dose** *de 5 à 20 gram. par litre d'eau,
dans les ophthalmies.*

Coûte *les 500 gram.* **Vendre**

le gram.   *les 5,*   *les 30,*

les 125,   *les 250,*   *les 500,*

Observation

N°

Feuilles de Mélisse.

Citronnelle, Céline, Mélisse officinale, Melissa Officinalis.

Famille. *Labiées.*

Provenance. *Europe.*

Substance non **vénéneuse.**

Propriétés *stimulant., anti-spasmodiques.*

Se **vend sans ordonnance.**

*S'emploie à l'intérieur en infusions,
à la* **dose** *de 5 à 10 gram. par litre d'eau,
dans la cardialgie, les spasmes nerveux.*

Coûte *les 500 gram.* **Vendre**

le gram.   *les 5,*   *les 30,*

les 125,   *les 250,*   *les 500,*

Observation

N°

Feuilles de Ményanthe.

Trèfle d'eau, de marais, de castor, Menyanthes Trifoliata.

Famille. *Gentianées.*

Provenance. *Europe.*

Substance non **vénéneuse.**

Propriétés *toniq., fébrifuges, stomachiq.*

Se **vend avec ordonnance.**

*S'emploie à l'intérieur en infusions,
à la* **dose** *de 20 à 30 gram. par litre d'eau,
dans le scorbut, les scrofules, l'aménorrhée.*

Coûte *les 500 gram.* **Vendre**

le gram.   *les 5,*   *les 30,*

les 125,   *les 250,*   *les 500,*

Observation

N°

Feuilles de Menthe crépue.

Mentha Crispa.

Famille. *Labiées.*

Provenance. *Europe.*

Substance non **vénéneuse.**

Propriétés *toniq., excitantes, stomachiq.*

Se **vend sans ordonnance.**

*S'emploie à l'intérieur en infusions,
à la* **dose** *de 5 à 10 gram. par litre d'eau,
dans les cardialgies, flatuosités, etc.*

Coûte *les 500 gram.* **Vendre**

le gram.   *les 5,*   *les 30,*

les 125,   *les 250,*   *les 500,*

Observation

N°

Feuilles de Menthe poivrée.

Menthe d'Angleterre, Mentha Piperita.
Famille. *Labiées.*
Provenance. *Europe.*
Substance non **vénéneuse.**
Propriétés *stimul., stomach., anti-spasm.*
Se vend sans ordonnance.
S'emploie à *l'intérieur en infusions,*
à la **dose** *de 5 à 10 gram. par litre d'eau,*
dans les affections atoniques et nerveuses
de l'estomac:

Coûte *les 500 gram.*   **Vendre**

le gram.	*les 5,*	*les 30,*
les 125,	*les 250,*	*les 500,*

Observation

N°

Feuilles de Mercuriale.

Mercuriale annuelle, Foirole, Ramberge,
Vignoble, Mercurialis Annua.
Famille. *Euphorbiacées.*
Provenance. *Europe.*
Substance non **vénéneuse.**
Propriétés *purgatives.*
Se vend avec ordonnance.
S'emploie à *l'extérieur en décoctions,*
à la **dose** *de 15 à 30 gram. par litre d'eau,*
en lavements. On en fait un mellite.

Coûte *les 500 gram.*   **Vendre**

le gram.	*les 5,*	*les 30,*
les 125	*les 250,*	*les 500,*

Observation

N°

Feuilles de Millepertuis (Sommités fleuries).

Herbe de saint Jean, Trescalan perforé, Hypericum Perforatum.
Famille. *Hypéricinées.*
Provenance. *Europe.*
Substance non **vénéneuse.**
Propriétés *vulnéraires, stimulantes.*
Se vend sans ordonnance.
S'emploie à *l'intérieur en infusions,*
à la **dose** *de 10 à 15 gram. par litre d'eau,*
dans les catarrhes pulmonaires chroniques,
certains cas d'aménorrhée.
Elles servent à prépar. l'huile d'hypericum.

Coûte *les 500 gram.*   **Vendre**

le gram.	*les 5,*	*les 30,*
les 125,	*les 250,*	*les 500,*

Observation

N°

Feuilles de Morelle.

Morelle noire, Solanum Nigrum.
Famille. *Solanées.*
Provenance. *Europe, Amérique.*
Substance à haute dose très **vénéneuse.**
Propriétés *narcotiques, émollientes.*
Ne se vend qu'avec ordonnance.
S'emploie à *l'extérieur en décoctions,*
à la **dose** *de 30 à 60 gram., pour lotions,*
injections, bains, lavements, dans les né-
vralgies, le squirrhe, le cancer, les leucor-
rhées, et les métritres chroniques, phleg-
mons, etc.

Coûte *les 500 gram.*   **Vendre**

le gram.	*les 5,*	*les 30,*
les 125,	*les 250,*	*les 500,*

Observation

N°

Feuilles de Nicotiane. *Tabac, Pétun, Herbe à la reine, Herbe à tous les maux,* Nicotiana Tabacum.

Famille. *Solanées.*
Provenance. *Europe, Amérique méridionale.*
Substance **très vénéneuse.**
Propriétés *narcotiques.*
Ne se vend qu'avec ordonnance.
S'emploie à l'extérieur en décoctions, à la **dose** de 10 à 15 *gram. par litre d'eau, pour lotions, fomentations, lavements, dans la teigne, la gale, les maladies pédiculaires, hernies étranglées, le rhumatisme, la goutte, paralysie du rectum, etc.*

Coûte *les 500 gram.*   **Vendre**

le gram.	*les 5,*	*les 30,*
les 125,	*les 250,*	*les 500,*

Observation

N°

Feuilles de Noyer.

Juglans Regia.
Famille. *Juglandées.*
Provenance. *Europe.*
Substance non **vénéneuse.**
Propriétés *dépuratives, anti-syphilitiques.*
Se **vend avec ordonnance.**
S'emploie à l'intérieur en décoctions, à la **dose** de 15 à 30 *gram., dans les affections herpétiques et vénériennes.*

Coûte *les 500 gram.*   **Vendre**

le gram.	*les 5,*	*les 30,*
les 125,	*les 250,*	*les 500,*

Observation

N°

Feuilles d'Oranger.

Citrus Aurantium.
Famille. *Aurantiées.*
Provenance. *Asie, midi de l'Europe.*
Substance non **vénéneuse.**
Propriétés *toniques, anti-spasmodiques.*
Se **vend sans ordonnance.**
S'emploie à l'intérieur en infusions, à la **dose** de 5 à 15 *gram. par litre d'eau, dans la cardialgie, les coliques nerveuses, la toux convulsive, l'hystérie, les maladies nerveuses en général.*

Coûte *les 500 gram.*   **Vendre**

le gram.	*les 5,*	*les 30,*
les 125,	*les 250,*	*les 500.*

Observation

N°

Feuilles de Pariétaire.

Pariétaire officinale, Herbe de Notre-Dame, Perce-muraille, Aumure, Parietaria Officinalis.
Famille. *Urticées.*
Provenance. *Europe.*
Substance non **vénéneuse.**
Propriétés *diurétiques, émollientes.*
Se **vend avec ordonnance.**
S'emploie à l'intérieur en infusions, à la **dose** de 15 à 30 *gram. par litre d'eau, en lavements, 15 à 30 gram. par 300 gram., dans les maladies des voies urinaires avec irritation, la néphrite, la dysurie, etc.*

Coûte *les 500 gram.*   **Vendre**

le gram.	*les 5,*	*les 30,*
les 125,	*les 250,*	*les 500,*

Observation

N°

Feuilles de Pêcher.

Amygdalus Persica.

Famille. *Rosacées.*

Provenance. *Perse, Europe.*

Substance à haute dose **vénéneuse.**

Propriétés *laxatives, calmantes.*

Se **vend** avec ordonnance.

S'emploie à l'intérieur en infusions,
à la **dose** *de 10 à 20 gram. par litre d'eau,*
dans les cardialgies, les vers des enfants.

Coûte *les 500 gram.*   **Vendre**

le gram.   *les 5,*   *les 30,*

les 125,   *les 250,*   *les 500,*

Observation

N°

Feuilles de Pensées sauvages.

Violette ou Jacée tricolore, Viola Tricolor.

Famille. *Violariées.*

Provenance. *Europe.*

Substance non **vénéneuse.**

Propriétés *diurétiques, dépuratives.*

Se **vend** avec ordonnance.

S'emploie à l'intérieur en infusions,
à la **dose** *de 10 à 20 gram. par litre d'eau,*
contre la teigne, les dartres, croûtes lai-
teuses, scrofules, etc.

Coûte *les 500 gram.*   **Vendre**

le gram.   *les 5,*   *les 30,*

les 125,   *les 250,*   *les 500,*

Observation

N°

Feuilles de Pervenche (Grande).

Violette des sorciers, Pucelage, Vinca Major.

Famille. *Apocynées.*

Provenance. *Europe.*

Substance non **vénéneuse.**

Propriétés *anti-laiteuses.*

Se **vend** avec ordonnance.

S'emploie à l'intérieur en infusions,
à la **dose** *de 10 à 20 gram. par litre d'eau.*
Remède vulgaire contre les affections lai-
teuses.

Coûte *les 500 gram.*   **Vendre**

le gram.   *les 5,*   *les 30,*

les 125,   *les 250,*   *les 500,*

Observation

N°

Feuilles de Pulmonaire.

Herbe de cœur, aux poumons, au lait de
Notre-Dame, Sauge de Jérusalem, Pulmona-
ria Officinalis.

Famille. *Borraginées.*

Provenance. *Europe.*

Substance non **vénéneuse.**

Propriétés *adoucissantes, pectorales.*

Se **vend** avec ordonnance.

S'emploie à l'intérieur en infusions,
à la **dose** *de 25 à 40 gram. par litre d'eau.*
Vantées dans le catarrhe pulmonaire.

Coûte *les 500 gram.*   **Vendre**

le gram.   *les 5,*   *les 30,*

les 125,   *les 250,*   *les 500,*

Observation

N°

Feuilles de Romarin.

Rose marine, Encensier, Rosmarinus Officinalis.

Famille. *Labiées.*

Provenance. *Europe.*

Substance non **vénéneuse.**

Propriétés *stimulantes, aromatiques.*

Se **vend** sans ordonnance.

S'emploie *à l'intérieur en infusions,*
à la **dose** *de 5 à 40 gram. par litre d'eau,*
dans la dyspepsie, l'asthme, le catarrhe
pulmonaire chronique, l'aménorrhée, etc.,
et à l'extérieur, de 15 à 60 gram. par litre
d'eau, en fomentations, contre l'angine
chronique, le rhumatisme, etc.

Coûte *les 500 gram.*   **Vendre**

le gram.   *les 5,*   *les 30,*
les 125,   *les 250,*   *les 500,*
Observation

               N°

Feuilles de Ronce.

Ronce noire, Rubus Fructicosus.

Famille. *Rosacées.*

Provenance. *Europe, Amérique.*

Substance non **vénéneuse.**

Propriétés *astringentes.*

Se **vend** sans ordonnance.

S'emploie *à l'extérieur en infusions,*
à la dose de 15 à 60 gram. par litre d'eau,
en gargarismes, contre les maux de gorge,
aphtes, etc.

Coûte *les 500 gram.*   **Vendre**

le gram.   *les 5,*   *les 30,*
les 125,   *les 250,*   *les 500,*
Observation

               N°

Feuilles de Rue.

Rue des jardins, Rue odorante, Herbe de
grâce, Ruta Graveolens.

Famille. *Rutacées.*

Provenance. *Europe.*

Substance à haute dose **vénéneuse.**

Propriétés *excit., emménagog. énergtq.,*

Ne se **vend** qu'avec **ordonnance.**

S'emploie *à l'intérieur en infusions,*
à la **dose** *de 2 à 10 gram. par litre d'eau,*
dans l'aménorrhée, l'hystérie ; et à l'exté-
rieur, de 10 à 30 gram. par litre d'eau, en
lotions, etc., pour déterger les vieux ulcè-
res, les plaies fongueuses.

Coûte *les 500 gram.*   **Vendre**

le gram.   *les 5,*   *les 30,*
les 125   *les 250,*   *les 500,*
Observation

               N°

Feuilles de Sabine.

Savinier, Juniperus Sabina.

Famille. *Conifères.*

Provenance. *Europe.*

Substance à haute dose **vénéneuse.**

Propriétés *emménag. énergiq., abortives.*

Ne se **vend** qu'avec **ordonnance.**

S'emploie *à l'intérieur en infus. (rarement),*
à la **dose** *de 1 à 5 gram. par litre d'eau,*
dans la chlorose, l'hystérie, etc.; et à l'ex-
térieur, 20 gram. par litre d'eau, pour lo-
tions, etc.

Coûte *les 500 gram.*   **Vendre**

le gram.   *les 5,*   *les 30,*
les 125,   *les 250,*   *les 500,*
Observation

               N°

Feuilles de Sauge.

*Petite sauge, Thé d'Europe,*Salvia Officinalis.
Famille. *Labiées.*
Provenance. *Europe.*
Substance non **vénéneuse.**
Propriétés *toniques, excitantes.*
Se **vend sans ordonnance.**
S'emploie à l'intérieur en infusions,
à la **dose** *de 10 à 20 gram. par litre d'eau,*
dans les catarrhes atoniques, le rhumatis-
me chronique, la toux humide, les obstruc-
tions des viscères abdominaux, etc.

Coûte *les 500 gram.*   **Vendre**

le gram.   *les 5,*   *les 30,*

les 125,   *les 250,*   *les 500,*

Observation

N°

Feuilles de Scordium.

Germandrée d'eau, Germandrée aquatique,
Chamarrat, Teucrium Scordium.
Famille. *Labiées.*
Provenance. *Europe.*
Substance non **vénéneuse.**
Propriétés *stimulantes, toniques.*
Se **vend avec ordonnance.**
S'emploie à l'intérieur en infusions,
à la **dose** *de 15 à 30 gram. par litre d'eau,*
contre la dyspepsie, les flatuosités, etc.

Coûte *les 500 gram.*   **Vendre**

le gram.   *les 5,*   *les 30,*

les 125,   *les 250,*   *les 500,*

Observation

N°

Feuilles de Séné de la Palthe.

Cassia Acutifolia.
Famille. *Légumineuses.*
Provenance. *Syrie, Egypte.*
Substance non **vénéneuse.**
Propriétés *purgatives.*
Se **vend avec ordonnance.**
S'emploie à l'intérieur en infusions,
à la **dose** *de 8 à 15 gram. pour 250 d'eau ;*
et en lavements, 15 à 30 gram. par 500
gr. d'eau.

Coûte *les 500 gram.*   **Vendre**

le gram.   *les 5,*   *les 30,*

les 125,   *les 250,*   *les 500,*

Observation

N°

Feuilles de Serpolet (Sommités fleuries),

Thymus Serpillum.
Famille. *Labiées.*
Provenance. *Europe.*
Substance non **vénéneuse.**
Propriétés *excitantes, toniques.*
Se **vend sans ordonnance.**
S'emploie à l'intérieur en infusions,
à la **dose** *de 5 à 10 gram. par litre d'eau,*
dans la dyspepsie, les flatuosités, etc.

Coûte *les 500 gram.*   **Vendre**

le gram.   *les 5,*   *les 30,*

les 125,   *les 250,*   *les 500,*

Observation

N°

Feuilles de Stramonium.

Stramoine, Pomme épineuse, Herbe aux sorciers, Herbe du Diable, Datura Stramonium.
Famille. Solanées.
Provenance. Amérique, Europe.
Substance très vénéneuse.
Propriétés narcotiques, anti-spasmodiq.
Ne se vend qu'avec ordonnance.
S'emploie à l'intérieur (rarement) en infus.
à la dose de 5 à 20 centig, par 120 g. d'eau.
On en fait des cigares usités dans l'asthme,
la coqueluche, etc.

Coûte les 500 gram.   **Vendre**
le gram.   les 5,   les 30,
les 125,   les 250,   les 500,
Observation

N°

Thé vert.

Thé Hyswen, Thea Viridis.
Famille. Camelliacées (D. C.).
Provenance. Chine, Cochinchine.
Substance non vénéneuse.
Propriétés stimulantes, stomachiques.
Se vend sans ordonnance.
S'emploie à l'intérieur en infusions,
à la dose de 1 à 2 gram. par 125 gr. d'eau,
pour favoriser les digestions.
Coûte les 500 gram.   **Vendre**
le gram.   les 5,   les 30,
les 125,   les 250,   les 500.
Observation

N°

Feuilles de Thym (Sommités fleuries).

Farigoule, Thymus Vulgaris.
Famille. Labiées.
Provenance. Europe.
Substance non vénéneuse.
Propriétés stimulantes, aromatiques.
Se vend sans ordonnance.
S'emploie à l'intérieur en infusions,
à la dose de 8 à 10 gram. par litre d'eau,
dans la dyspepsie, les débilités d'estomac,
les flatuosités, etc.; et à l'extérieur en bains,
lotions, 30 à 100 gram. par litre d'eau,
comme résolutives.
Coûte les 500 gram.   **Vendre**
le gram.   les 5,   les 30,
les 125,   les 250,   les 500,
Observation

N°

Feuilles d'Uva Ursi.

Raisin d'ours, Busserole, Bousserole, Arbousier, Uva Ursi.
Famille. Ericinées.
Provenance. Europe.
Substance non vénéneuse.
Propriétés diurétiq., excitantes, astring.
Se vend avec ordonnance.
S'emploie à l'intérieur en infusions,
à la dose de 8 à 15 gram. par litre d'eau,
dans la colique néphritique, la gravelle, la
diarrhée, etc.
Coûte les 500 gram.   **Vendre**
le gram.   les 5,   les 30,
les 125,   les 250,   les 500,
Observation

N°

Feuilles de Véronique.

Véronique mâle, Thé d'Europe, Herbe aux ladres, Veronica Officinalis.

Famille. *Personnées.*

Provenance. *Europe.*

Substance non vénéneuse.

Propriétés *excitantes, anti-scorbutiques.*

Se vend sans ordonnance.

S'emploie *à l'intérieur en infusions, à la* **dose** *de 10 à 20 gram. par litre d'eau, dans les catarrhes pulmonaires chroniques, le scorbut, l'ictère, etc.*

Coûte *les 500 gram.* **Vendre**

le gram.   *les 5,*   *les 30,*

les 125,   *les 250,*   *les 500,*

Observation

N°

Figues Grasses.

Ficus Carica.

Famille. *Urticées.*

Provenance. *Europe.*

Substance non vénéneuse.

Propriétés *émollientes, adouciss., pector.*

Se vend sans ordonnance.

S'emploie à l'intérieur en infusions, à la dose de 50 à 60 gram. par litre d'eau, dans les affections pulmonaires, l'inflammation de la plèvre et des poumons, les rhumes, catarrhes, etc.; et pour gargarismes, de 60 à 100 gram. par litre d'eau.

Coûte *les 500 gram.* **Vendre**

le gram.   *les 5,*   *les 30,*

les 125,   *les 250,*   *les 500,*

Observation

N°

Fleurs de Bouillon Blanc.

Herbe de saint Fiacre, Molène, Bonhomme, Cierge de Notre-Dame, Verbascum Thapsus.

Famille. *Solanées* (Jus.).

Provenance. *Europe.*

Substance non vénéneuse.

Propriétés *adoucissantes, pectorales.*

Se vend sans ordonnance.

S'emploie à l'intérieur en infusions, à la **dose** *de 5 à 10 gram. par litre d'eau, dans le catarrhe pulmonaire et bronchique, la toux, le crachement de sang, etc.*

Coûte *les 500 gram.* **Vendre**

le gram.   *les 5,*   *les 30,*

les 125,   *les 250,*   *les 500,*

Observation

N°

Fleurs de Bourrache.

Borrago Officinalis.

Famille. *Borraginées.*

Provenance. *Europe.*

Substance non vénéneuse.

Propriétés *diurét., sudorifiq., émollientes.*

Se vend sans ordonnance.

S'emploie à l'intérieur en infusions, à la **dose** *de 5 à 10 gram. par litre d'eau, dans le catarrhe pulmonaire, les maladies éruptives, etc.*

Coûte *les* 500 *gram.* **Vendre**

le gram.   *les 5,*   *les 30,*

les 125,   *les 250,*   *les 500,*

Observation

N°

Fleurs de Camomille romaine.

Anthemis Nobilis.

Famille. *Synanthérées.*

Provenance. *Europe.*

Substance non **vénéneuse.**

Propriétés *amères, toniques, fébrifuges.*

Se **vend sans ordonnance.**

*S'emploie à l'*intérieur *en infusions,*
à la **dose** *de 5 à 10 gram. par litre d'eau,*
dans les langueurs d'estomac, etc.

Coûte *les 500 gram.*   **Vendre**

le gram.   *les 5,*   *les 30,*
les 125,   *les 250,*   *les 500,*
Observation

N°

Fleurs de Petite Centaurée (Sommités).

Herbe au Centaure, à Chiron, à la Fièvre,
Érythrée, Chironie, Gentiana Centaurium.

Famille. *Gentianées.*

Provenance. *Europe.*

Substance non **vénéneuse.**

Propriétés *fébrifuges, toniques.*

Se vend sans ordonnance.

*S'emploie à l'*intérieur *en infusions,*
à la dose de 10 à 20 gram. *par litre d'eau,*
dans les fièvres intermittentes, l'atonie de
l'estomac, etc.

Coûte *les 500 gram.*   **Vendre**

le gram.   *les 5,*   *les 30,*
les 125,   *les 250,*   *les 500,*
Observation

N°

Fleurs de Guimauve.

Althea Officinalis.

Famille. *Malvacées.*

Provenance. *Europe.*

Substance non **vénéneuse.**

Propriétés *émollientes, pector., adouciss.*

Se **vend sans ordonnance.**

*S'emploie à l'*intérieur *en infusions,*
à la **dose** *de 8 à 10 gram. par litre d'eau,*
dans les catarrhes, la toux, la bronchite.

Coûte *les 500 gram.*   **Vendre**

le gram.   *les 5,*   *les 30,*
les 125,   *les 250,*   *les 500,*
Observation

N°

Fleurs (cônes) de Houblon.

Vigne du Nord, Humulus Lupulus.

Famille. *Urticées.*

Provenance. *Europe.*

Substance non **vénéneuse.**

Propriétés *toniques, diurétiques.*

Se vend sans ordonnance.

*S'emploie à l'*intérieur *en infusions,*
à la dose de 10 à 20 gram. *par litre d'eau,*
dans les scrofules, le rachitis, les maladies
cutanées.

Coûte *les 500 gram.*   **Vendre**

le gram.   *les 5,*   *les 30,*
les 125,   *les 250,*   *les 500,*
Observation

N°

Fleurs de Lavande.

Lavandula Vera.

Famille. *Labiées.*
Provenance *Europe.*
Substance non **vénéneuse.**
Propriétés *stimulantes, toniques.*
Se **vend sans ordonnance.**
S'emploie *à l'intérieur en infusions,
à la* **dose** *de 4 à 10 gram. par litre d'eau,
dans la paralysie, la goutte, les rhuma-
tismes.
On en fait un alcoolat, et sert à préserver
des mites les garde-robes.*

Coûte *les 500 gram.*   **Vendre**

le gram.   *les 5,*   *les 30,*
les 125,   *les 250.*   *les 500,*

Observation

N°

Fleurs de Matricaire.

Espargoutte, Matricaria Parthenium.

Famille. *Synanthérées.*
Provenance. *Europe.*
Substance non **vénéneuse.**
Propriétés *toniques, stimulantes, etc.*
Se **vend sans ordonnance.**
S'emploie *à l'intérieur en infusions,
à la* **dose** *de 4 à 8 gram. par litre d'eau.
Usitée comme vermifuge, emménagogue, sto-
machique.*

Coûte *les 500 gram.*   **Vendre**

le gram.   *les 5,*   *les 30,*
les 125,   *les 250,*   *les 500,*

Observation

N°

Fleurs de Mauves.

Malva Silvestris.

Famille. *Malvacées.*
Provenance. *Europe.*
Substance non **vénéneuse.**
Propriétés *émollientes, adouciss., pector.*
Se **vend sans ordonnance.**
S'emploie *à l'intérieur en infusions,
à la* **dose** *de 5 à 10 gram. par litre d'eau,
dans les affections de poitrine.*

Coûte *les 500 gram.*   **Vendre**

le gram.   *les 5,*   *les 30,*
les 125,   *les 250,*   *les 500,*

Observation

N°

Fleurs de Narcisse des Prés.

*Aïault, Faux Narcisse, Narcisse sauvage,
Porrillon, Zouzinette, Jeannette,* Narcissus
Pseudo-Narcissus.

Famille. *Narcissées.*
Provenance. *Europe.*
Substance à haute dose **vénéneuse.**
Propriétés *anti-spasmodiques.*
Ne se **vend qu'avec ordonnance.**
S'emploie *à l'intérieur en infusions,
à la* **dose** *de 2 à 5 gram. par litre d'eau,
dans la coqueluche, l'asthme, l'épilepsie.*

Coûte *les 500 gram.*   **Vendre**

le gram.   *les 5,*   *les 30,*
les 125   *les 250,*   *les 500,*

Observation

N°

Fleurs d'Ortie blanche.

Lamier, Ortie morte. Lamium Album.

Famille. *Labiées.*

Provenance. *Europe.*

Substance non **vénéneuse.**

Propriétés *astringentes.*

Se vend avec ordonnance.

*S'emploie à l'intérieur en infusions,
à la* dose *de 10 gram. par litre d'eau, dans
la métrorrhagie, la leucorrhée, etc.*

Coûte *les 500 gram.*　　　　**Vendre**

le gram.	*les 5,*	*les 30,*
les 125,	*les 250,*	*les 500,*

Observation

　　　　　　　　　　　　N°

Fleurs de Pêcher.

Amygdalus Persica.

Famille. *Rosacées.*

Provenance. *Perse, Europe.*

Substance à haute dose **vénéneuse.**

Propriétés *laxatives, vermifuges.*

Se vend avec ordonnance.

*S'emploie à la préparation d'un sirop ad-
ministré, à la dose de 10 à 20 gram., dans
les affections vermineuses des enfants.*

Coûte *les* 500 *gram.*　　　　**Vendre**

le gram.	*les 5,*	*les 30,*
les 125,	*les 250,*	*les 500.*

Observation

　　　　　　　　　　　　N°

Fleurs de Pied de Chat.

Gnaphalium Dioïcum.

Famille. *Synanthérées.*

Provenance. *Europe.*

Substance non **vénéneuse.**

Propriétés *béchiques.*

Se vend sans ordonnance.

*S'emploie à l'intérieur en infusions,
à la* dose *de 5 à 10 gram. par litre d'eau,
dans les affections catarrhales.*

Coûte *les 500 gram.*　　　　**Vendre**

le gram.	*les 5,*	*les 30,*
les 125,	*les 250,*	*les 500,*

Observation

　　　　　　　　　　　　N°

Fleurs de Scabieuse.

Scabiosa Arvensis.

Famille. *Dypsacées.*

Provenance. *Europe.*

Substance non **vénéneuse.**

Propriétés *dépuratives.*

Se vend sans ordonnance.

*S'emploie à l'intérieur en infusions,
à la* dose *de 5 à 10 gram. par litre d'eau,
dans les maladies cutanées, la gale.*

Coûte *les 500 gram.*　　　　**Vendre**

le gram.	*les 5,*	*les 30,*
les 125,	*les 250,*	*les 500,*

Observation

　　　　　　　　　　　　N°

Fleurs de Stœchas.

Stœchas d'Arabie, Lavandula Sthœchas.

Famille. *Labiées.*

Provenance. *Europe.*

Substance non **vénéneuse.**

Propriétés *stimulantes.*

Se **vend sans ordonnance.**

S'emploie à l'intérieur en infusions,
à la dose de 4 à 10 gram. par litre d'eau,
dans les catarrhes pulmonaires, etc.

Coûte *les 500 gram.*   **Vendre**

le gram.   les 5,   les 30,

les 125,   les 250,   les 500,

Observation

N°

Fleurs de Sureau.

Sureau noir, Sambucus Niger.

Famille. *Caprifoliacées.*

Provenance. *Europe.*

Substance non **vénéneuse.**

Propriétés *excitantes, sudorifiques.*

Se **vend sans ordonnance.**

S'emploie à l'intérieur en infusions,
à la dose de 5 à 8 gram. par litre d'eau,
pour provoquer la transpiration, et à l'ex-
térieur en fomentations, 15 à 60 gram. par
litre, dans les inflammations érysipéla-
teuses.

Coûte *les 500 gram.*   **Vendre**

le gram.   les 5,   les 30,

les 125,   les 250,   les 500,

Observation

N°

Fleurs de Tilleul.

Tilia Europea.

Famille. *Tiliacées.*

Provenance. *Europe.*

Substance non **vénéneuse.**

Propriétés *anti-spasmodiques.*

Se **vend sans ordonnance.**

S'emploie à l'intérieur en infusions,
à la dose de 8 à 10 gram. par litre d'eau,
dans les affections nerveuses, l'hystérie.

Coûte *les 500 gram.*   **Vendre**

le gram.   les 5,   les 30,

les 125,   les 250,   les 500,

Observation

N°

Fleurs de Tussillage.

Pas-d'Ane, Taconet, Béchion, Herbe de saint
Quirin, Tussilago Farfara.

Famille. *Synanthérées.*

Provenance. *Europe.*

Substance non **vénéneuse.**

Propriétés *béchiques.*

Se **vend sans ordonnance.**

S'emploie à l'intérieur en infusions,
à la dose de 8 à 10 gram. par litre d'eau,
dans le catarrhe pulmonaire, etc.

Coûte *les 500 gram.*   **Vendre**

le gram.   les 5,   les 30,

les 125,   les 250,   les 500,

Observation

N°

Fleurs de Violettes.

Viola Odorata.

Famille. *Violariées.*

Provenance. *Europe.*

Substance non **vénéneuse.**

Propriétés *émollientes, pectorales.*

Se **vend** sans ordonnance.

S'emploie *à l'intérieur en infusions,*
à la **dose** *de 5 à 10 gram. par litre d'eau,*
dans les bronchites aiguës, le catarrhe, etc.

Coûte *les 500 gram.*   **Vendre**

le gram.   *les 5,*   *les 30,*
les 125,   *les 250,*   *les 500.*

Observation

N°

Follicules de Séné.

Fruit du Cassia Acutifolia.

Famille. *Légumineuses.*

Provenance. *Syrie, Egypte.*

Substance non **vénéneuse.**

Propriétés *purgatives.*

Se **vend** avec ordonnance.

S'emploie *à l'intérieur en infusions,*
à la **dose** *de 8 à 15 gram. par 200 gram.*
d'eau ; en lavements, 15 à 30 grammes pour
500 *gram.* d'eau.

Coûte *les 500 gram.*   **Vendre**

le gram.   *les 5,*   *les 30,*
les 125,   *les 250,*   *les 500,*

Observation

N°

Galbanum.

Gomme-résine produite par le Bubon Galbanum.

Famille. *Ombellifères.*

Provenance. *Cap de Bonne-Espérance.*

Substance à l'extérieur non **vénéneuse.**

Propriétés *stimulant., anti-spasmodiques.*

Se **vend** avec ordonnance.

S'emploie *à l'extérieur et est la base de*
l'emplâtre de son nom. Il entre dans la thé-
riaque, le diascordium.

Coûte *les 500 gram.*   **Vendre**

le gram.   *les 5,*   *les 30,*
les 125,   *les 250,*   *les 500,*

Observation

N°

Galipot.

Encens de Thuringe, Barras, Oliban de
France, Thus Fœmininum.

Produit de l'évaporation spontanée de la
térébenthine sur le tronc des conifères.

Provenance. *Europe.*

Substance à l'extérieur non **vénéneuse,**
non employée en médecine.

Se **vend** sans ordonnance.

S'emploie dans les arts à la composition des
vernis.

Coûte *les 500 gram.*   **Vendre**

le gram.   *les 5,*   *les 30,*
les 125,   *les 250,*   *les 500,*

Observation

N°

Gaïac Râpé.

Gaiacum Officinale.

Famille. *Rutacées* (Jus.).
Provenance *Amérique, Antilles.*
Substance non vénéneuse.
Propriétés *excitantes, sudorifiques.*
Se vend sans ordonnance.
S'emploie à l'intérieur en décoctions,
à la dose de 30 à 60 gram. par litre d'eau,
dans la syphilis ancienné, le rhumatisme
chronique, la goutte, etc.
On en fait un sirop, une teinture, etc.
Coûte *les 500 gram.* **Vendre**

| *le gram.* | *les 5,* | *les 30,* |
| *les 125,* | *les 250,* | *les 500,* |

Observation

N°

Gomme Adraganthe.

*Produite par l'*Astragalus Tragacantha.

Famille. *Légumineuses.*
Provenance. *Smyrne, Alep.*
Substance non vénéneuse.
Propriétés *adoucissantes.*
Se vend sans ordonnance.
S'emploie à la préparation des loochs,
à la dose de 50 à 80 centig. par 125 gram.,
et à la confection des pastilles.
Coûte *les 500 gram.* **Vendre**

| *le gram.* | *les 5,* | *les 30,* |
| *les 125,* | *les 250,* | *les 500,* |

Observation

N°

Gomme Ammoniaque.

Gomme-résine produite par le Dorema Ammoniacum.

Famille. *Ombellifères.*
Provenance. *Perse, Afrique.*
Substance à faible dose non vénéneuse.
Propriétés *stimulant., anti-spasmodiques,*
emménagogues.
Se vend avec ordonnance.
S'emploie à l'intérieur en émulsions,
à la dose de 50 centig. à 2 gram., *dans*
l'asthme, le catarrhe chronique, l'hystérie,
l'aménorrhée, etc.
Elle entre dans l'emplâtre diachylum gom-
mé,. etc.
Coûte *les 500 gram.* **Vendre**

| *le gram.* | *les 5,* | *les 30,* |
| *les 125,* | *les 250,* | *les 500,* |

Observation

N°

Gomme Arabique.

Produite par l'exsudation de l'écorce de
*l'*Acacia Vera.

Famille. *Légumineuses.*
Provenance. *Afrique.*
Substance non vénéneuse.
Propriétés *mucilagineuses, émollientes.*
Se vend sans ordonnance.
S'emploie à l'intérieur en solutions,
à la dose de 15 à 60 gram. par litre d'eau.
On en fait un sirop et des pâtes pectorales.
Coûte *les 500 gram.* **Vendre**

| *le gram.* | *les 5,* | *les 30,* |
| *les 125,* | *les 250,* | *les 500,* |

Observation

N°

Gomme Kino.

Suc extractif produit par le Nauclea Gamber.

Famille. *Rubiacées.*

Provenance. *Indes.*

Substance à faible dose non **vénéneuse.**

Propriétés *astringentes, toniques énergiq.*

Ne se **vend** qu'avec ordonnance.

S'emploie à *l'intérieur en pilules, potions,* à la **dose** *de* 50 *centig. à* 2 *gram., dans la diarrhée, les hémorrhagies passives.*

Coûte *les* 500 *gram.*   **Vendre**

le gram.   *les* 5,   *les* 30,

les 125,   *les* 250,   *les* 500,

Observation

           Nº

Gomme Gutte.

Gomme-résine.

Produit du suc solidifié découlant du Guttœfera Vera.

Famille. *Rutacées.*

Provenance. *Siam, Ceylan.*

Substance à haute dose **vénéneuse.**

Propriétés *purgatives drastiques.*

Ne se **vend** qu'avec ordonnance.

S'emploie à l'intérieur en pilules, à *la* **dose** *de* 10 à 30 *centig., dans les hydropisies passives.*

Sert dans la peinture.

Coûte *les* 500 *gram.*   **Vendre**

le gram.   *les* 5,   *les* 30,

les 125,   *les* 250,   *les* 500,

Observation

           Nº

Gomme du Sénégal.

Produite par l'exsudation de l'écorce de l'Acacia Senegalensis.

Famille. *Légumineuses.*

Provenance. *Sénégal.*

Substance non **vénéneuse.**

Propriétés *émollientes, mucilagineuses.*

Se **vend** sans ordonnance.

S'emploie à *l'intérieur en solutions,* à *la* **dose** *de* 15 à 60 *gram. par litre d'eau.*

Est la base de toutes les pâtes pectorales.

Coûte *les* 500 *gram.*   **Vendre**

le gram.   *les* 5,   *les* 30,

les 125,   *les* 250,   *les* 500,

Observation

           Nº

Graine de Lin.

Lin ordinaire, usuel.

Fruit du Linum Usitatissimum.

Famille. *Linées.*

Provenance. *Europe.*

Substance non **vénéneuse.**

Propriétés *émollientes.*

Se **vend** sans ordonnance.

S'emploie à *l'intérieur en infusions,* à *la* **dose** *de* 8 à 15 *gram. par litre d'eau, dans les phlegmasies de l'estomac, des intestins, la blennorrhée, etc.;* *et à l'extérieur pour bains, lotions,* 15 à 30 *gram. par* 500 *gram. d'eau.*

Coûte *les* 500 *gram.*   -   **Vendre**

le gram.   *les* 5,   *les* 30,

les 125   *les* 250,   *les* 500,

Observation

           Nº

Grains de Cachou.

Préparation pharmaceutique dont le cachou est la base.

Formule. Cachou purif. 60 gr., sucre 250 gr., Mucil. q. s. Aromatisez à volonté.

Substance non **vénéneuse.**

Propriétés *toniques, stomachiques.*

Se vend sans ordonnance.

S'emploie à l'intérieur après le repas, à la **dose** *de 15 à 20 grains par jour, dans les affections gastriques, la diarrhée, etc.*

Coûte *les 500 gram.*   **Vendre**

le gram.   *les 5,*   *les 30,*

les 125,   *les 250,*   *les 500,*

Observation

N°

Gruau d'Avoine.

Fruit (dépouillé de sa pellicule) de l'Avena Sativa.

Famille. *Graminées.*

Provenance. *Europe.*

Substance non **vénéneuse.**

Propriétés *émollient., analept., adouciss.*

Se vend sans ordonnance.

S'emploie à l'intérieur en décoctions, à la **dose** *de 20 à 60 gram. par litre d'eau, contre les catarrhes, inflammations du tube digestif, etc.*

Coûte *les 500 gram.*   **Vendre**

le gram.   *les 5,*   *les 30,*

les 125,   *les 250,*   *les 500,*

Observation

N°

Gui de Chêne.

Gui blanc, Gillon.

Plante parasite des vieux chênes et des vieux pommiers.

Famille. *Loranthées.*

Provenance. *Europe.*

Substance peu **vénéneuse.**

Propriétés *astringentes, vomitives.*

Ne se vend qu'avec ordonnance.

S'emploie à l'intérieur en décoctions, à la **dose** *de 20 à 40 gram. par litre d'eau. Vanté contre l'épilepsie, la chorée, l'hystérie, etc.*

Coûte *les 500 gram.*   **Vendre**

le gram.   *les 5,*   *les 30,*

les 125,   *les 250,*   *les 500,*

Observation

N°

Hydrate de Peroxide de Fer gélatineux.

Sesqui oxyde de fer hydraté humide.

Obtenu du sulfate de fer avec excès d'acide sulfurique, traité par l'acide azotique et précipité sous forme de gelée par l'ammoniaque en excès. On lave bien le précipité, on décante, et on conserve bouché.

Substance non **vénéneuse.**

Propriétés. *Antidote de l'arsenic.*

Se vend avec ordonnance.

S'emploie à l'intérieur, récemment préparé, à la **dose** *de 50 à 100 gram., comme contre-poison de l'arsenic.*

Coûte *les 500 gram.*   **Vendre**

le gram.   *les 5,*   *les 30,*

les 125,   *les 250,*   *les 500,*

Observation

N°

Iodure de Potassium.

Hydriodate de potasse.

Obtenu *par une addition d'iode à une solution de potasse caustique à 30°.*

Substance à haute dose **très vénéneuse.**

Propriétés *fondantes, anti-scrofuleuses et syphilitiques.*

Ne se **vend** qu'avec ordonnance.

S'emploie à *l'intérieur en potions, tisanes, à la* **dose** *de 1 à 5 gram. par 500 d'eau, dans la syphilis, les goitres, les scrofules, les rhumatismes, etc.; et à l'extérieur en pommades.*

Coûte *les 500 gram.*　　　　**Vendre**

le gram.	*les 5,*	*les 30,*
les 125,	*les 250,*	*les 500.*

Observation

N°

Jujubes.

Fruit du Jujubier, Zizyphus Sativus.

Famille. *Rhamnées.*

Provenance. *Indes Orientales, Midi de l'Europe.*

Substance non **vénéneuse.**

Propriétés *adoucissantes, pectorales.*

Se vend sans ordonnance.

S'emploie à *l'intérieur en décoctions, à la* **dose** *de 30 à 60 gram. par litre d'eau, dans les bronchites pulmonaires.*

Coûte *les 500 gram.*　　　　**Vendre**

le gram.	*les 5,*	*les 30,*
les 125,	*les 250,*	*les 500,*

Observation

N°

Kermès Minéral.

Poudre des Chartreux, Sulfure d'antimoine hydraté, Oxide d'antimoine brun, Soufre antimonié tartarisé, Sulfure d'antimoine précipité, ou brun, Oxi-sulfure d'antimoine hydraté, Sulfydrate ou hydrosulfate d'antimoine, etc.

Substance à haute dose **très vénéneuse.**

Propriétés *émétiq., expector., diaphorét.*

Ne se **vend** qu'avec ordonnance.

S'emploie à *l'intérieur en potions, etc., à la* **dose** *de 5 centig. à 1 gram., dans la pneumonie aiguë, l'asthme, etc.*

Coûte *les* 500 *gram.*　　　　**Vendre**

le gram.	*les 5,*	*les 30,*
les 125,	*les 250,*	*les 500,*

Observation

N°

Labdanum ou Ladanum.

Résine provenant de l'exsudation spontanée des rameaux et feuilles du Cistus Creticus.

Famille. *Cistées.*

Provenance. *Levant.*

Substance non **vénéneuse.**

Propriétés *stimulantes.*

Se vend sans ordonnance.

S'emploie dans la parfumerie.

Peu usité en médecine.

Coûte *les 500 gram.*　　　　**Vendre**

le gram.	*les 5,*	*les 30,*
les 125,	*les 250,*	*les 500,*

Observation

N°

Laudanum de Rousseau.

Opium ou gouttes de Rousseau, Vin d'opium fermenté, Hydromel fermenté de Rousseau.

Formule. Opium 125, miel 375, eau chaude 1,875, levure de bière 8. F. S. A.

Substance très **vénéneuse.**

Propriétés *calmantes, narcotiques.*

Ne se vend qu'avec ordonnance.

*S'emploie à l'*intérieur,

à la **dose** *de 2 à 10 gouttes, dans un véhicule approprié.*

Coûte *les 500 gram.*   **Vendre**

le gram.   *les 5,*   *les 30,*

les 125,   *les 250,*   *les 500,*

Observation

N°

Laudanum liquide de Sydenham.

Vin d'opium composé, OEnolé d'opium et de safran composé, Gouttes de Sydenham, Vin d'opium parégorique, Teinture d'opium vineuse safranée.

Formule. Opium 60, safran 30, cannelle 4, girofle 4, vin de Malaga 500. F. S. A.

Substance très **vénéneuse.**

Propriétés *calmantes, narcotiques.*

Ne se vend qu'avec ordonnance.

*S'emploie à l'*intérieur *en potions, etc.,*

à la **dose** *de 10 à 30 gouttes par 125 gram. d'eau; en lavements, 10 à 15 goutt.; et dans une foule de cas pathologiques.*

Coûte *les 500 gram.*   **Vendre**

le gram.   *les 5,*   *les 30,*

les 125,   *les 250,*   *les 500,*

Observation

N°

Limaille de Fer porphyrisée.

Mars, Chalybs. (La découverte de ce métal remonte aux temps les plus reculés. Il existe dans les végétaux et dans les animaux.)

Substance non **vénéneuse.**

Propriétés *toniques, emménagogues.*

Se vend avec ordonnance.

*S'emploie à l'*intérieur,

à la **dose** *de 20 centig. à 1 gram., dans la chlorose, l'anémie, la cachexie, etc.*

Coûte *les 500 gram.*   **Vendre**

le gram.   *les 5,*   *les 30,*

les 125   *les 250,*   *les 500,*

Observation

N°

Liqueur Anodine d'Offmann.

Ether sulfurique alcoolisé, Ether hydrique alcoolisé, Esprit d'éther sulfurique, Esprit de vitriol doux, Alcool d'éther.

Formule. Ether 100, alcool à 85° 100. Mêlez.

Substance à haute dose **vénéneuse.**

Propriétés *anti-spasmodiques.*

Se vend avec ordonnance.

*S'emploie à l'*intérieur,

à la **dose** *de 1 à 5 gram. dans un véhicule approprié, contre les affections nerveuses.*

Coûte *les 500 gram.*   **Vendre**

le gram.   *les 5,*   *les 30,*

les 125,   *les 250,*   *les 500,*

Observation

N°

Liqueur Arsenicale de Fowler.

Solution arsenicale de Fowler, Liqueur minérale de Fowler. -

Formule. Acide arsénieux 5, carbonate de potasse 5, eau distillée 500, alcoolat de mélisse composé 15. F. S. A.

Substance **très vénéneuse.**

Propriétés *fébrifuges, anti-dartreuses.*

Ne se **vend** qu'avec ordonnance.

*S'emploie à l'*intérieur,
à la **dose** *de 5 à 10 gouttes par jour dans de l'eau sucrée, contre les fièvres intermittentes, les dartres.*
(Cette préparation exige la plus grande circonspection dans son emploi.)

Coûte *les 500 gram.* **Vendre**

le gram.   *les 5,*   *les 30,*
les 125,   *les 250,*   *les 500,*

Observation

N°

Liqueur Arsenicale de Pearson.

Formule. Arséniate de soude 5 centig., eau distillée 30 gr.; dissolvez et filtrez.

Substance **très vénéneuse.**

Propriétés *fébrifuges, anti-dartreuses.*

Ne se **vend** qu'avec ordonnance.

*S'emploie à l'*intérieur *dans de l'eau sucrée, à la* **dose** *de 5 à 20 gouttes par jour progressivement, dans les fièvres intermittentes, les dartres, etc.*
(Cette préparation exige la plus grande circonspection dans son emploi.)

Coûte *les 500 gram.* **Vendre**

le gram.   *les 5,*   *les 30,*
les 125,   *les 250,*   *les 500,*

Observation

N°

Litharge.

Oxide de plomb demi-vitreux, Protoxide de plomb fondu, Litharge d'or ou d'argent (selon qu'elle est plus ou moins colorée).

Substance **très vénéneuse.**

Propriétés *siccatives.*

Se **vend** avec ordonnance.

S'emploie à la confection des emplâtres. Elle est utilisée dans les arts, et sert à rendre les huiles promptement siccatives.

Coûte *les 500 gram.* **Vendre**

le gram.   *les 5,*   *les 30,*
les 125,   *les 250,*   *les 500,*

Observation

N°

Lycopode.

Soufre végétal, pollen du Lycopodium Clavatum.

Famille. *Lycopodiacées.*

Provenance. *Europe.*

Substance non **vénéneuse.**

Propriétés *diurét., dessicat., anti-épilept.*

Se **vend** sans ordonnance.

*S'emploie à l'*intérieur *(rarement),
à la* **dose** *de 25 à 50 cent.; et à l'*extérieur *pour saupoudrer les intertrigos chez les enfants.*

Coûte *les 500 gram.* **Vendre**

le gram.   *les 5,*   *les 30,*
les 125,   *les 250,*   *les 500,*

Observation

N°

Macis. *Fleur de Muscade.*
Arille de la muscade, fruit du Myristica Moschata.
Famille. *Myristicées.*
Provenance. *Moluques, Indes.*
Substance non **vénéneuse.**
Propriétés *stimulantes, toniques.*
Se **vend** sans ordonnance.
*S'emploie à l'*intérieur *comme condiment, et à la préparation de liqueurs stomachiques de table.*

Coûte *les* 500 *gram.*   **Vendre**

le gram.	*les* 5.	*les* 30,
les 125,	*les* 250,	*les* 500,

Observation

                 Nº

Magnésie Calcinée.
Magnésie pure, Magnésie décarbonatée, Oxide de Magnésium.
Produit *de la calcination du carbonate de magnésie ayant pour but de le priver de son acide carbonique.*
Substance non **vénéneuse.**
Propriétés *purgatives, absorbantes, anti-acides.*
Se **vend** avec ordonnance.
*S'emploie à l'*intérieur *comme purgatif, à la* **dose** *de* 8 *à* 15 *gram.*
C'est le meilleur contre-poison des acides, et celui de l'arsenic.

Coûte *les* 500 *gram.*   **Vendre**

le gram.	*les* 5,	*les* 30,
les 125,	*les* 250,	*les* 500,

Observation

                 Nº

Manne en Larmes.
Substance sucrée qui découle des incisions faites aux Fraxinus Ornus *et* Rotundifolia *(Jasminées).*
Provenance. *Sicile, Calabre.*
Substance non **vénéneuse.**
Propriétés *purgatives.*
Se **vend** avec ordonnance.
*S'emploie à l'*intérieur,
à la **dose** *de* 30 *à* 100 *gram. dans* 250 *d'eau ou de lait. Purgatif doux.*

Coûte *les* 500 *gram.*   **Vendre**

le gram.	*les* 5,	*les* 30,
les 125,	*les* 250,	*les* 500,

Observation

                 Nº

Manne en Sorte.
Substance sucrée qui découle des incisions faites aux Fraxinus Ornus *et* Rotundifolia *(Jasminées).*
(Moins pure que la manne en larmes, et en petits fragments.)
Provenance. *Sicile, Calabre.*
Substance non **vénéneuse.**
Propriétés *purgatives.*
Se **vend** avec ordonnance.
*S'emploie à l'*intérieur,
à la **dose** *de* 30 *à* 100 *gram. dans* 250 *gr. d'eau ou autre véhicule. Purgatif doux.*

Coûte *les* 500 *gram.*   **Vendre**

le gram.	*les* 5,	*les* 30,
les 125,	*les* 250,	*les* 500,

Observation

                 Nº

Mastic en Larmes. *Résine de mastic.*
Produit par l'écoulement du suc des incisions faites au Pistacia Lentiscus *(Térébinthacées).*
Provenance. *Levant.*
Substance non **vénéneuse.**
Propriétés *masticatoires, pour fortifier les gencives et parfumer l'haleine.*
Se **vend** sans ordonnance.
S'emploie à l'extérieur, dissous dans l'éther, pour oblitérer les cavités des dents cariées.
Sert à faire des vernis.
Coûte *les 500 gram.* **Vendre**

le gram.	les 5,	les 30,
les 125,	les 250,	les 500,

Observation

N°

Moutarde Blanche.
Fruit du Sinapis Alba.
Famille. *Crucifères.*
Provenance. *Europe.*
Substance à petite dose non **vénéneuse.**
Propriétés *excitantes, anti-scorbutiques.*
Se **vend** avec ordonnance.
S'emploie à l'intérieur,
à la **dose** *de deux cuillerées par jour, dans la dyspepsie.*
Coûte *les 500 gram.* **Vendre**

le gram.	les 5,	les 30,
les 125	les 250,	les 500,

Observation

N°

Mousse de Corse.
Mousse de mer, Coralline de Corse, Coralline noire, Varech vermifuge. (Mélange de plusieurs algues marines.)
Provenance. *Corse, Sardaigne, Sicile.*
Substance non **vénéneuse.**
Propriétés *vermifuges.*
Se **vend** sans ordonnance.
S'emploie à l'intérieur en infusions,
à la dose de 5 à 25 gram. par 125 d'eau ou de lait.
On en fait un sirop.
Coûte *les 500 gram.* **Vendre**

le gram.	les 5,	les 30,
les 125,	les 250,	les 500,

Observation

N°

Myrrhe *(Gomme-résine).*
Suc épaissi découlant d'incisions faites au Balsamodendron Myrrha *(Térébinthacées).*
Provenance. *Afrique, Nubie.*
Substance non **vénéneuse.**
Propriétés *stomachiques, excitantes.*
Se **vend** avec ordonnance.
S'emploie à l'intérieur en pilules,
à la **dose** *de 25 centig., dans le catarrhe pulmonaire, la chlorose, l'aménorrhée.*
Coûte *les 500 gram.* **Vendre**

le gram.	les 5,	les 30,
les 125,	les 250,	les 500.

Observation

N°

Sous-Nitrate de Bismuth.

Sous-Azotate de bismuth, Blanc de fard, de perle, Magistère de bismuth, Oxide blanc de bismuth, Nitrate basique de bismuth.

Formule. Bismuth purifié 2, acide azotique 6. F. S. A.

Substance à petite dose non **vénéneuse.**

Propriétés *anti-spasmodiques.*

Ne se **vend** qu'avec ordonnance.

S'emploie à *l'intérieur,*

à *la* **dose** *de 50 centig.* à 4 gram.*, dans la gastralgie, la diarrhée, la dysenterie, les vomissements spasmodiques, les crampes d'estomac.*

Coûte *les 500 gram.*   **Vendre**

le gram.   *les 5,*   *les 30,*

les 125,   *les 250,*   *les 500,*

Observation

N°

Nitrate de Potasse.

Sel de nitre, Salpêtre, Nitre, Azotate de potasse. Produit purifié obtenu des vieux plâtras et des nitrières naturelles ou artificielles de l'Inde, de la Perse et de l'Egypte.

Substance à haute dose **vénéneuse.**

Propriétés *diurétiques.*

Se **vend** avec ordonnance.

S'emploie à *l'intérieur en tisane,*

à *la* **dose** *de 25 centig.* à 2 gram. par litre d'eau.*

Il entre dans la composition de la poudre à tirer.

Coûte *les 500 gram.*   **Vendre**

le gram.   *les 5,*   *les 30,*

les 125,   *les 250,*   *les 500,*

Observation

N°

Nitrate de Potasse fondu.

Azotate de potasse fondu, Sel de prunelle, Cristal minéral. Nitrate de potasse fondu dans un creuset avec 1/100 de soufre et coulé en plaques.

Substance à haute dose **vénéneuse.**

Propriétés *diurétiques.*

Se **vend** avec ordonnance.

S'emploie à *l'intérieur en tisane,*

à *la* **dose** *de 20 centig.* à 1 gram. par litre d'eau.*

Plus employé dans la médecine vétérinaire.

Coûte *les 500 gram.*   **Vendre**

le gram.   *les 5,*   *les 30,*

les 125,   *les 250,*   *les 500,*

Observation

N°

Noix de Galle.

Galle de chêne. Excroissance produite par la piqûre du Cynips Quercûs, *sur une espèce de chêne,* Quercus Infectoria *(Amentacées).*

Substance non **vénéneuse.**

Propriétés *astringentes.*

Se **vend** sans ordonnance.

S'emploie dans les arts pour faire de l'encre, la teinture en noir, le tannin, etc.

Coûte *les 500 gram.*   **Vendre**

le gram.   *les 5,*   *les 30,*

les 125,   *les 250,*   *les 500,*

Observation

N°

Noix Muscades.

Fruit du Myristica Moschata.
Famille. *Myristicées.*
Provenance. *Indes, Moluques.*
Substance non **vénéneuse.**
Propriétés *stimulantes, toniques.*
Se **vend** sans ordonnance.
S'emploie à l'intérieur en pilules,
à la **dose** *de 20 à 50 centig.; mais plus*
souvent comme condiment.

Coûte *les 500 gram.* **Vendre**

le gram.   *les 5,*   *les 30,*

les 125,   *les 250,*   *les 500,*

Observation

N°

Noix Vomiques.

Fruit du vomiquier, Strychnos Nux Vomica.
Famille. *Strychnées* (D. C.)
Provenance. *Indes-Orientales.*
Substance extrêmement **vénéneuse.**
Propriétés *stimul. du système nerveux.*
Ne se **vend** qu'avec ordonnance.
S'emploie à l'intérieur en pilules,
à la **dose** *de 2 à 20 centig., dans l'amau-*
rose, la chorée, l'épilepsie, etc.

Coûte *les 500 gram.* **Vendre**

le gram.   *les 5,*   *les 30,*

les 125,   *les 250,*   *les 500,*

Observation

N°

Oliban.

Encens, Encens mâle, Résine produite par
le Boswellia Serrata.
Famille. *Térébinthacées.*
Provenance. *Inde, Afrique.*
Substance non **vénéneuse.**
Propriétés *stimulantes, aromatiques.*
Se **vend** sans ordonnance.
S'emploie à l'extérieur en fumigations et
contre la carie des dents. Il entre dans la
thériaque, l'emplâtre de Vigo, etc.

Coûte *les 500 gram.* **Vendre**

le gram.   *les 5,*   *les 30,*

les 125,   *les 250,*   *les 500,*

Observation

N°

Onguent d'Althæa.

Formule. Huile de Fenugrec 1,000, térében-
thine 125, cire jaune 250, poix résine 125.
F. S. A.
Substance à l'extérieur non **vénéneuse.**
Propriétés *résolutives, adoucissantes.*
Se **vend** sans ordonnance.
S'emploie à l'extérieur en onctions ou ap-
plications sur la région malade, dans les
furoncles, gerçures, etc.

Coûte *les 500 gram.* **Vendre**

le gram.   *les 5,*   *les 30,*

les 125,   *les 250,*   *les 500,*

Observation

N°

Onguent d'Arcœus.

Baume d'Arcœus.

Formule. Suif de mouton 1,000, térébenthine 750, résine élémi 750, graisse de porc 500. F. S. A.

Substance à l'extérieur non **vénéneuse**.

Propriétés *détersives, excitant., siccativ.*

Se vend avec **ordonnance**.

S'emploie à l'extérieur dans le pansement des plaies, ulcères atoniques.

Coûte *les 500 gram.*   **Vendre**

le gram.   *les 5,*   *les 30,*

les 125,   *les 250,*   *les 500,*

Observation

                     N°

Onguent Basilicum.

Onguent suppuratif, Onguent de poix et de résine, Onguent royal, Tetrapharmacum.

Formule. Poix noire 64, Colophane 64, cire jaune 64, huile d'olives 250. F. S. A.

Substance à l'extérieur non **vénéneuse**.

Propriétés *maturatives, suppuratives.*

Se vend avec **ordonnance**.

S'emploie à l'extérieur en applications sur la région malade (ulcères indolents, furoncles, etc.), et à l'entretien des exutoires, sétons.

Coûte *les 500 gram.*   **Vendre**

le gram.   *les 5,*   *les 30,*

les 125,   *les 250,*   *les 500,*

Observation

                     N°

Onguent Egyptiac.

Mellite de cuivre.

Formule. Miel blanc 440 gram., vinaigre fort 220, verdet pulvérisé 160 ; faites cuire jusqu'à couleur rouge et consistance épaisse.

Substance très **vénéneuse**.

Propriétés *escharotiques.*

Se vend avec **ordonnance**.

S'emploie à l'extérieur dans le pansement des ulcères, plaies, abcès indolents, et, dans la médecine vétérinaire, dans le traitement du piétain des moutons.

Coûte *les 500 gram.*   **Vendre**

le gram.   *les 5,*   *les 30,*

les 125,   *les 250,*   *les 500,*

Observation

                     N°

Onguent citrin.

Pommade citrine.

Formule. Graisse de porc 250, huile d'olives 250, mercure 32, acide nitriq. à 30° 48. F. S. A.

Substance très **vénéneuse**.

Propriétés *anti-psoriq., anti-herpétiques.*

Se vend avec **ordonnance**.

S'emploie à l'extérieur en frictions, dans les affections dartreuses, et contre la gale, à la dose de 60 gram. divisés en huit frictions.

Coûte *les 500 gram.*   **Vendre**

le gram.   *les 5,*   *les 30,*

les 125,   *les 250,*   *les 500,*

Observation

                     N°

Onguent gris.

Onguent mercuriel simple, Onguent pédiculaire, Pommade mercurielle simple.

Formule. Onguent napolit. 250, axonge 750.

Substance à l'extérieur non **vénéneuse.**

Propriétés *anti-pédiculaires.*

Se **vend** sans ordonnance.

S'emploie à l'extérieur, *pour détruire les parasites de la tête et le* pediculus pubis, *les punaises.*

Coûte *les* 500 gram.		**Vendre**
le gram.	*les* 5,	*les 30,*
les 125,	*les 250,*	*les 500,*

Observation

N°

Onguent de Laurier.

Pommade de laurier.

Formule. Feuilles récentes de laurier 500, baies de laurier 500, axonge 1,000; contusez les feuilles et les baies; faites chauffer avec l'axonge; passez et exprimez.

Substance extérieurement non **vénéneuse.**

Propriétés *anti-rhumatismales.*

Se **vend** sans ordonnance.

S'emploie à l'extérieur *en frictions, dans les rhumatismes.*

Coûte *les* 500 gram.		**Vendre**
le gram.	*les* 5,	*les 30,*
les 125,	*les 250,*	*les 500,*

Observation

N°

Onguent Mercuriel double.

Pommade mercurielle double, Onguent napolitain.

Formule. Mercure 500, axonge 500 ; triturez jusqu'à extinction.

Substance extérieurement non **vénéneuse.**

Propriétés *fondantes, anti-syphilitiques.*

Se **vend** avec ordonnance.

S'emploie à l'extérieur, *dans le pansement des chancres syphilitiques, et pour provoquer l'avortement des pustules varioliques.*

Coûte *les* 500 gram.		**Vendre**
le gram.	*les* 5,	*les 30,*
les 125,	*les 250,*	*les 500,*

Observation

N°

Onguent de la Mère.

Onguent de la mère Thècle, Onguent brûlé.

Formule. Huile d'olives 1,000, axonge 500, beurre 500, suif 500, cire jaune 500, litharge pulvérisée 500, poix noire 125. F. S. A.

Substance à l'extérieur non **vénéneuse.**

Propriétés *maturatives, suppuratives.*

Se **vend** sans ordonnance.

S'emploie à l'extérieur, *dans le pansement des abcès et des bubons qu'on veut faire suppurer.*

Coûte *les* 500 gram.		**Vendre**
le gram.	*les* 5,	*les 30,*
les 125,	*les 250,*	*les 500,*

Observation

N°

Onguent Populeum *ou de Bourgeons de peuplier composé, Pommade populeum.*

Formule. Bourgeons de peuplier secs 375, feuilles réc. de pavot 250, de belladone 250, de jusquiame 250, de morelle 250, axonge 2,000. F. S. A.

Propriétés *calmantes, fondantes.*

Se vend avec ordonnance.

S'emploie à l'extérieur, contre les hémorrhoïdes, gerçures, furoncles, etc., et fréquemment dans la médecine vétérinaire.

Coûte *les 500 gram.*   **Vendre**

le gram.   *les 5,*   *les 30,*

les 125,   *les 250,*   *les 500,*

Observation

Nᵒ

Onguent Styrax.

Formule. Huile de noix 375, styrax liq. 250, colophane 500, rés. élémi 250, cire jaune 250. F. S. A.

Substance à l'extérieur non **vénéneuse.**

Propriétés *stimulantes.*

Se vend avec ordonnance.

S'emploie à l'extérieur, dans le pansement des ulcères indolents.

Coûte *les 500 gram.*   **Vendre**

le gram.   *les 5,*   *les 30,*

les 125,   *les 250,*   *les 500,*

Observation

Nᵒ

Opiat Dentifrice ou au Corail.

Electuaire gengival.

Formule. Corail rouge 125, os de sèche 30, crème de tartre 60, cochenille 30, alun 2, miel blanc 300. F. S. A. et aromatisez à volonté.

Substance non **vénéneuse.**

Propriétés *dentifrices.*

Se vend sans ordonnance.

S'emploie à l'entretien des dents.

Coûte *les 500 gram.*   **Vendre**

le gram.   *les 5,*   *les 30,*

les 125,   *les 250,*   *les 500,*

Observation

Nᵒ

Opium.

Opium brut, Opium cru.

Suc concret gommo-résineux fourni par le Papaver Somniferum *(Papavéracées).*

Provenance. *Orient, Europe.*

Substance **très vénéneuse.**

Propriétés *narcotiques, calmantes.*

Ne se **vend qu'avec ordonnance.**

S'emploie à l'intérieur en pilules, à la dose de 1 à 15 centig.

Il est la base des laudanum de Sydenham et de Rousseau.

Coûte *les 500 gram.*   **Vendre**

le gram.   *les 5,*   *les 30,*

les 125,   *les 250,*   *les 500,*

Observation

Nᵒ

Opopanax ou Opoponax.

Gomme-résine fournie par le Pastinaca Opopanax.
Famille. *Ombellifères.*
Provenance. *Orient.*
Substance non vénéneuse.
Propriétés *anti-spasmodiques, excitantes.*
Se vend avec ordonnance.
*S'*emploie *à l'intérieur en pilul. (rarement),
à la* **dose** *de 50 centig. à 1 gram., et à l'ex-
térieur en liniments, emplâtres.*

Coûte *les 500 gram.* **Vendre**

le gram.	*les 5,*	*les 30,*
les 125,	*les 250,*	*les 500,*

Observation

N°

Orge Perlé.

Semence décortiquée et arrondie, à l'aide de procédés mécaniques, de l'Hordeum Vulgare.
Famille. *Graminées.*
Provenance. *Europe.*
Substance non vénéneuse.
Propriétés *émoll., adouciss., analeptiques.*
Se vend sans ordonnance.
*S'*emploie *à l'intérieur en tisane,
à la* **dose** *de 30 à 60 gram. par litre d'eau,
dans les maladies aiguës inflammatoires.*

Coûte *les 500 gram.* **Vendre**

le gram.	*les 5,*	*les 30,*
les 125,	*les 250,*	*les 500,*

Observation

N°

Os de Sèche.

Biscuit de mer, Seiche. Production animale qu'on trouve dans le dos de la sèche, Sepia Officinalis (Mollusques céphalopodes), composée de phosphate et de carbon. de chaux.
Provenance. *Presque toutes les mers.*
Substance non vénéneuse.
Propriétés. *Sert à faire des poudres dentifrices.*
Se vend sans ordonnance.
*S'*emploie *à la préparation des poudres et opiats dentifrices.*

Coûte *les 500 gram.* **Vendre**

le gram.	*les 5,*	*les 30,*
les 125,	*les 250,*	*les 500,*

Observation

N°

Oxide de Fer Noir.

Ethiops martial, Safran de Mars de Lémery, Fer oxidulé, Deutoxide de fer noir, Oxide ferroso-ferrique.
Substance non vénéneuse.
Propriétés *toniques, emménagogues.*
Se vend avec ordonnance.
*S'*emploie *à l'intérieur en prises,
à la* **dose** *de 50 centig. à 2 gram., comme emménagogue, anthelminthique.*

Coûte *les 500 gram.* **Vendre**

le gram.	*les 5,*	*les 30,*
les 125	*les 250,*	*les 500,*

Observation

N°

Oxide de Fer Rouge.

Colcothar, Peroxide de fer, Rouge d'Angle-terre ou de Prusse, Terre douce de vitriol.
Produit *de la calcination, dans un creuset, du sulfate de fer desséché.*
Substance non **vénéneuse.**
Propriétés *astringentes.*
Se vend avec ordonnance.
S'emploie *à l'intérieur en prises, pilules, à la dose de 20 à 60 centig.*
Il sert dans les arts à polir l'or, l'argent, les glaces, etc.

Coûte *les 500 gram.*   **Vendre**

le gram.   *les 5,*   *les 30,*

les 125,   *les 250,*   *les 500,*

Observation

N°

Oxide de Zinc.

Fleurs de zinc, Pompholix, Lana philoso-phica, Nihil Album. Obtenu en chauffant le zinc au contact de l'air et recueillant le produit qui se volatilise.
Substance à petite dose non **vénéneuse.**
Propriétés *anti-spasmodiques.*
Se vend avec ordonnance.
S'emploie *à l'intérieur en pilules, potions, à la dose de 30 centig. à 2 gram. par jour progressivement, dans la chorée, l'épilepsie.*

Coûte *les 500 gram.*   **Vendre**

le gram.   *les 5,*   *les 30,*

les 125,   *les 250,*   *les 500,*

Observation

N°

Peroxide de Manganèse.

Magnésie noire, Bi, Tri, ou Peroxide de man-ganèse, Pyrolusite, Savon des verriers.
On l'extrait des mines de Romanèche, près Mâcon.
Substance peu **vénéneuse.**
Propriétés *emménagogues, siccatives.*
Se vend avec ordonnance.
S'emploie *à l'intérieur en pilules, bols, à la dose de 15 à 75 centig., dans la chlo-rose, la teigne, la gale, les dartres, etc.*

Coûte *les 500 gram.*   **Vendre**

le gram.   *les 5,*   *les 30,*

les 125,   *les 250,*   *les 500,*

Observation

N°

Pâte de Jujubes.

Formule. Gomme arabique 3,000 gram. ; eau 4,000; faites dissoudre, passez et ajoutez sirop de sucre 3,500, eau de fleurs d'oranger 180; faites cuire en consistance et coulez en plaques.
Substance non **vénéneuse.**
Propriétés *pectorales, adoucissantes.*
Se vend sans ordonnance.
S'emploie *à l'intérieur contre la toux, à la dose de plusieurs petits morceaux qu'on laisse fondre dans la bouche.*

Coûte *les 500 gram.*   **Vendre**

le gram.   *les 5,*   *les 30,*

les 125,   *les 250,*   *les 500.*

Observation

N°

Pâte de Lichen.

Formule. Lichen d'Islande 500 ; gomme arabique 2,500, sucre 2,000, eau q. s.; ajoutez à la décoction de lichen la gomme et le sucre; faites cuire en consistance et coulez.

Substance non **vénéneuse.**

Propriétés *pectorales, adoucissantes.*

Se vend sans **ordonnance.**

S'emploie à l'intérieur contre les rhumes, à la **dose** *de plusieurs petits morceaux par jour.*

Coûte *les 500 gram.*   **Vendre**

le gram.	*les 5,*	*les 30,*
les 125	*les 250,*	*les 500,*

Observation

N°

Pâte de Gomme Candie.

Solution gommeuse et sucrée réduite en consistance de pâte dure coupée en tablettes, et mise au candi.

Substance non **vénéneuse.**

Propriétés *pectorales, adoucissantes.*

Se vend sans **ordonnance.**

S'emploie à l'intérieur, dans la toux, à la dose de plusieurs tablettes par jour.

Coûte *les 500 gram.*   **Vendre**

le gram.	*les 5,*	*les 30,*
les 125,	*les 250,*	*les 500,*

Observation

N°

Pâte de Réglisse Noire.

Réglisse gommée.

Formule. Suc de réglisse 500, gomme arabique 1,000, sucre 500, eau 2,000 ; faites dissoudre le sucre et la gomme dans la solution de réglisse; faites cuire en consistance et coulez dans des moules.

Substance non **vénéneuse.**

Propriétés *pectorales, adoucissantes.*

Se vend sans **ordonnance.**

S'emploie à l'intérieur, contre les catarrhes, à la **dose** *de plusieurs tablettes par jour.*

Coûte *les 500 gram.*   **Vendre**

le gram.	*les 5,*	*les 30,*
les 125,	*les 250,*	*les 500,*

Observation

N°

Pastilles ou Tablettes de Cachou.

Formule. Cachou 125, sucre 500, mucilage de gomme adraganthe q. s.; faites des tablettes de 6 décig.

Substance non **vénéneuse.**

Propriétés *stomachiques.*

Se vend avec **ordonnance.**

S'emploie à l'intérieur, à la dose de 5 à 10 par jour.

Coûte *les 500 gram.*   **Vendre**

le gram.	*les 5,*	*les 30,*
les 125,	*les 250,*	*les 500,*

Observation

N°

Pastilles ou Tablettes **de Calomel,** *de Calomélas, de Mercure doux, ou Vermifuges.*
Formule. Calomel 30, sucre 350, mucilage de gomme adrag. q. s. F. S. A. des pastilles de 6 décig. Chaque pastille contiendra 5 centigrammes de calomel.
Substance à haute dose **vénéneuse.**
Propriétés *vermifuges, purgatives.*
Ne **se** vend qu'avec ordonnance.
S'emploie à *l'intérieur,*
à **la dose** *de* 1 *à* 3, *contre les vers des jeunes enfants.*

Coûte *les 500 gram.* **Vendre**
le gram. *les* 5, *les* 30,
les 125, *les* 250, *les* 500,
Observation

N°

Pastilles ou Tablettes **de Darcet,** *ou de Vichy, de Bi-carbonate de soude, Pastilles alcalines, digestives.*
Formule. Bi-carbon. de soude 30, sucre 600, mucilage de gomme adrag. q. s. F. S. A. des tablettes de 1 gram.
Substance non **vénéneuse.**
Propriétés *digestives.*
Se vend sans ordonnance.
S'emploie à *l'intérieur,*
à *la* **dose** *de* 6 *à* 8 *tablettes par jour entre les repas, pour faciliter la digestion et prévenir les aigreurs de l'estomac.*
Coûte *les 500 gram.* **Vendre**
le gram. *les* 5, *les* 30,
les 125, *les* 250, *les* 500,
Observation

N°

Pastilles ou Tablettes **de Baume de Tolu.**
Formule. Baume de tolu 30, sucre 500, gomme adrag. 5, alcool à 86° 30, eau distillée 60 ; faites dissoudre dans l'alcool le baume de tolu ; ajoutez l'eau ; faites avec cette liq. le mucilage, et F. S. A. des pastilles de 8 décig.
Substance non **vénéneuse.**
Propriétés *pectorales.*
Se vend sans ordonnance.
S'emploie à *l'intérieur,*
à *la* **dose** *de plusieurs tablettes par jour,* ad libitum, *dans la bronchite.*
Coûte *les 500 gram.* **Vendre**
le gram. *les* 5, *les* 30,
les 125, *les* 250, *les* 500,
Observation

N°

Pastilles ou Tablettes **de Lactate de Fer.**
Formule. Lactate de fer 30, sucre 375, mucilage de gomme adrag. q. s. F. S. A. des pastilles de 65 centig.
Substance non **vénéneuse.**
Propriétés *anti-chlorotiques.*
Se vend avec ordonnance.
S'emploie à *l'intérieur,*
à *la* **dose** *de* 3 *à* 6 *par jour, dans l'anémie, la chlorose, etc.*
Coûte *les 500 gram.* **Vendre**
le gram. *les* 5, *les* 30,
les 125, *les* 250, *les* 500,
Observation

N°

Pastilles ou Tablettes de Guimauve.

Formule. Guimauve pulvér. 60, sucre 440, mucil. à l'eau de fleurs d'oranger q. s.; faites des tablettes de 8 décig.

Substance non **vénéneuse.**

Propriétés *pectorales, adoucissantes.*

Se **vend** sans ordonnance.

*S'emploie à l'*intérieur,

à la **dose** *de plusieurs tablettes par jour,* ad libitum, *contre la toux.*

Coûte *les 500 gram.* **Vendre**

le gram. *les 5,* *les 30,*

les 125, *les 250,* *les 500,*

Observation

N°

Pastilles ou Tablettes **de Gomme arabique.**

Formule. Gomme arabiq. 500, sucre 1,500, eau de fleurs d'oranger q. s.; faites des tablettes de 8 décig.

Substance non **vénéneuse.**

Propriétés *pectorales, adoucissantes.*

Se **vend** sans ordonnance.

*S'emploie à l'*intérieur,

à la **dose** *de plusieurs tablettes,* ad libitum, *contre la toux.*

Coûte *les* 500 *gram.* **Vendre**

le gram. *les 5,* *les 30,*

les 125, *les 250,* *les 500,*

Observation

N°

Pastilles ou Tablettes **d'Ipécacuanha.**

Formule. Ipécacuanha pulv. 30, sucre 1,470, mucilage de gomme adrag. à l'eau de fleurs d'oranger q. s.; faites des tablettes de 6 décig.

Substance à petite dose non **vénéneuse.**

Propriétés *vomitives, expectorantes.*

Se **vend** avec ordonnance.

*S'emploie à l'*intérieur,

à la **dose** *de 3 à 6 par jour, comme expectorant. (Chaque tablette contient 12 millig. d'Ipécacuanha.)*

Coûte *les 500 gram.* **Vendre**

le gram. *les 5,* *les 30,*

les 125, *les 250,* *les 500,*

Observation

N°

Pastilles ou Tablettes **de Kermès.**

Formule. Kermès minéral 8, Sucre bl. 532, gomme arab. 30, eau de fleurs d'oranger 30; F. S. A. des tablettes de 6 déc., contenant chacune 1 centig. de kermès.

Substance à haute dose **vénéneuse.**

Propriétés *incisives.*

Se **vend** avec ordonnance.

*S'emploie à l'*intérieur,

à la **dose** *de 3 à 4 par jour.*

C'est un bon expectorant.

Coûte *les 500 gram.* **Vendre**

le gram. *les 5,* *les 30,*

les 125, *les 250,* *les 500,*

Observation

N°

Pastilles ou Tablettes **de Magnésie.**

Pastilles absorbantes, anti-acides.

Formule. Magnésie calcinée 90, sucre 410, mucilage adrag. q. s. F. S. A. des pastilles de 8 décig., contenant 15 centig. de magnésie.

Substance non **vénéneuse.**

Propriétés *absorbantes, anti-acides.*

Se vend avec **ordonnance.**

*S'*emploie *à l'*intérieur,

à la **dose** *de 5 à 10 entre les repas, contre les aigreurs de l'estomac.*

Coûte *les* 500 gram.   **Vendre**

le gram.   *les 5,*   *les 30,*

les 125,   *les 250,*   *les 500,*

Observation

N°

Pastilles ou Tablettes **de Menthe Anglaise.**

Formule. Sucre 500, essence de menthe anglaise 4, mucil. adrag. à l'eau de menthe q. s.; faites des pastilles de 6 décig.

Substance non **vénéneuse.**

Propriétés *stimulantes, excitantes.*

Se vend sans ordonnance.

*S'*emploie *à l'*intérieur,

à la **dose** *de quelques-unes,* ad libitum, *dans la journée.*

Coûte *les 500 gram.*   **Vendre**

le gram.   *les 5,*   *les 30,*

les 125,   *les 250,*   *les 500,*

Observation

N°

Pastilles ou Tablettes **de Soufre.**

Formule. Soufre lavé 60, sucre 500, mucilage adrag. à l'eau de roses q. s.; F.S.A. des tablettes de 1 gram.

Substance non **vénéneuse.**

Propriétés *anti-psoriques, pectorales.*

Se vend avec **ordonnance.**

*S'*emploie *à l'*intérieur,

à la **dose** *de 5 à 10 par jour, dans les affections psoriques et les bronchites chroniques.*

Coûte *les 500 gram.*   **Vendre**

le gram.   *les 5,*   *les 30,*

les 125,   *les 250,*   *les 500,*

Observation

N°

Pastilles de Fer.

Tablettes martiales, Tablettes chalibées ou anti-chlorotiques.

Formule. Fer porphyrisé 30, sucre 320, cannelle 8, mucilage q. s.; faites des pastilles de 6 décig.

Substance non **vénéneuse.**

Propriétés *emménagogues, toniques.*

Se vend avec ordonnance.

*S'*emploie *à l'*intérieur,

à la **dose** *de 5 à 6 par jour, dans l'anémie, la chlorose, etc.*

Coûte *les 500 gram.*   **Vendre**

le gram.   *les 5,*   *les 30,*

les 125,   *les 250,.*   *les 500.*

Observation

N°

Pierre Divine.

Collyre de sels fondus, Pierre ophthalmique, Sulfate de cuivre alumineux.
Formule. Sulf. de cuivre, alun, nitre, de ch. 90; faites fondre, et ajout. camphre pulv. 4.
Substance très **vénéneuse.**
Propriétés *anti-ophthalmiques.*
Ne se vend qu'avec ordonnance.
S'emploie à l'extérieur en collyres,
à la **dose** *de 25 à 50 centig. dans 125 gr. d'eau distillée, dans les ophthalmies chroniques.*

Coûte *les* 500 *gram.* **Vendre**

le gram.   *les 5,*   *les 30,*

les 125,   *les 250,*   *les 500,*

Observation

N°

Pilules d'Anderson.

Pilules écossaises, Pilules d'aloès et de gomme-gutte.
Formule. Aloès 23, gom.-gutte 23, essence d'anis 4, sirop simple q. s. pour des pilul. de 2 déc.
Substance à haute dose **vénéneuse.**
Propriétés *purgatives.*
Ne se vend qu'avec ordonnance.
S'emploie à l'intérieur,
à la **dose** *de 1 à 4, dans la constipation, l'anorexie, les fièvres bilieuses, etc.*

Coûte *les* 500 *gram.* **Vendre**

le gram.   *les 5,*   *les 30,*

les 125,   *les 250,*   *les 500,*

Observation

N°

Pilules Ante Cibum.

Pilules gourmandes, Grains de vie de Mésué, Pilules d'aloès et quina, Pilules stomachiques, de longue vie, de Mme de Crépigny.
Formule. Aloès 23, extrait de quina 12, cannelle 4, sirop d'absinthe q. s.; faites des pilules de 2 décig.
Substance à haute dose **vénéneuse.**
Propriétés *toniq., digestives, purgatives.*
Ne se vend qu'avec ordonnance.
S'emploie à l'intérieur,
à la **dose** *de 1 à 2 avant le repas, dans l'anorexie, la dyspepsie, l'hydropisie.*

Coûte *les* 500 *gram.* **Vendre**

le gram.   *les 5,*   *les 30,*

les 125,   *les 250,*   *les 500,*

Observation

N°

Pilules de Bacher.

Pilules alcalines myrrho-elléborées, Pilules toniques.
Formule. Ellébore noir pulv. 50, carbon. de potasse 125, alcool à 56° 200, vin blanc 200. F. S. A.
Substance à haute dose **vénéneuse.**
Propriétés *toniq., purgatives drastiques.*
Ne se vend qu'avec ordonnance.
S'emploie à l'intérieur, comme tonique,
à la **dose** *de 1 à 2; comme drastique, 3 à 4, dans l'hydropisie, l'ascite, la dyspepsie.*

Coûte *les* 500 *gram.* **Vendre**

le gram.   *les 5,*   *les 30,*

les 125,   *les 250,*   *les 500,*

Observation

N°

Pilules Balsamiques de Morton.

Formule. Cloportes pulv. 68, gomme ammoniaq. 34, acide benzoïque 23, safran 4, baume de tolu 4, baume de soufre anisé 23; faites des pilules de 2 décig.

Substance non **vénéneuse.**

Propriétés *pectorales.*

Ne se **vend** qu'avec ordonnance.

S'emploie à *l'intérieur,*
à *la* **dose** *de 2 à 6, dans les affections chroniques de la poitrine.*

Coûte *les 500 gram.*   **Vendre**

| *le gram.* | *les 5.* | *les 30,* |
| *les 125,* | *les 250,* | *les 500,* |

Observation

N°

Pilules de Belloste.

Pilules mercurielles, purgatives, scammonio-aloétiques.

Formule. Mercure 23, miel q. s.; f. éteindre le mercure et aj. aloès 23, scammonée 8, rhubarbe 12, poivre noir 4; f. des pil. de 2 décig.

Substance à haute dose non **vénéneuse.**

Propriétés *purgatives, anti-syphilitiques.*

Ne se **vend** qu'avec ordonnance.

S'emploie à *l'intérieur,*
à *la* **dose** *de 1 à 4, dans les affections dartreuses, syphilitiques, scrofuleuses, etc.*

Coûte *les 500 gram.*   **Vendre**

| *le gram.* | *les 5,* | *les 30,* |
| *les 125,* | *les 250,* | *les 500,* |

Observation

N°

Pilules ferrugineuses de Blaud.

Formule. Sulfate de fer 16, carbonate de potasse 16, gomme adrag. 2; triturez ensemble les deux sels, ajoutez la gomme, et faites 96 pilules.

Substance non **vénéneuse.**

Propriétés *emménagogues.*

Ne se **vend** qu'avec ordonnance.

S'emploie à *l'intérieur,*
à *la* **dose** *de 1 à 10, dans les affections chlorotiques, l'aménorrhée, la leucorrhée, etc.*

Coûte *les 500 gram.*   **Vendre**

| *le gram.* | *les 5,* | *les 30,* |
| *les 125,* | *les 250,* | *les 500,* |

Observation

N°

Pilules de Cynoglosse.

Pilules d'opium composées, pilules adoucissantes, de Mésué, Pilules opiacées myrrho-cynoglossées.

Formule. Ecorce de rac. de cynoglosse 15, sem. de jusquiame 15, extrait d'opium 15, myrrhe 23, oliban 20, safran 6, castoreum 6, sirop d'opium q. s. pour faire des pilules de 5, 10, 15 et 20 centig.

Substance à haute dose **vénéneuse.**

Propriétés *calmantes.*

Ne se **vend** qu'avec ordonnance.

S'emploie à *l'intérieur,*
à *la* **dose** *de 1 à 2, le soir, pour procurer du sommeil aux malades, dans la pneumonie, la bronchite aiguë, etc.*

Coûte *les 500 gram.*   **Vendre**

| *le gram.* | *les 5,* | *les 30,* |
| *les 125,* | *les 250,* | *les 500,* |

Observation

N°

Pilules de Dupuytren.

Pilules mercurielles, gaïacées, Pilules anti-syphilitiques.

Formule. Extrait de gaïac 9 gram., extrait d'opium 8 décig., sublimé corrosif 6 décig. F. S. A. 60 pilules, conten. chacune 1 centig. de sublimé corrosif.

Substance à haute dose **vénéneuse.**

Propriétés *anti-syphilitiques.*

Ne **se** vend qu'avec ordonnance.

S'emploie à l'intérieur,

à la **dose** *de 1 à 3 par jour, dans le traitement de la syphilis constitutionnelle, le psoriasis, le lupus, la lepre, etc.*

Coûte *les* 500 *gram.*   **Vendre**

le gram.   *les 5,*   *les 30,*

les 125,   *les 250,*   *les 500,*

Observation

N°

Pilules de Franck.

Grains de santé du docteur Franck.

Formule. Aloès 100, jalap 100, rhubarbe 25, sirop d'absinthe q. s. pour faire des pilules argentées de 10 centig.

Substance à haute dose **vénéneuse.**

Propriétés *purgatives,*

Se vend avec ordonnance.

S'emploie à l'intérieur,

à la **dose** *de 1 à 12, dans une cuillerée de soupe ou de potage, comme toniques, digestives, dans la dyspepsie, l'anorexie, l'hydropisie.*

Coûte *les 500 gram.*   **Vendre**

le gram.   *les 5,*   *les 30,*

les 125,   *les 250,*   *les 500,*

Observation

N°

Pilules Hydragogues de Bontius.

Formule. Aloès 30, gomme-gutte 30, gomme ammoniaq. 30, vinaigre bl. 180. F. S. A. des pilules de 2 décig.

Substance à haute dose **vénéneuse.**

Propriétés *purgatives.*

Ne **se** vend qu'avec ordonnance.

S'emploie à l'intérieur,

à la **dose** *de 2 à 6, dans l'hydropisie, l'ascite.*

Coûte *les 500 gram.*   **Vendre**

le gram.   *les 5,*   *les 30,*

les 125   *les 250,*   *les 500,*

Observation

N°

Pilules de Méglin.

Formule. Extrait de jusquiame 30, extrait de valériane 30, oxide de zinc 30; mêlez ces trois substances, et faites des pil. de 15 cent.

Substance à haute dose **vénéneuse.**

Propriétés *calmantes, anti-spasmodiques.*

Ne **se** vend qu'avec ordonnance.

S'emploie à l'intérieur,

à la **dose** *de 1, en augmentant progressivement, dans les affections hystériques, la chorée, les névralgies, etc.*

Coûte *les 500 gram.*   **Vendre**

le gram.   *les 5,*   *les 30,*

les 125,   *les 250,*   *les 500,*

Observation

N°

Pilules de Savon.

Formule. Savon médicinal 125, nitrate de potasse 4, poudre de guimauve 15; mêlez, et faites des pilules de 2 décig.

Substance non **vénéneuse.**

Propriétés *fondantes, diurétiques.*

Se vend avec ordonnance.

S'emploie *à* l'intérieur,
à la dose de 6 à 30 par jour, dans les obstructions du foie.

Coûte *les 500 gram.*   **Vendre**

le gram.   **les 5,**   *les 30,*

les 125,   **les 250,**   *les 500,*

Observation

Nº

Poivre Cubèbe.

Poivre à queue. Fruit du Piper Cubeba.

Famille. *Pipéritées.*

Provenance. *Indes-Orientales.*

Substance non **vénéneuse.**

Propriétés *anti-blennorrhagiques.*

Se vend avec ordonnance.

S'emploie *à* l'intérieur *en poudre,*
à la dose de 2 à 10 gram., deux à trois fois par jour, dans la blennorrhée, la leucorrhée.

Coûte *les 500 gram.*   **Vendre**

le gram.   *les 5,*   *les 30,*

les 125,   *les 250,*   *les 500,*

Observation

Nº

Poivre Noir.

Poivre commun. Fruit du Piper Nigrum.

Famille. *Pipéritées.*

Provenance. *Indes-Orientales.*

Substance à haute dose **vénéneuse.**

Propriétés *stimulantes très énergiques.*

Se vend sans ordonnance.

S'emploie *à* l'intérieur, *associé aux amers, dans la dyspepsie, l'angine gangréneuse, le relâchement de la luette, le choléra-morbus.*

Coûte *les 500 gram.*   **Vendre**

le gram.   **les 5,**   *les 30,*

les 125,   **les 250,**   *les 500,*

Observation

Nº

Phosphate de Soude.

Sel admirable, Sel cathartique perlé, Sous-phosphate de soude. Produit de la décomposition du phosphate acide de chaux par le carbonate de soude.

Substance à petite dose non **vénéneuse.**

Propriétés *purgatives.*

Se vend avec ordonnance.

S'emploie *à* l'intérieur,
à la dose de 20 à 50 gram. par litre d'eau, contre le rachitis, le diabète.

Coûte *les 500 gram.*   **Vendre**

le gram.   *les 5,*   *les 30,*

les 125,   *les 250,*   *les 500.*

Observation

Nº

Poivre Long.

Fruit du Piper Longum.
Famille. *Pipéritées.*
Provenance. *Indes-Orientales.*
Substance à haute dose **vénéneuse.**
Propriétés *excit., stimulantes très énerg.*
Se vend avec ordonnance.
S'emploie à l'intérieur, dans l'atonie des organes digestifs, et à l'extérieur comme rubéfiant. Peu usité.

Coûte *les 500 gram.*   **Vendre**

le gram.	*les 5,*	*les 30,*
les 125,	*les 250,*	*les 500,*

Observation

N°

Polypode de Chêne.

Fougère douce. Rhizôme fourni par le Polypodium Vulgare.
Famille. *Fougères* (Jus.)
Provenance. *Europe.*
Substance non **vénéneuse.**
Propriétés *expectorantes.*
Se vend avec ordonnance.
S'emploie à l'intérieur en décoctions, à la dose de 30 à 60 gram. par litre d'eau. Il est peu employé.

Coûte *les 500 gram.*   **Vendre**

le gram.	*les 5,*	*les 30,*
les 125,	*les 250,*	*les 500,*

Observation

N°

Potasse Perlasse.

Sous-carbonate de potasse, Potasse du commerce. Produit de la lixiviation des cendres de végétaux.
Provenance. *Amérique.*
Substance très **vénéneuse.**
Propriétés *caustiques, détersives.*
Se vend avec ordonnance.
S'emploie à l'extérieur pour pédiluves. Entre dans plusieurs préparations.
Sert à déterger les étoffes, et, dans les arts, à plusieurs usages.

Coûte *les 500 gram.*   **Vendre**

le gram.	*les 5,*	*les 30,*
les 125,	*les 250,*	*les 500,*

Observation

N°

Potée d'Etain.

Cendres d'étain, Oxide d'étain. Produit de l'oxidation de l'étain à une température élevée.
Provenance. *Fabriques d'Europe.*
Substance à haute dose **vénéneuse.**
Propriétés *tœniafuges, anti-phthisiques.*
Se vend avec ordonnance.
S'emploie à l'intérieur, contre le tœnia, à la dose de 2 à 3 décig. Conseillée dans la phthisie.
Elle sert, dans les arts, à polir l'acier.

Coûte *les 500 gram.*   **Vendre**

le gram.	*les 5,*	*les 30,*
les 125	*les 250,*	*les 500,*

Observation

N°

Poudre d'Aconit.

Produit de la pulvérisation des feuilles de l'aconit, Aconitum Napellus (Renonculacées).
Provenance. Europe.
Substance **très vénéneuse.**
Propriétés narcot., sudorifiq., diurétiq.
Ne se vend qu'avec ordonnance.
S'emploie à l'intérieur en prises, etc.
à la dose de 8, 10 à 20 centig., dans la goutte, les névralgies, la paralysie, etc.

Coûte les 500 gram.   **Vendre**

le gram.	les 5,	les 30,
les 125,	les 250,	les 500,

Observation

N°

Poudre d'Acore vrai, d'acore odorant,

de roseau aromatique. Produit de la pulvérisation du rhizôme de l'acore vrai, Acorus Calamus (Aroïdées).
Provenance. Normandie, Bretagne, Tartarie, Japon.
Substance non **vénéneuse.**
Propriétés stimul., stomachiq., toniques.
Se vend avec ordonnance.
S'emploie à l'intérieur,
à la dose de 1 à 4 gram., dans l'atonie de l'estomac, la dyspepsie, etc.

Coûte les 500 gram.   **Vendre**

le gram.	les 5,	les 30,
les 125,	les 250,	les 500,

Observation

N°

Poudre d'Agaric blanc, d'agaric pur-

gatif, d'agaric des médecins, de polypore. Produit de la pulvérisation du Boletus Laricis (Cryptogames).
Provenance. Europe.
Substance **très vénéneuse.**
Propriétés purgatives drastiques.
Ne se vend qu'avec ordonnance.
S'emploie à l'intérieur.
à la dose de 20 à 60 centig., dans les hydropisies passives.

Coûte les 500 gram.   **Vendre**

le gram.	les 5,	les 30,
les 125,	les 250,	les 500,

Observation

N°

Poudre d'Aloès.

Aloès succotrin ou soccotrin, suc épaissi de l'Aloe Spinosa (Liliacées, tribu des Asphodèles) réduit en poudre.
Provenance. Asie, Afrique.
Substance à haute dose **vénéneuse.**
Propriétés purgatives drastiques.
Se vend avec ordonnance.
S'emploie à l'intérieur en pilules,
à la dose de 5 à 20 centig., dans la constipation, l'atonie du tube digestif, l'ictère, la chlorose, etc.

Coûte les 500 gram.   **Vendre**

le gram.	les 5,	les 30,
les 125,	les 250,	les 500,

Observation

N°

Poudre d'Angusture vraie.

Cusparée. Produit de la pulvérisation de l'écorce d'angusture vraie, Galipea Cusparia (Rutacées).

Provenance. Amérique Méridionale.
Substance à haute dose **vénéneuse.**
Propriétés toniques, fébrifuges.
Se vend avec ordonnance.
S'emploie à l'intérieur en pilules,
à la dose de 1 à 2 gram. par jour, dans la dysenterie, la diarrhée chronique.

Coûte les 500 gram.   **Vendre**

le gram.   les 5,   les 30,
les 125,   les 250,   les 500,

Observation

                                        N°

Poudre d'Anis.

Produit de la pulvérisation des semences de l'anis, Pimpinella Anisum (Ombellifères).

Provenance. Touraine, Espagne, Levant.
Substance non **vénéneuse.**
Propriétés excitantes, carminatives.
Se vend avec ordonnance.
S'emploie à l'intérieur en pilules,
à la dose de 1 à 4 gram., dans les crampes d'estomac, les flatuosités, etc.

Coûte les 500 gram.   **Vendre**

le gram.   les 5,   les 30,
les 125,   les 250,   les 500,

Observation

                                        N°

Poudre d'Assa Fœtida.

Ase fétide. Produit de la pulvérisation de la résine du Ferula Assa Fœtida (Ombellifères).

Provenance. Inde, Syrie, Perse, Lybie.
Substance à haute dose **vénéneuse.**
Propriétés excitantes, anti-spasmodiques.
Ne se vend qu'avec ordonnance.
S'emploie à l'intérieur en pilules,
à la dose de 20 à 50 centig.; en lavements,
1 à 2 gram., émulsionnée par le jaune d'œuf, dans l'hystérie, les coliques nerveuses, etc.

Coûte les 500 gram.   **Vendre**

le gram.   les 5,   les 30,
les 125,   les 250,   les 500,

Observation

                                        N°

Poudre d'Aunée.

Inule, Aunée commune. Produit de la pulvérisation de la racine d'aunée, Inula Helenium (Synanthérées).

Provenance. Europe.
Substance à petite dose non **vénéneuse.**
Propriétés toniq., excit., emménagogues.
Se vend avec ordonnance.
S'emploie à l'intérieur en pilules,
à la dose de 2 à 5 gram., dans le catarrhe chronique, les maladies éruptives, etc.

Coûte les 500 gram.   **Vendre**

le gram.   les 5,   les 30,
les 125,   les 250,   les 500,

Observation

                                        N°

Poudre d'Asaret.

Cabaret, Rondelle, Oreille d'homme, Nard sauvage. Produit de la pulvérisation de la racine d'Asaret, Asarum Europœum (Aristolochiées).

Provenance. Europe.

Substance très vénéneuse.

Propriétés excitantes, émétiques, etc.

Ne se vend qu'avec ordonnance.

S'emploie à l'intérieur comme vomitif, à la dose de 50 centig. à 1 gram., et à l'extérieur comme sternutatoire. Elle entre comme tel dans la poudre Saint-Ange.

Coûte les 500 gram.   Vendre

le gram.   les 5,   les 30,

les 125,   les 250,   les 500,

Observation

N°

Poudre de Belladone.

Morelle furieuse, Belle-Dame. Produit de la pulvérisation des feuilles de belladone, Atropa Belladona (Solanées).

Provenance. Europe.

Substance très vénéneuse.

Propriétés narcotiques, calmantes.

Ne se vend qu'avec ordonnance.

S'emploie à l'intérieur en pilules, à la dose de 5 à 30 centig., dans les névralgies, l'asthme, la toux convulsive, etc.

Coûte les 500 gram.   Vendre

le gram.   les 5,   les 30,

les 125,   les 250,   les 500,

Observation

N°

Poudre de Racine de Belladone.

Morelle furieuse, Belle-Dame. Produit de la pulvérisation de l'écorce de racine de belladone, Atropa Belladona (Solanées).

Provenance. Europe.

Substance très vénéneuse.

Propriétés anti-convulsives.

Ne se vend qu'avec ordonnance.

S'emploie à l'intérieur en prises, à la dose de 5 à 10 centig., dans le traitement de la coqueluche.

Coûte les 500 gram.   Vendre

le gram.   les 5,   les 30,

les 125,   les 250,   les 500.

Observation

N°

Poudre de Benjoin.

Produit de la pulvérisation du baume fourni par le Styrax Benzoin (Ebénacées).

Provenance. Indes.

Substance non vénéneuse.

Propriétés stimulantes, expectorantes.

Se vend avec ordonnance.

S'emploie à l'intérieur en pilules, à la dose de 50 centig. à 1 gram. par jour, et en fumigations.

Coûte les 500 gram.   Vendre

le gram.   les 5,   les 30,

les 125,   les 250,   les 500, ·

Observation

N°

Poudre de Bol d'Arménie.

Argile ocreuse, Bol oriental, Bol rouge, Bol d'Arménie préparé.

Provenance. *Perse, Arménie.*

Substance non **vénéneuse.**

Propriétés *astringentes, hémostatiques.*

Se **vend** avec ordonnance.

S'emploie à l'intérieur en pilules, associée au copahu. Elle entre dans la confection d'hyacinthe.

Coûte *les 500 gram.*   **Vendre**

le gram.   *les 5,*   *les 30,*

les 125   *les 250,*   *les 500,*

Observation

                        N°

Poudre de Cachou.

Terre du Japon. Produit de la pulvérisation de la gomme-résine fournie par le Mimosa Catechu *(Légumineuses).*

Provenance. *Indes-Orientales, Bengale.*

Substance non **vénéneuse.**

Propriétés *toniques, astringentes.*

Se **vend** avec ordonnance.

S'emploie à l'intérieur, comme tonique, à la **dose** *de 30 à 50 centig., en pilules, prises, etc.; comme astringent, 50 centig. à 2 gram., dans la diarrhée chronique, la dyspepsie, etc.*

Coûte *les 500 gram.*   **Vendre**

le gram.   *les 5,*   *les 30,*

les 125,   *les 250,*   *les 500,*

Observation

                        N°

Poudre de Camphre.

Produit de la division dans un mortier, à l'aide de quelques gouttes d'alcool, de l'huile volatile concrète fournie par le Laurus Camphora *(Laurinées).*

Provenance. *Chine, Japon.*

Substance à haute dose **vénéneuse.**

Propriétés *sédatives, sudorifiques, antispasmodiques.*

Se **vend** avec ordonnance.

S'emploie à l'intérieur, progressivement, à la **dose** *de 1 à 15 décig. Elle entre dans plusieurs préparations pharmaceutiques.*

Coûte *les 500 gram.*   **Vendre**

le gram.   *les 5,*   *les 30,*

les 125,   *les 250,*   *les 500,*

Observation

                        N°

Poudre de Camomille romaine.

Produit de la pulvérisation des fleurs de camomille romaine, Anthemis Nobilis *(Corymbifères).*

Provenance. *Europe.*

Substance non **vénéneuse.**

Propriétés *amères, toniques, vermifuges.*

Se **vend** avec ordonnance.

S'emploie à l'intérieur en pilules, à la **dose** *de 1 à 5 gram. par jour, et en prises, aux mêmes doses, dans les coliques venteuses, les langueurs d'estomac, l'anorexie, la diarrhée atonique, etc.*

Coûte *les 500 gram.*   **Vendre**

le gram.   *les 5,*   *les 30,*

les 125,   *les 250,*   *les 500.*

Observation

                        N°

Poudre de Cannelle blanche.

Fausse écorce de Winter. Produit de la pulvérisation de l'écorce fournie par le Cannella Alba (Guttifères).

Provenance. *Amérique Méridionale.*

Substance non **vénéneuse.**

Propriétés *toniques, excitantes.*

Se vend avec ordonnance.

S'emploie à l'intérieur en pilules, à la dose de 15 centig. à 4 gram. Elle est peu usitée.

Coûte *les 500 gram.* **Vendre**

le gram.	*les 5,*	*les 30,*
les 125,	*les 250,*	*les 500,*

Observation

N°

Poudre de Cannelle de Chine.

Produit de la pulvérisation de l'écorce fournie par le Laurus Cassia (Laurinées).

Provenance. *Chine, Malabar.*

Substance non **vénéneuse.**

Propriétés *excitantes, stimul., toniques.*

Se vend avec ordonnance.

S'emploie à l'intérieur en pilules, à la dose de 50 centig. à 2 gram. par jour.

Coûte *les 500 gram.* **Vendre**

le gram.	*les 5,*	*les 30,*
les 125,	*les 250,*	*les 500,*

Observation

N°

Poudre de Cantharides.

Produit de la pulvérisation du Meloe Vesicatorius, insecte de l'ordre des coléoptères.

Famille. *Trachélides.*

Provenance. *France, Espagne, Russie.*

Substance très **vénéneuse.**

Propriétés *vésicantes, aphrodisiaques.*

Ne se vend qu'avec ordonnance.

S'emploie à l'intérieur en pilules, pastilles, à la dose de 1 à 20 cent. progressivement. Il entre dans l'emplâtre vésicatoire.

Coûte *les 500 gram.* **Vendre**

le gram.	*les 5,*	*les 30,*
les 125,	*les 250,*	*les 500,*

Observation

N°

Poudre de Cascarille, *de chacrille, de quinquina aromatique, d'écorce éleuthérienne. Produit de la pulvérisation de l'écorce fournie par le Croton Cascarilla (Euphorbiacées).*

Provenance. *Amérique Méridionale.*

Substance non **vénéneuse.**

Propriétés *stimulantes, toniques.*

Se vend avec ordonnance.

S'emploie à l'intérieur en pilules, à la dose de 1 à 2 gram., associée au quinquina, dans la dyspepsie, la dysenterie chronique, etc.

Coûte *les 500 gram.* **Vendre**

le gram.	*les 5,*	*les 30,*
les 125,	*les 250,*	*les 500,*

Observation

N°

Poudre de Cévadille.

Sabadille. Produit de la pulvérisation du fruit du Veratrum Sabadilla (*Colchicacées*).
Provenance. *Mexique.*
Substance **très vénéneuse.**
Propriétés *anti-pédicul., anti-apoplectiq.*
Ne se **vend** qu'avec ordonnance.
*S'emploie à l'*intérieur *en pilules,*
à la dose de 10 à 15 centig., contre l'apo-
*plexie, la paralysie; et à l'*extérieur *contre*
les poux.

Coûte *les 500 gram.*   **Vendre**

le gram.	*les 5,*	*les 30,*
les 125,	*les 250,*	*les 500,*

Observation

Nº

Poudre de Charbon végétal.

Produit de la pulvérisation du charbon de branches du peuplier, Populus Nigra (*Amentacées*).
Provenance. *Europe.*
Substance non **vénéneuse.**
Propriétés *anti-septiques, dentifrices.*
Se **vend** sans ordonnance.
*S'emploie à l'*intérieur *en pilules, pastilles,*
à la **dose** *de 2 à 15 gram., dans le scorbut,*
*la dyspepsie; et à l'*extérieur *comme dentifrice.*

Coûte *les 500 gram.*   **Vendre**

le gram.	*les 5,*	*les 30,*
les 125,	*les 250,*	*les 500,*

Observation

Nº

Poudre de Ciguë.

Grande ciguë. Produit de la pulvérisation des feuilles de la ciguë, Cicuta Major (*Ombellifères*).
Provenance. *Europe.*
Substance **très vénéneuse.**
Propriétés *narcotiques, sédatives.*
Ne se **vend** qu'avec ordonnance.
*S'emploie à l'*intérieur *en pilules,*
à la **dose** *de 5 centig. à 1 gram. par jour,*
progressivement, dans la névralgie faciale,
le priapisme, le satyriasis, les douleurs
lancinantes du cancer.

Coûte *les 500 gram.*   **Vendre**

le gram.	*les 5,*	*les 30,*
les 125,	*les 250,*	*les 500,*

Observation

Nº

Poudre de Cochenille.

Produit de la pulvérisation du Coccus Cacti, insecte de la famille des hémiptères, connu sous le nom générique de Coccus.
Provenance. *Nopaleries d'Amérique.*
Substance non **vénéneuse.**
Propriétés *toniques, astring., tinctoriales.*
Se **vend** sans ordonnance.
Employée par quelques praticiens comme spécifique de la coqueluche.
Sert à faire le carmin, à colorer des liqueurs.

Coûte *les 500 gram.*   **Vendre**

le gram.	*les 5,*	*les 30,*
les 125,	*les 250,*	*les 500,*

Observation

Nº

Poudre de Colophane.

Arcanson. Résidu de la distillation de la térébenthine fournie par le Pinus Maritima *(Conifères) réduite en poudre.*

Provenance. *Colophon (Ionie), Mirecourt.*

Substance non **vénéneuse.**

Propriétés *hémostatiques.*

Se **vend** sans ordonnance.

*S'*emploie à *l'extérieur pour arrêter le sang des morsures de sangsues.*

Coûte *les 500 gram.*   **Vendre**

le gram.   *les* 5,   *les 30,*

les 125,   *les 250,*   *les 500,*

Observation

N°

Poudre de Racine de Colombo.

Produit de la pulvérisation de la racine fournie par le Cocculus Palmatus *(Ménispermées).*

Provenance. *Afrique.*

Substance non **vénéneuse.**

Propriétés *toniques, stomachiques.*

Se **vend** avec ordonnance.

*S'*emploie à *l'intérieur en pilules, à la* **dose** *de 50 centigr. à 1 gramme par jour, dans la dyspepsie, la diarrhée, l'atonie des voies digestives, etc.*

Coûte *les 500 gram.*   **Vendre**

le gram.   *les* 5,   *les 30,*

les 125,   *les* 250,   *les* 500,

Observation

N°

Poudre de Coloquinte.

Produit de la pulvérisation du fruit décortiqué du Cucumis Colocynthis *(Cucurbitac.).*

Provenance. *Levant, Afrique.*

Substance à haute dose **vénéneuse.**

Propriétés *purgatives drastiques.*

Ne se **vend** qu'avec ordonnance.

*S'*emploie à *l'intérieur en pilules, à la* **dose** *de 20 à 50 centig., dans les hydropysies passives.* Peu usitée.

Coûte *les 500 gram.*   **Vendre**

le gram.   *les* 5,   *les 30,*

les 125,   *les* 250,   *les 500,*

Observation

N°

Poudre de Corail rouge.

*Produit de la pulvérisation de l'*Isatis Nobilis *(Polypiers).*

Provenance. *Mer Rouge, Méditerranée.*

Substance non **vénéneuse.**

Propriétés *dentifrices.*

Se **vend** sans ordonnance.

*S'*emploie à *la préparation des poudres et opiats dentifrices.*

Coûte *les* 500 *gram.*   **Vendre**

le gram.   *les* 5,   *les 30,*

les 125,   *les* 250,   *les* 500,

Observation

N°

Poudre de Cubèbes.

*Poivre cubèbe, Poivre à queue. Produit de
la pulvérisation du fruit du* Piper Cubeba
(Pipéritées).

Provenance. *Malabar, Sumatra.*

Substance non **vénéneuse.**

Propriétés *stimulantes, astringentes.*

Se vend avec ordonnance.

S'emploie à l'intérieur,

*à la dose de 2 à 10 gram., deux d trois fois
p. jour, dans la blennorrhée, la leucorrhée.*

Coûte *les 500 gram.* **Vendre**

le gram.	*les 5,*	*les 30,*
les 125,	*les 250,*	*les 500,*

Observation

N°

Poudre de Curcuma.

*Terra Merita, Souchet ou Safran des Indes.
Produit de la pulvérisation de la racine du*
Curcuma Longa *(Amomées).*

Provenance. *Indes-Orientales.*

Substance non **vénéneuse.**

Propriétés *excitantes, diurétiques.*

Se vend sans ordonnance.

S'emploie rarement en médecine.

Sert à faire un papier réactif, et, dans l'art
du teinturier, la teinture en jaune.

Coûte *les 500 gram.* **Vendre**

le gram.	*les 5,*	*les 30,*
les 125,	*les 250,*	*les 500,*

Observation

N°

Poudre Dentifrice noire.

*Poudre dentifrice de quinquina et de char-
bon.*

Formule. Charbon de saule en poudre 1,
quinquina gris en poudre 1; mêlez intimement ces deux substances, et aromatisez avec
essence de menthe q. s.

Propriétés *dentifrices.*

Se vend sans ordonnance.

S'emploie à l'entretien des dents.

*C'est un excellent dentifrice; il purifie l'ha-
leine et fortifie les gencives.*

Coûte *les 500 gram.* **Vendre**

le gram.	*les 5,*	*les 30,*
les 125,	*les 250,*	*les 500,*

Observation

N°

Poudre de Digitale pourprée.

*Gant de Notre-Dame, Gantelée, Doigtier.
Produit de la pulvérisation des feuilles de la
digitale pourprée,* Digitalis Purpurea *(Scrofulariées, Jus.).*

Provenance. *Europe.*

Substance à haute dose **vénéneuse.**

Propriétés *diurétiq., contro-stimulantes.*

Ne se vend qu'avec ordonnance.

S'emploie à l'intérieur en pilules, prises.

*à la dose de 5 à 50 centig. par jour, pro-
gressivement, dans l'hydropisie, l'anasarque, les palpitations.*

Coûte *les 500 gram.* **Vendre**

le gram.	*les 5,*	*les 30,*
les 125,	*les 250,*	*les 500,*

Observation

N°

Poudre de Dower.

Poudre sudorifique, anodine de Dower, Poudre d'ipéca composée, Poudre d'opium et d'ipécacuanha composée.

Formule. Sulfate de potasse 125, nitrate de potasse 125, ipécacuanha 30, réglisse 30, extrait d'opium sec 30; mélangez intimement.

Substance à haute dose **vénéneuse.**

Propriétés diaphorétiques, calmantes.

Ne se **vend** qu'avec ordonnance.

S'emploie à l'intérieur en prises,
à la dose de 5 à 10 centig., dans la goutte, le rhumatisme chronique, etc.

Coûte les 500 gram.		**Vendre**
le gram.	les 5,	les 30,
les 125,	les 250,	les 500,

Observation

N°

Poudre Diurétique, des Voyageurs, Tisane sèche, Poudre gommeuse nitrée, Poudre tempérante gommeuse.

Formule. Gomme arabique 60, sucre 60, nitrate de potasse 30, racine de guimauve 30; mélangez intimement.

Substance non **vénéneuse.**

Propriétés diurétiques.

Se **vend** avec ordonnance.

S'emploie à l'intérieur,
à la dose de 10 gram. par litre d'eau froide, pris dans le courant de la journée, dans le début de la gonorrhée.

Coûte les 500 gram.		**Vendre**
le gram.	les 5,	les 30,
les 125,	les 250,	les 500,

Observation

N°

Poudre d'Ecorce de Chêne.

Fleur de tan. Produit de la pulvérisation de l'écorce du Quercus Robur (Cupilifères).

Provenance. Forêts d'Europe.

Substance non **vénéneuse.**

Propriétés astringentes, styptiques.

Se **vend** avec ordonnance.

S'emploie à l'extérieur,
à la dose déterminée suivant le cas, pour lotions, injections, gargarismes, etc., contre les fleurs blanches, la chute du rectum, du vagin, les plaies de mauvais caractère.

Coûte les 500 gram.		**Vendre**
le gram.	les 5,	les 30,
les 125,	les 250,	les 500,

Observation

N°

Poudre d'Ellébore blanc.

Vératre, Varaire. Produit de la pulvérisation de la racine de l'ellébore blanc, Veratrum Album (Colchicacées).

Provenance. Europe.

Substance très **vénéneuse.**

Propriétés purgatives drastiques, antipédiculaires.

Ne se **vend** qu'avec ordonnance.

S'emploie à l'extérieur le plus souvent, contre la teigne, les dartres, la gale, les parasites de la tête; à l'intérieur (rarement), 3 à 10 centig. en pilules.

Coûte les 500 gram.		**Vendre**
le gram.	les 5,	les 30,
les 125,	les 250,	les 500,

Observation

N°

Poudre d'Ellébore noir.

Produit de la pulvérisation de la racine de l'ellébore noir, Helleborus Niger (Renonculacées).

Provenance. Auvergne, Suisse.

Substance **très vénéneuse.**

Propriétés purgatives drastiques.

Ne se **vend qu'avec ordonnance.**

S'emploie à l'intérieur en pilules (très rarement),

à la dose de 25 centig. à 1 gram.; et, dans la médecine vétérinaire, à entretenir les sétons.

Coûte les 500 gram.		**Vendre**
le gram.	les 5,	les 30,
les 125,	les 250,	les 500,

Observation

N°

Poudre d'Euphorbe.

Produit de la pulvérisation de la résine fournie par les Euphorbia Antiquorum, Officinarum et Canariensis (Euphorbiacées).

Provenance. Inde, Afrique, Canaries.

Substance **très vénéneuse.**

Propriétés rubéfiantes, vésicantes.

Ne se vend qu'avec ordonnance.

S'emploie à l'extérieur, dans la médecine vétérinaire, au pansement des sétons. Elle entre dans la composition de l'onguent vésicatoire de Lebas.

Coûte les 500 gram.		**Vendre**
le gram.	les 5.	les 30,
les 125,	les 250,	les 500,

Observation

N°

Poudre de Fougère mâle.

Néphrode. Produit de la pulvérisation de la racine de fougère mâle, Aspidium Filix Mas (Fougères).

Provenance. Europe.

Substance non **vénéneuse.**

Propriétés vermifuges.

Se **vend avec ordonnance.**

S'emploie à l'intérieur en pilules,

à la dose de 2 à 8 gram. par jour, contre le ténia, les lombrics, le trichocéphale.

Coûte les 500 gram.		**Vendre**
le gram.	les 5,	les 30,
les 125	les 250,	les 500,

Observation

N°

Poudre de Galanga.

Galanga de l'Inde ou de Java. Produit de la pulvérisation des racines du Galanga Major (Amomées).

Provenance. Inde.

Substance non **vénéneuse.**

Propriétés excitantes, stomachiques.

Se **vend avec ordonnance.**

S'emploie à l'intérieur en pilules,

à la dose de 50 centig. à 1 gram. par jour, dans la gastralgie, la colique venteuse, etc. Peu usitée aujourd'hui.

Coûte les 500 gram.		**Vendre**
le gram.	les 5,	les 30,
les 125,	les 250,	les 500,

Observation

N°

Poudre de Gentiane.

Gentiane jaune, Grande gentiane. Produit de la pulvérisation de la racine de gentiane, Gentiana Lutea *(Gentianées).*

Provenance. *Europe.*

Substance non **vénéneuse.**

Propriétés *toniques, stomachiques.*

Se vend avec **ordonnance.**

*S'emploie à l'*intérieur *en pilules,* à la dose *de 30 centig. à 1 gram., dans la dyspepsie, le rachitis, le scorbut, etc.*

Coûte *les 500 gram.*   **Vendre**

le gram.   *les 5,*   *les 30,*

les 125,   *les 250,*   *les 500,*

Observation

N°

Poudre de Gingembre.

Produit de la pulvérisation de la racine de gingembre, Amomum Zinziber *(Amomées).*

Provenance. *Amérique, Indes-Orientales.*

Substance non **vénéneuse.**

Propriétés *stomachiques, stimulantes.*

Se vend avec **ordonnance.**

*S'emploie à l'*intérieur *en prises,* à la dose *de 50 centig. à 2 gram. par jour, dans la dyspepsie, l'aphonie, etc.*

Coûte *les 500 gram.*   **Vendre**

le gram.   *les 5,*   *les 30,*

les 125,   *les 250,*   *les 500.*

Observation

N°

Poudre de Gomme adraganthe.

Produit de la pulvérisation de la gomme fournie par le Stragalus Tragacantha. *(Légumineuses).*

Provenance. *Orient.*

Substance non **vénéneuse.**

Propriétés *adoucissantes, mucilagineuses.*

Se vend sans **ordonnance.**

*S'emploie à l'*intérieur *en émulsions, etc., à la dose de 1 à 2 gram., dans les affections de poitrine, les catarrhes, etc.*

Coûte *les 500 gram.*   **Vendre**

le gram.   *les 5,*   *les 30,*

les 125,   *les 250,*   *les 500,*

Observation

N°

Poudre de Gomme ammoniaque.

Produit de la pulvérisation de la gomme-résine fournie par le Dorema Ammoniacum *(Ombellifères).*

Provenance. *Afrique, Perse.*

Substance à petite dose non **vénéneuse.**

Propriétés *stimul., emménag., résolutiv.*

Se vend avec **ordonnance.**

*S'emploie à l'*intérieur *en pilules, potions, à la dose de 50 centig. à 2 gram. par jour, dans l'hystérie, l'aménorrhée, l'asthme.*

Coûte *les 500 gram.*   **Vendre**

le gram.   *les 5,*   *les 30.*

les 125,   *les 250,*   *les 500,*

Observation

N°

Poudre de Gomme arabique.

*Produit de la pulvérisation de la gomme fournie par l'*Acacia Arabica (*Légumineuses*).
Provenance. *Afrique.*
Substance non vénéneuse.
Propriétés *émollientes, adoucissantes.*
Se vend sans ordonnance.
*S'emploie à l'*intérieur *en tisane,*
à la dose de 10 à 15 gram. par litre d'eau;
en potions, 4 à 8 gram. pour 250, dans toutes les phlegmasies, et principalement celles des voies digestives et respiratoires.

Coûte *les 500 gram.* **Vendre**
le gram. *les 5,* *les 30,*
les 125, *les 250,* *les 500,*
Observation

N°

Poudre de Gomme-Gutte.

Produit de la pulvérisation de la gomme-résine fournie par le Guttæfera Vera *(Rutacées).*
Provenance. *Siam, Ceylan.*
Substance à haute dose vénéneuse.
Propriétés *purgatives drastiques.*
Ne se vend qu'avec ordonnance.
*S'emploie à l'*intérieur *en pilules,*
à la dose de 10 à 30 cent., dans les hydropisies passives, certaines affections cutanées chroniques.

Coûte *les 500 gram.* **Vendre**
le gram. *les 5,* *les 30,*
les 125, *les 250,* *les 500,*
Observation

N°

Poudre de Guimauve.

Produit de la pulvérisation de la racine de guimauve, Althœa Officinalis *(Malvacées).*
Provenance. *Europe.*
Substance non vénéneuse.
Propriétés *mucilagineuses, émollientes.*
Se vend sans ordonnance.
*S'emploie à l'*intérieur *en pilules,*
à la dose de 5 à 10 gram. par jour. On en fait des pastilles.
Employée, dans la médecine vétérinaire, en bols et breuvages adoucissants.

Coûte *les 500 gram.* **Vendre**
le gram. *les 5,* *les 30,*
les 125, *les 250,* *les 500,*
Observation

N°

Poudre d'Ipécacuanha.

Produit de la pulvérisation de la racine d'ipécacuanha, Cephœlis Ipecacuanha (*Rubiacées*).
Provenance. *Amérique, Brésil.*
Substance à haute dose vénéneuse.
Propriétés *émétiq., toniques, stimulantes.*
Ne se vend qu'avec ordonnance.
*S'emploie à l'*intérieur *en potions, prises,*
à la dose de 50 centig. à 2 gram. pour 120 gram., contre le croup, la coqueluche, les catarrhes muqueux chroniques. l'asthme humide, etc.

Coûte *les 500 gram.* **Vendre**
le gram. *les 5,* *les 30,*
les 125, *les 250,* *les 500,*
Observation

N°

Poudre d'Iris de Florence.

Produit de la pulvérisation de la racine d'iris, Iris Florentina *(Iridées)*.

Provenance. *Europe.*

Substance à haute dose **vénéneuse.**

Propriétés *purgatives, expectorantes.*

Se **vend** sans ordonnance.

S'emploie *à l'intérieur (rarement) en pilul.* à la **dose** *de* 50 *centig.* à 1 *gram.*

Elle sert en parfumerie, et à aromatiser les vins rouges.

Coûte *les 500 gram.* **Vendre**

le gram.   *les 5,*   *les 30,*

les 125,   *les 250,*   *les 500,*

Observation

N°

Poudre de Jalap.

Produit de la pulvérisation de la racine du jalap, Convolvulus Jalapa *(Convolvulacées).*

Provenance. *Environs de Jalapa (Mexique).*

Substance à haute dose **vénéneuse.**

Propriétés *purgatives drastiques.*

Ne se vend qu'avec **ordonnance.**

S'emploie *à l'intérieur,* à la **dose** *de* 50 *centig.* à 3 *gram., dans un véhicule approprié.*

Convient dans tous les cas où les drastiques sont indiqués.

Coûte *les 500 gram.*   **Vendre**

le gram.   *les 5,*   *les 30,*

les 125   *les 250,*   *les 500,*

Observation

N°

Poudre d'Oliban. *Encens.*

Produit de la pulvérisation de la gomme-résine fournie par le Boswellia Serrata *(Térébinthacées).*

Provenance. *Inde, Afrique.*

Substance non **vénéneuse.**

Propriétés *stimulantes, aromatiques.*

Se **vend** sans ordonnance.

S'emploie *à l'extérieur en fumigations, dans les rhumatismes, etc. Elle entre dans la thériaque, l'emplâtre de Vigo, etc.*

Coûte *les 500 gram.*   **Vendre**

le gram.   *les 5,*   *les 30,*

les 125,   *les 250,*   *les 500,*

Observation

N°

Poudre de Feuilles d'Oranger.

Produit de la pulvérisation des feuilles du Citrus Aurantium *(Aurantiées,* Jus.*).*

Provenance. *Asie, Midi de l'Europe.*

Substance non **vénéneuse.**

Propriétés *anti-spasmodiques, toniques.*

Se **vend** avec ordonnance.

S'emploie *à l'intérieur en pilules,* à la **dose** *de* 1 *à* 4 *gram., dans les digestions difficiles, les coliques nerveuses, etc.*

Coûte *les 500 gram.*   **Vendre**

le gram.   *les 5,*   *les 30,*

les 125,   *les 250,*   *les 500,*

Observation

N°

Poudre de Pyrèthre.

Produit de la pulvérisation de la racine de pyrèthre, Anthemis Pyrethrum (Synanthérées).
Provenance. Europe.
Substance très vénéneuse.
Propriétés irritant., sialalogues, excitant.
Ne se vend qu'avec ordonnance.
S'emploie à l'intérieur (rarement) en pilul., à la dose de 20 à 25 centig., comme excitante.
Elle est sternutatoire, et peut être utilisée dans l'anosmie (diminution ou perte de l'odorat).

Coûte les 500 gram.　　　　　Vendre

| le gram. | les 5, | les 30, |
| les 125, | les 250, | les 500, |

Observation

N°

Poudre de Quassia Amara.

Bois amer, de Surinam. Produit de la pulvérisation de la racine du Quassia Amara. (Simaroubées).
Provenance. Amérique Méridionale.
Substance non vénéneuse.
Propriétés toniques, stomachiques.
Se vend avec ordonnance.
S'emploie à l'intérieur en pilules, à la dose de 1 à 4 gram. par jour, dans la dyspepsie, l'anémie, la diarrhée.

Coûte les 500 gram.　　　　　Vendre

| le gram. | les 5, | les 30, |
| les 125, | les 250, | les 500. |

Observation

N°

Poudre de Réglisse.

Produit de la pulvérisation de la racine de réglisse, Glycyrrhiza Glabra (Légumineuses).
Provenance. Europe.
Substance non vénéneuse.
Propriétés émollientes, pectorales.
Se vend sans ordonnance.
S'emploie à l'intérieur en pilules, à la dose de 1 à 4 gram.,
Dans la médecine vétérinaire, à composer des bols et breuvages adoucissants, et comme adjuvant pour donner de la consistance aux pilules.

Coûte les 500 gram.　　　　　Vendre

| le gram. | les 5, | les 30, |
| les 125, | les 250, | les 500, |

Observation

N°

Poudre de Rhubarbe.

Produit de la pulvérisation de la racine de rhubarbe, Rheum Palmatum (Polygonées).
Provenance. Inde, Chine, Moscovie, Perse.
Substance à petite dose non vénéneuse.
Propriétés purgatives, toniques.
Se vend avec ordonnance.
S'emploie à l'intérieur en prises, pilules, à la dose de 30 à 60 centig., comme tonique, dans les diarrhées atoniques, l'anorexie, etc.

Coûte les 500 gram.　　　　　Vendre

| le gram. | les 5, | les 30, |
| les 125, | les 250, | les 500, |

Observation

N°

Poudre de Sabine.

Produit de la pulvérisation des feuilles de la sabine, Juniperus Sabina (*Conifères*).

Provenance. *Europe.*

Substance à haute dose **vénéneuse.**

Propriétés *emménag. énergiq., abortives.*

Ne se **vend** qu'avec **ordonnance.**

S'emploie à *l'intérieur en pilules,*
à la **dose** de 25 centig. à 2 gr. *Elle sert à réprimer les chairs fongueuses, et à aviver les ulcères atoniques.*

Coûte *les* 500 *gram.*   **Vendre**

le gram.   *les* 5,   *les* 30,

les 125,   *les* 250,   *les* 500,

Observation

Poudre de Safran.

Produit de la pulvérisation des stigmates du safran, Crocus Sativus.

Famille. *Iridées.*

Provenance. *Gâtinais, Angoumois, Asie.*

Substance non **vénéneuse.**

Propriétés *excitant., stimul., emménag.*

Se **vend** avec **ordonnance.**

S'emploie à *l'intérieur en prises,*
à la **dose** de 50 centig. à 1 gram., *comme emménagogue, et comme stomachique, en pilules, à la dose de* 20 à 30 *centig.*

Coûte *les* 500 *gram.*   **Vendre**

le gram.   *les* 5,   *les* 30,

les 125,   *les* 250,   *les* 500,

Observation

Nº

Poudre de Salep.

Produit de la pulvérisation des bulbes du salep, Orchis Mascula *(Orchidées).*

Provenance. *Asie, Perse.*

Substance non **vénéneuse.**

Propriétés *analeptiques, stomachiques.*

Se **vend** sans **ordonnance.**

S'emploie à *l'intérieur,*
à la **dose** de 5 à 10 gram. *dans du lait ou du bouillon, dans la convalescence des entérites, fièvres typhoïdes, et maladies en général de longue durée.*

Coûte *les* 500 *gram.*   **Vendre**

le gram.   *les* 5,   *les* 30,

les 125,   *les* 250,   *les* 500,

Observation

Nº

Poudre de Sang-Dragon.

Produit de la pulvérisation de la résine fournie par le Pterocarpus Draco *(Légumineuses).*

Provenance. *Amérique Méridionale.*

Substance non **vénéneuse.**

Propriétés *astringentes.*

Se **vend** avec **ordonnance.**

S'emploie à *l'intérieur en pilules,*
à la **dose** de 1 à 2 gram. *dans les diarrhées séreuses, écoulements muqueux, etc.*

Coûte *les* 500 *gram.*   **Vendre**

le gram.   *les* 5,   *les* 30,

les 125,   *les* 250,   *les* 500,

Observation

Nº

Poudre de Santal citrin.

Produit de la pulvérisation du bois de santal citrin, Santalum Citrinum *(Santalacées)*.

Provenance. *Indes-Orientales.*

Substance non **vénéneuse.**

Propriétés. *Employée en parfumerie.*

Se **vend** sans ordonnance.

*S'*emploie à *l'*extérieur,

à la confection de poudres dentifrices et de divers parfums.

Coûte *les 500 gram.*		**Vendre**
le gram.	*les 5,*	*les 30,*
les 125,	*les 250,*	*les 500,*

Observation

N°

Poudre de Santal rouge.

Produit de la pulvérisation du bois de santal rouge, Pterocarpus Santalinus *(Légumineuses).*

Provenance. *Indes-Orientales.*

Substance non **vénéneuse.**

Propriétés. *Employée en teinture.*

Se **vend** sans ordonnance.

*S'*emploie dans l'industrie à la coloration *des vernis.*

Coûte *les 500 gram.*		**Vendre**
le gram.	*les 5,*	*les 30,*
les 125,	*les 250,*	*les 500,*

Observation

N°

Poudre de Scille.

Produit de la pulvérisation des bulbes de la scille, Scilla Maritima *(Asphodèles).*

Provenance. *Italie, Barbarie, Espagne, Levant.*

Substance à haute dose **vénéneuse.**

Propriétés *diurétiques.*

Ne se **vend** qu'avec ordonnance.

*S'*emploie à *l'*intérieur *en pilules,*

à la **dose** *de 10 à 50 centig., dans les hydropisies passives, l'hydrothorax, les infiltrations séreuses du tissu cellul., l'asthme humide, etc.*

Coûte *les 500 gram.*		**Vendre**
le gram.	*les 5,*	*les 30,*
les 125,	*les 250,*	*les 500,*

Observation

N°

Poudre de Semen Contra d'Alep.

*Barboline. Produit de la pulvérisation des fleurs non épanouies de l'*Arthemisia Contra *(Synanthérées).*

Provenance. *Perse.*

Substance non **vénéneuse.**

Propriétés *vermifuges.*

Se **vend** sans ordonnance.

*S'*emploie à *l'*intérieur,

à la **dose** *de 1 à 5 gram., contre les ascarides vermiculaires et les lombrics.*

Coûte *les 500 gram.*		**Vendre**
le gram.	*les 5,*	*les 30,*
les 125,	*les 250,*	*les 500,*

Observation

N°

Poudre de Séné.

Produit de la pulvérisation des feuilles du séné, Cassia Acutifolia (Légumineuses).

Provenance. Syrie, Egypte.

Substance non vénéneuse.

Propriétés purgatives.

Se vend avec ordonnance.

S'emploie à l'intérieur (rarement sous cette forme),

à la dose de 1 à 4 gram., dans tous les cas qui réclament les purgatifs.

Coûte les 500 gram.   Vendre

le gram.   les 5,   les 30,

les 125,   les 250,   les 500,

Observation

N°

Poudre de Simarouba.

Produit de la pulvérisation de l'écorce de la racine du Simarouba Amara (Simaroubées).

Provenance. Amérique Méridionale.

Substance non vénéneuse.

Propriétés toniq., fébrif., anti-diarrhéiq.

Se vend avec ordonnance.

S'emploie à l'intérieur en pilules,

à la dose de 1 à 2 gram., dans la dysenterie, les diarrhées chroniques, les fièvres.

Coûte les 500 gram.   Vendre

le gram.   les 5,   les 30,

les 125,   les 250,   les 500.

Observation

N°

Poudre de Valériane.

Produit de la pulvérisation de la racine de valériane officinale, Valeriana Officinalis (Valérianées).

Provenance. Europe.

Substance à petite dose non vénéneuse.

Propriétés excitantes, anti-spasmodiques.

Se vend avec ordonnance.

S'emploie à l'intérieur en pilules, bols,

à la dose de 1 à 4 gram., dans les névroses, l'hystérie, l'épilepsie, etc.

Coûte les 500 gram.   Vendre

le gram.   les 5,   les 30,.

les 125,   les 250,   les 500,

Observation

N°

Poudre de Zédoaire.

Produit de la pulvérisation du rhizôme de la zédoaire ronde, Kœmpferia Rotunda (Amomées).

Provenance. Indes-Orientales, Europe.

Substance non vénéneuse.

Propriétés toniq., stomachiq., excitantes.

Se vend avec ordonnance.

S'emploie à l'intérieur en bols, pilules,

à la dose de 50 centig. à 2 gram.

Elle est fort peu employée aujourd'hui.

Coûte les 500 gram.   Vendre

le gram.   les 5,   les 30,

les 125,   les 250,   les 500,

Observation

N°

Prussiate jaune de Potasse.

Cyanure de fer et de potassium, Hydrocyanate de potasse ferrugineux, Protocyanure
de potassium et de fer, Hydroferrocyanate
de potasse, Cyanure ferroso-potassique,
Ferrocyanure de potassium, Cyanoferrure
de potassium, Protocyanure de potassium.
Substance très vénéneuse.
Propriétés. Réactif chimique.
Se vend avec ordonnance.
S'emploie dans les arts à la trempe de
l'acier, et comme réactif du cuivre, nickel,
zinc, fer, cobalt, argent, or, etc., qu'il précipite en combinaisons insolubles.

Coûte les 500 gram.   Vendre
le gram.   les 5,   les 30,
les 125,   les 250,   les 500,
Observation

                                    Nº

Racine d'Ache.

Persil ou Céleri des marais. Fournie par
l'Apium Graveolens.
Famille. Ombellifères.
Provenance. Europe.
Substance non vénéneuse.
Propriétés diurétiques, résolutives.
Se vend avec ordonnance.
S'emploie à l'intérieur en infusions,
à la dose de 8 à 15 gram. par litre d'eau.
C'est une des cinq racines apéritives. Elle
entre dans le sirop des cinq racines.

Coûte les 500 gram.   Vendre
le gram.   les 5,   les 30,
les 125,   les 250,   les 500,
Observation

                                    Nº

Racine d'Acore vrai.

Roseau aromatique, Acore odorant, Cala-
mus aromaticus. Fournie par l'Acorus Cala-
mus.
Famille. Aroïdées.
Provenance. Normandie, Bretagne, Japon,
Tartarie.
Substance non vénéneuse.
Propriétés toniques, stomachiques.
Se vend avec ordonnance.
S'emploie à l'intérieur en infusions,
à la dose de 15 à 20 gr. par litre d'eau, dans
la dyspepsie, l'atonie de l'estomac.

Coûte les 500 gram.   Vendre
le gram.   les 5,   les 30,
les 125,   les 250,   les 500,
Observation

                                    Nº

Racine d'Asperges.

Fournie par l'Asparagus Officinalis.
Famille. Asparaginées.
Provenance. Europe.
Substance non vénéneuse.
Propriétés diurétiques, apéritives.
Se vend avec ordonnance.
S'emploie à l'intérieur en décoctions,
à la dose de 15 à 50 gram. par litre d'eau,
dans l'hydropisie, l'hypertrophie du cœur,
les maladies des voies urinaires, etc.

Coûte les 500 gram.   Vendre
le gram.   les 5,   les 30,
les 125,   les 250,   les 500,
Observation

                                    Nº

Racine de Bardane.

*Glouteron, Herbe aux teigneux, Napolier, Dogue. Fournie par l'*Arctium Lappa.

Famille. *Synanthérées.*

Provenance. *Europe.*

Substance non **vénéneuse.**

Propriétés *sudorif., diurét., dépuratives.*

Se **vend** sans **ordonnance.**

S'emploie à l'intérieur en décoctions, à la dose de 15 à 50 gram. par litre d'eau, contre les dartres squameuses, furfuracées, etc.

Coûte *les 500 gram.*   **Vendre**

le gram.	*les 5,*	*les 30,*
les 125	*les 250,*	*les 500,*

Observation

N°

Racine de Bistorte.

Couleuvrine, Serpentaire rouge. Fournie par le Polygonum Bistorta.

Famille. *Polygonées.*

Provenance. *Europe.*

Substance non **vénéneuse.**

Propriétés *toniques, astringentes.*

Se **vend** avec **ordonnance.**

S'emploie à l'intérieur en décoctions, à la dose de 15 à 40 gram. par litre d'eau, contre les hémorrhagies passives, la dysenterie, etc.

Coûte *les 500 gram.*   **Vendre**

le gram.	*les 5,*	*les 30,*
les 125,	*les 250,*	*les 500,*

Observation

N°

Racine de Caïnça. *Chiocoque.*

Fournie par le Chiococca Anguifuga.

Famille. *Rubiacées.*

Provenance. *Brésil.*

Substance à petite dose non **vénéneuse.**

Propriétés *purgatives, toniques, diurétiq.*

Ne **se vend** qu'avec ordonnance.

S'emploie à l'intérieur en décoctions, à la dose de 15 à 20 gram. par litre d'eau, dans l'hydropisie passive, l'anasarque, etc.

Coûte *les 500 gram.*   **Vendre**

le gram.	*les 5,*	*les 30,*
les 125,	*les 250,*	*les 500,*

Observation

N°

Racine de Canne de Provence.

*Roseau des jardins, Grand roseau. Fournie par l'*Arundo Donax.

Famille. *Graminées.*

Provenance. *Midi de la France.*

Substance non **vénéneuse.**

Propriétés *anti-laiteuses.*

Se **vend** sans **ordonnance.**

S'emploie à l'intérieur en décoctions, à la dose de 15 à 20 gram. par litre d'eau. Vulgairement et journellement usitée comme anti-laiteuse.

Coûte *les 500 gram.*   **Vendre**

le gram.	*les 5,*	*les 30,*
les 125,	*les 250,*	*les 500;*

Observation

N°

Racine de Chicorée. sauvage.

Intybe.Fournie par le Cichorium Intybus.
Famille. *Synanthérées.*
Provenance. *Europe.*
Substance non **vénéneuse.**
Propriétés *toniques, fébrifuges.*
Se vend sans **ordonnance.**
S'emploie *à l'intérieur en décoctions,*
à la dose *de* 15 *à* 30 gram., *dans l'atonie*
de l'appareil digestif, l'ictère, etc.

Coûte *les 500 gram.*　　　　**Vendre**

le gram.　　　*les 5,*　　　*les 30,*
les 125,　　　*les 250,*　　　*les 500,*

Observation

　　　　　　　　　　　　　　N°

Racine de Chiendent.

Fournie par le Triticum Repens.
Famille. *Graminées.*
Provenance. *Europe.*
Substance non **vénéneuse.**
Propriétés *émollientes, diurétiques.*
Se vend sans **ordonnance.**
S'emploie *à l'intérieur en décoctions,*
à la dose *de* 15 *à* 60 gram. *par litre d'eau,*
dans les maladies inflammatoires, et sur-
tout celles des voies urinaires.

Coûte *les 500 gram.*　　　　**Vendre**

le gram.　　　*les 5,*　　　*les 30,*
les 125,　　　*les 250,*　　　*les 500,*

Observation

　　　　　　　　　　　　　　N°

Racine de Colombo.

Fournie par le Cocculus Palmatus.
Famille. *Ménispermées.*
Provenance. *Afrique.*
Substance non **vénéneuse.**
Propriétés *toniques, stomachiques.*
Se vend avec **ordonnance.**
S'emploie *à l'intérieur en décoctions,*
à la dose *de* 8 *à* 15 gram. *par litre d'eau,*
dans la dyspepsie, la diarrhée chronique,
l'atonie des voies digestives.

Coûte *les 500 gram.*　　　　**Vendre**

le gram.　　　*les 5,*　　　*les 30,*
les 125,　　　*les 250,*　　　*les 500,*

Observation

　　　　　　　　　　　　　　N°

Racine de Consoude.

Grande consoude, Oreilles d'âne. Fournie
par le Symphytum Officinale.
Famille. *Borraginées.*
Provenance. *Europe.*
Substance non **vénéneuse.**
Propriétés *légèrement astring., adouciss.*
Se vend sans **ordonnance.**
S'emploie *à l'intérieur en infus. ou décoct.*
à la dose *de* 15 *à* 30 gram. *par litre d'eau,*
dans l'hémoptysie, la métrorrhagie, la
diarrhée, la dysenterie, etc.

Coûte *les 500 gram.*　　　　**Vendre**

le gram.　　　*les 5,*　　　*les 30,*
les 125,　　　*les 250,*　　　*les 500,*

Observation

　　　　　　　　　　　　　　N°

Racine de Curcuma.

Terra Merita, Souchet ou Safran des Indes, Racine de safran. Fournie par le Curcuma Longa.

Famille. *Amomées.*

Provenance. *Indes-Orientales.*

Substance non **vénéneuse.**

Propriétés *excitantes, diurétiques.*

Se vend sans ordonnance.

S'emploie à l'intérieur (rarement) *en infus., à la dose de 2 à 10 gram. par litre d'eau.*

Peu usitée en médecine.

Sert en teinture, pour teindre en jaune.

Coûte *les* 500 *gram.* **Vendre**

le gram. *les 5,* *les* 30.

les 125, *les 250,* *les 500,*

Observation

Nº

Racine d'Ellébore blanc.

Vératre, Varaire. Fournie par le Veratrum Album.

Famille. *Colchicacées.*

Provenance. *Europe.*

Substance **très vénéneuse.**

Propriétés *purgatives drastiques.*

Ne se vend qu'avec ordonnance.

S'emploie à l'extérieur en décoctions, contre la teigne, les dartres, la gale, les parasites de la tête, etc.

Rarement employée à l'intérieur.

Coûte *les* 500 *gram.* **Vendre**

le gram. *les 5,* *les 30,*

les 125, *les 250,* *les 500.*

Observation

Nº

_ Racine d'Ellébore noir. *Rose de Noël.*

*Fournie par l'*Helleborus Niger.

Famille. *Renonculacées.*

Provenance. *Auvergne, Suisse.*

Substance **très vénéneuse.**

Propriétés *purg. drastiq., sternutatoires.*

Ne se vend qu'avec ordonnance.

S'emploie dans la médecine vétérinaire à l'extérieur en décoctions, contre le farcin.

Rarement employée à l'intérieur.

Coûte *les* 500 *gram.* **Vendre**

le gram. *les 5,* *les 30,*

les 125, *les 250,* *les 500,*

Observation

Nº

Racine de Fenouil.

*Aneth ou Anis doux. Fournie par l'*Anethum Fœniculum.

Famille. *Ombellifères.*

Provenance. *Europe.*

Substance non **vénéneuse.**

Propriétés *excit., carminat., diurétiques.*

Se vend avec ordonnance.

S'emploie à l'intérieur en infusions, à la dose de 20 gram. par litre d'eau, dans les crampes d'estomac, flatuosités, coliques venteuses, etc.

Coûte *les* 500 *gram.* **Vendre**

le gram. *les 5,* *les 30,*

les 125, *les 250,* *les 500,*

Observation

Nº

Racine de Fougère mâle. *Néphrode.*
*Fournie par l'*Aspidium Filix Mas.
Famille. *Fougères.*
Provenance. *Europe.*
Substance non **vénéneuse.**
Propriétés *vermifuges.*
Se vend avec ordonnance.
S'emploie à l'intérieur en décoctions,
à la **dose** *de* 50 à 100 *gram. par litre d'eau,*
contre le ténia, les lombrics, les trichocé-
phales.

Coûte *les* 500 *gram.*   **Vendre**

le gram.   *les* 5,   *les* 30,
les 125,   *les* 250,   *les* 500,

Observation

              N°

Racine de Fraisier.
Fournie par le Fragaria Vesca.
Famille. *Rosacées.*
Provenance. *Europe.*
Substance non **vénéneuse.**
Propriétés *diurétiques.*
Se vend sans ordonnance.
S'emploie à l'intérieur en décoctions,
à la **dose** *de* 30 à 60 *gram. par litre d'eau,*
dans les affections de l'appareil génito-
urinaire.

Coûte *les* 500 *gram.*   **Vendre**

le gram.   *les* 5,   *les* 30,
les 125,   *les* 250,   *les* 500,

Observation

              N°

Racine de Galanga.
Fournie par le Galanga Major.
Famille. *Amomées.*
Provenance. *Inde.*
Substance non **vénéneuse.**
Propriétés *excitantes, stomachiques.*
Se vend avec ordonnance.
S'emploie à l'intérieur en infusions,
à la **dose** *de* 10 à 15 *gram. par litre d'eau,*
dans la colique venteuse, la gastralgie.
Peu employée aujourd'hui.

Coûte *les* 500 *gram.*   **Vendre**

le gram.   *les* 5,   *les* 30,
les 125,   *les* 250,   *les* 500,

Observation

              N°

Racine de Garance.
Fournie par le Rubia Tinctorum.
Famille. *Rubiacées.*
Provenance. *Midi de la France (Vaucluse),*
Chypre.
Substance non **vénéneuse.**
Propriétés *anti-rachitiques.*
Se vend avec ordonnance.
S'emploie à l'intérieur en décoctions,
à la **dose** *de* 20 *gram. par litre d'eau, con-*
tre le rachitis, l'ictère, le scorbut, etc.;
et, dans l'art du teinturier, à faire la teinture
en rouge.
Coûte *les* 500 *gram.*   **Vendre**

le gram.   *les* 5,   *les* 30,
les 125,   *les* 250,   *les* 500,

Observation

              N°

Racine de Gentiane.
Gentiane jaune, Grande gentiane. Fournie par le Gentiana Lutea.
Famille. *Gentianées.*
Provenance. *Suisse, Auvergne, Vosges, Jura.*
Substance non **vénéneuse.**
Propriétés *toniques, stomachiques.*
Se vend avec ordonnance.
S'emploie à l'intérieur en infusions, à la dose de 5 à 10 gram. par litre d'eau, dans la dyspepsie, le rachitis, le scorbut.
Coûte *les 500 gram.*   **Vendre**

le gram.   *les 5,*   *les 30,*
les 125,   *les 250,*   *les 500,*
Observation

N°

Racine de Gingembre.
*Fournie par l'*Amomum Zinziber.
Famille. *Amomées.*
Provenance. *Amérique, Indes-Orientales.*
Substance non **vénéneuse.**
Propriétés *stimulantes, stomachiques.*
Se vend avec ordonnance.
S'emploie à l'intérieur en infusions, à la dose de 2 à 10 gram. par litre d'eau, dans la dyspepsie, l'aphonie, etc.
Coûte *les 500 gram.*   **Vendre**

le gram.   *les 5,*   *les 30,*
les 125   *les 250,*   *les 500,*
Observation

N°

Racine de Grenadier (Écorce de).
Balaustier. Fournie par le Punica Granatum.
Famille. *Myrtacées.*
Provenance. *Europe, Afrique.*
Substance non **vénéneuse.**
Propriétés *téniafuges.*
Se vend avec ordonnance.
S'emploie à l'intérieur en décoctions, à la dose de 30 à 50 gram. par 700 gram. d'eau réduits à 500, contre le ténia armé.
Coûte *les 500 gram.*   **Vendre**

le gram.   *les 5,*   *les 30,*
les 125,   *les 250,*   *les 500,*
Observation

N°

Racine de Guimauve.
*Fournie par l'*Althœa Officinalis.
Famille. *Malvacées.*
Provenance. *Europe.*
Substance non **vénéneuse.**
Propriétés *émollientes, mucilagineuses.*
Se vend sans ordonnance.
S'emploie à l'intérieur en décoctions, à la dose de 15 à 30 gram. par litre d'eau, dans le traitement de toutes les phlegmasies aiguës (les catarrhes, angines, bronchites, etc.).
Coûte *les 500 gram.*   **Vendre**

le gram.   *les 5,*   *les 30,*
les 125,   *les 250,*   *les 500,*
Observation

N°

Racine d'Iris. *Iris de Florence.*
*Fournie par l'*Iris Florentina.
Famille. *Iridées.*
Provenance. *Europe.*
Substance peu **vénéneuse.**
Propriétés *purgat., expector., incisives.*
Se vend sans ordonnance.
*S'emploie à l'*intérieur *(rarement).*
Elle sert à fabriquer les pois à cautères,
à aromatiser les vins rouges, et en parfu-
merie.

Coûte *les* 500 *gram.*		**Vendre**
le gram.	*les* 5,	*les* 30,
les 125,	*les* 250,	*les* 500,

Observation

N°

Racine de Jalap.
Fournie par le Convolvulus Jalapa.
Provenance. *Environs de Jalapa (Mexi-*
que).
Substance à haute dose **vénéneuse.**
Propriétés *purgatives drastiques.*
Ne se vend qu'avec ordonnance.
*S'emploie à l'*intérieur *(rarement sous cette*
forme), en *infusions,*
à la dose *de 5 gram. pour 100 gram. d'eau.*

Coûte *les* 500 *gram.*		**Vendre**
le gram.	*les* 5,	*les* 30,
les 125,	*les* 250,	*les* 500,

Observation

N°

Racine de Nymphœa.
Nénuphar, Lune d'eau, Nénuphar blanc,
Volant d'eau, Lis d'étang. Fournie par le
Nimphœa Alba.
Famille. *Nymphéacées.*
Provenance. *Europe.*
Substance non **vénéneuse.**
Propriétés *calmantes, anti-aphrodisiaq.*
Se veud sans ordonnance.
*S'emploie à l'*intérieur en *infusions,*
à la dose *de 150 à 200 gram. par lit. d'eau,*
dans l'inflammation des voies urinaires.

Coûte *les* 500 *gram.*		**Vendre**
le gram.	*les* 5,	*les* 30,
les 125,	*les* 250,	*les* 500,

Observation

N°

Racine de Patience.
Rhubarbe sauvage, Parelle. Fournie par le
Rumex Patientia.
Famille. *Polygonées.*
Provenance. *Europe.*
Substance non **vénéneuse.**
Propriétés *toniques, diaphorétiques.*
Se vend sans ordonnance.
*S'emploie à l'*intérieur en *décoctions,*
à la dose *de 15 à 30 gram. par litre d'eau,*
dans les maladies de la peau, l'ictère, etc.

Coûte *les* 500 *gram.*		**Vendre**
le gram.	*les* 5,	*les* 30,
les 125,	*les* 250,	*les* 500,

Observation

N°

Racine de Persil.

*Fournie par l'*Apium Petroselinum.
Famille. *Ombellifères.*
Provenance. *Europe.*
Substance non **vénéneuse.**
Propriétés *diurétiques, apéritives.*
Se **vend** avec ordonnance.
S'emploie à l'intérieur en infusions,
à la **dose** *de 15 à 20 gram. par litre d'eau,*
dans l'hydropisie, l'ictère, etc.
Elle fait partie des cinq racines apéritives.

Coûte *les* 500 *gram.*   **Vendre**

le gram.   *les 5,*   *les 30,*
les 125,   *les 250,*   *les 500,*

Observation

Racine de Petit Houx.

Fragon , Myrthe sauvage , Houx frèlon.
Fournie par le Ruscus Aculeatus.
Famille. *Asparaginées.*
Provenance. *Europe.*
Substance non **vénéneuse.**
Propriétés *diurétiques.*
Se **vend** avec ordonnance.
S'emploie à l'intérieur en décoctions,
à la **dose** *de 15 à 20 gram. par litre d'eau,*
dans l'hydropisie, la néphrite, la gravelle.
Elle fait partie des cinq racines apéritives.

Coûte *les* 500 *gram.*   **Vendre**

le gram.   *les 5,*   *les* 30,
les 125,   *les 250,*   *les* 500,

Observation

N°

Racine de Polygala de Virginie.

Fournie par le Polygala Senega.
Famille. *Polygalées.*
Provenance. *Virginie, Amérique Septentr.*
Substance non **vénéneuse.**
Propriétés *toniques, diurétiques.*
Se **vend** avec ordonnance.
S'emploie à l'intérieur en infusions,
à la **dose** *de 8 à 15 gram. par litre d'eau,*
dans les affections rhumatismales, la der-
nière période des catarrhes pulmonaires.

Coûte *les* 500 *gram.*   **Vendre**

le gram.   *les 5,*   *les 30,*
les 125,   *les 250,*   *les 500.*

Observation

N°

Racine de Polypode.

Polypode de Chêne, Fougère douce. Fournie
par le Polypodium Vulgare.
Famille. *Fougères.*
Provenance. *Europe.*
Substance non **vénéneuse.**
Propriétés *anti-catarrhales.*
Se **vend** sans ordonnance.
S'emploie à l'intérieur en décoctions,
à la **dose** *de 50 à 60 gram. par litre d'eau.*
Elle est peu usitée aujourd'hui.

Coûte *les* 500 *gram.*   **Vendre**

le gram.   *les 5,*   *les 30,*
les 125,   *les 250,*   *les* 500,

Observation

N°

Racine de Pyrèthre. *Salivaire.*
*Fournie par l'*Anthemis Pyrethrum.
Famille. *Synanthérées.*
Provenance. *Europe.*
Substance à haute dose **vénéneuse.**
Propriétés *irritant., sialalog., excitantes.*
Ne se vend qu'avec **ordonnance.**
S'emploie à l'intérieur (rarem.) en poudre,
à la **dose** *de 20 à 25 centig. en pilules; en*
racine, comme masticatoire, dans l'odon-
talgie, la paralysie de la langue, etc.
Coûte *les 500 gram.* **Vendre**
le gram. *les 5,* *les 30,*
les 125, *les 250,* *les 500,*
Observation

N°

Racine de Ratanhia.
Fourniq par le Krameria Triandra.
Famille. *Polygalées.*
Provenance. *Amérique Méridionale.*
Substance non **vénéneuse.**
Propriétés *astringentes énergiques.*
Se vend avec **ordonnance.**
S'emploie à l'intérieur en infusions,
à la **dose** *de 15 à 20 gram. par litre d'eau,*
dans la métrorrhagie, la dysenterie, les
flux muqueux atoniques (blennorrhée, leu-
corrhée, diarrhée), etc.
Coûte *les 500 gram.* **Vendre**
le gram. *les 5,* *les 30,*
les 125, *les 250,* *les 500,*
Observation

N°

Racine de Réglisse.
Fournie par le Glicyrrhyza Glabra.
Famille. *Légumineuses.*
Provenance. *Europe.*
Substance non **vénéneuse.**
Propriétés *émollientes, pectorales.*
Se **vend** *sans* **ordonnance.**
S'emploie à l'intérieur en infusions,
à la **dose** *de 15 à 30 gram. par litre d'eau,*
dans les pneumonies, etc., et pour édulcorer
les tisanes émollientes.
Coûte *les 500 gram.* **Vendre**
le gram. *les 5,* *les 30,*
les 125 *les 250,* *les 500,*
Observation

N°

Racine de Rhubarbe.
Fournie par le Rheum Palmatum.
Famille. *Polygonées.*
Provenance. *Inde, Chine, Moscovie, Perse.*
Substance à petite dose non **vénéneuse.**
Propriétés *purgatives, toniques.*
Se **vend** *avec* **ordonnance.**
S'emploie à l'intérieur en poudre,
à la **dose** *de 30 à 60 centig., comme toni-*
que, dans l'anorexie, la diarrhée, etc.
Coûte *les 500 gram.* **Vendre**
le gram. *les 5,* *les 30,*
les 125, *les 250,* *les 500,*
Observation

N°

Racine de Saponaire.

Herbe à foulon, Savonière. Fournie par le Saponaria Officinalis.

Famille. *Cariophyllées* (Jussieu).

Provenance. *Europe.*

Substance non **vénéneuse.**

Propriétés *dépuratives.*

Se vend avec ordonnance.

S'emploie à l'intérieur en infusions, à la dose de 15 à 30 gram. par litre d'eau. Dépuratif employé dans les dermatoses.

Coûte *les 500 gram.*   **Vendre**

le gram.   *les 5,*   *les 30,*

les 125,   *les 250,*   *les 500,*

Observation

○

Racine de Salsepareille de Honduras.

Fournie par le Smilax Salsaparilla.

Famille. *Asparaginées.*

Provenance. *Bords du fleuve de la Madeleine (Colombie), près de Barjoque.*

Substance non **vénéneuse.**

Propriétés *sudorifques, diurétiques.*

Se vend avec ordonnance.

S'emploie à l'intérieur en infusions, à la dose de 30 à 60 gram. par litre d'eau, dans la syphilis constitutionnelle, les dermatoses, etc.

Coûte *les 500 gram.*   **Vendre**

le gram.   *les 5,*   .   *les 30,*

les 125,   *les 250,*   *les 500,*

Observation

N°

Racine de Salsepareille de la Jamaïque. *Salsepareille rouge.*

Fournie par la Salsaparilla Jamaïcencis.

Famille. *Asparaginées.*

Provenance. *Antilles.*

Substance non **vénéneuse.**

Propriétés *sudorifques, diurétiques.*

Se vend avec ordonnance.

S'emploie à l'intérieur en infusions, à la dose de 30 à 60 gram. par litre d'eau, dans la syphilis constitutionnelle, les dermatoses, etc.

Coûte *les 500 gram.*   **Vendre**

le gram.   *les 5,*   *les 30,*

les 125,   *les 250,*   *les 500,*

Observation

N°

Racine de Sassafras. *Pavane.*

Fournie par le Laurus Sassafras.

Famille. *Laurinées.*

Provenance. *Amérique Méridionale.*

Substance non **vénéneuse.**

Propriétés *stimulantes, diaphorétiques.*

Se vend avec ordonnance.

S'emploie à l'intérieur en infusions, à la dose de 10 à 20 gram. par litre d'eau, dans le rhumatisme, la goutte, les diarrhées, les scrofules.

Coûte *les 500 gram.*   **Vendre**

le gram.   *les 5,*   *les 30,*

les 125,   *les 250,*   *les 500,*

Observation

N°

Racine de Serpentaire de Virginie.
*Fournie par l'*Aristolochia Serpentaria.
Famille. *Aristolochiées.*
Provenance. *Virginie, Louisiane, Caroline.*
Substance non **vénéneuse.**
Propriétés *sudorifiq., toniques, fébrifuges.*
Se vend avec ordonnance.
S'emploie à l'intérieur en infusions,
à la dose *de 10 à 20 gram. par litre d'eau,*
dans les fièvres adynamiques, les affections
gangréneuses, etc.
Coûte *les 500 gram.*   **Vendre**

le gram.   *les 5,*   *les 30,*

les 125,   *les 250,*   *les 500,*

Observation

                                        N°

Racine de Simarouba.
Fournie par le Simarouba Amara.
Famille. *Simaroubées.*
Provenance. *Amérique Méridionale.*
Substance non **vénéneuse.**
Propriétés *toniques, fébrifuges, anti-diar-*
rhéiques.
Se vend avec ordonnance.
S'emploie à l'intérieur en infusions,
à la dose *de 5 à 15 gram. par litre d'eau,*
dans la diarrhée chronique, les écoulements
muqueux, la dyspepsie, etc.
Coûte *les 500 gram.*   **Vendre**

le gram.   *les 5,*   *les 30,*

les 125,   *les 250,*   *les 500,*

Observation

                                        N°

Racine de Squine.
Esquine, Racine de Chine. Fournie par le
Smilax China.
Famille. *Asparaginées.*
Provenance. *Chine, Japon.*
Substance non **vénéneuse.**
Propriétés *sudorifiques.*
Se vend avec ordonnance.
S'emploie à l'intérieur en décoctions,
à la dose *de 20 à 50 gram. par litre d'eau,*
dans la goutte, le rhumatisme, la syphilis.
Coûte *les 500 gram.*   **Vendre**

le gram.   *les 5,*   *les 30,*

les 125,   *les 250,*   *les 500,*

Observation

                                        N°

Racine de Tormentille.
Fournie par la Tormentilla Erecta.
Famille. *Rosacées.*
Provenance. *Europe.*
Substance non **vénéneuse.**
Propriétés *astringentes, énergiques.*
Se vend avec ordonnance.
S'emploie à l'intérieur en décoctions,
à la dose *de 15 à 20 gram. par litre d'eau,*
dans l'hémorrhagie passive, l'incontinence
d'urine.
Coûte *les 500 gram.*   **Vendre**

le gram.   *les 5,*   *les 30,*

les 125,   *les 250,*   *les 500,*

Observation

                                        N°

Racine de Turbith. *Turbith végétal.*
Fournie par le Convolvulus Turpethum.
Famille. *Convolvulacées.*
Provenance. *Ceylan.*
Substance à haute dose **vénéneuse.**
Propriétés *purgatives drastiques.*
Ne se **vend** qu'avec ordonnance.
S'emploie à l'intérieur en décoctions,
à la **dose** *de 8 à 15 gram. par litre d'eau.*
Elle entre dans les teintures purgatives
composées.
Coûte *les 500 gram.*　　　　　　**Vendre**

le gram.　　　*les 5,*　　　*les 30,*
les 125　　　*les 250,*　　　*les 500,*
Observation

　　　　　　　　　　　　　　　N°

Racine de Valériane.
Fournie par la Valeriana Officinalis.
Famille. *Valérianées.*
Provenance. *Europe.*
Substance à petite dose non **vénéneuse.**
Propriétés *anti-spasmodiques, toniques.*
Se **vend** avec ordonnance.
S'emploie à l'intérieur en décoctions,
à la **dose** *de 10 à 20 gram., dans les névro-*
ses, l'hystérie, l'épilepsie.
Coûte *les 500 gram.*　　　　　　**Vendre**

le gram.　　　*les 5,*　　　*les 30,*
les 125,　　　*les 250,*　　　*les 500,*
Observation

　　　　　　　　　　　　　　　N°

Racine de Zédoaire.
Fournie par le Kœmpferia Rotunda.
Famille. *Amomées.*
Provenance. *Europe, Indes-Orientales.*
Substance non **vénéneuse.**
Propriétés *toniq., stomachiq., excitantes.*
Se **vend** avec ordonnance.
S'emploie à l'intérieur en poudre,
à la **dose** *de 25 centig. à 1 gram. en pilul.*
Peu employée aujourd'hui.
Coûte *les 500 gram.*　　　　　　**Vendre**

le gram.　　　*les 5,*　　　*les 30,*
les 125,　　　*les 250,*　　　*les 500,*
Observation

　　　　　　　　　　　　　　　N°

Résine Elémi.
*Gomme-résine fournie par l'*Amyris Elemi-
fera *(Térébinthacées).*
Provenance. *Amérique.*
Substance à l'extérieur non **vénéneuse.**
Propriétés *excitantes, stimulantes.*
Se **vend** avec ordonnance.
S'emploie à l'extérieur.
Il entre dans la composition de plusieurs
préparations officinales.
Coûte *les 500 gram.*　　　　　　**Vendre**

le gram.　　　*les 5,*　　　*les 30,*
les 125,　　　*les 250,*　　　*les 500,*
Observation

　　　　　　　　　　　　　　　N°

Résine de Gaïac.

Produit obtenu naturellement et artificiel-
lement du Gaiacum Officinale (Rutacées).
Provenance. *Antilles, Jamaïque, et des*
laboratoires.
Substance non **vénéneuse.**
Propriétés *sudorifiques, stimulantes.*
Se **vend** avec ordonnance.
S'emploie à l'intérieur en pilules,
à la **dose** *de 25 centig. à 1 gram., dans les*
rhumatismes, la syphilis, les scrofules, etc.
Coûte *les 500 gram.* **Vendre**
le gram. *les 5,* *les 30,*
les 125, *les 250,* *les 500,*
Observation

N°

Résine de Jalap.

Produit artificiel obtenu de la racine du
Convolvulus Jalapa *(Convolvulacées).*
Substance à haute dose **vénéneuse.**
Propriétés *purgatives drastiques.*
Ne **vend** qu'avec ordonnance.
S'emploie à l'intérieur en pilules,
à la **dose** *de 50 centig. à 1 gram., dans*
tous les cas où les drastiques sont indiqués.
Coûte *les 500 gram.* **Vendre**
le gram. *les 5.* *les 30,*
les 125, *les 250,* *les 500,*
Observation

N°

Résine de Quinquina.

Produit artificiel obtenu de l'écorce du
Cinchona Cordifolia *(Rubiacées).*
Substance non **vénéneuse.**
Propriétés *fébrifuges, toniques.*
Se **vend** avec ordonnance.
S'emploie à l'intérieur en pilules,
à la **dose** *de 20 centig. à 1 gram., dans*
l'anorexie, la dyspepsie sans irritation d'es-
tomac, etc.
Coûte *les 500 gram.* **Vendre**
le gram. *les 5,* *les 30,*
les 125, *les 250,* *les 500,*
Observation

N°

Roses pâles. Rosa Centifolia.

Famille. *Rosacées.*
Provenance. *Europe.*
Substance non **vénéneuse.**
Propriétés *laxatives.*
Se **vend** sans ordonnance.
S'emploie à l'intérieur en infusions,
à la **dose** *de 15 à 60 gram. par litre d'eau.*
On en fait un sirop usité dans la médecine
des enfants.
Coûte *les 500 gram.* **Vendre**
le gram. *les 5,* *les 30,*
les 125, *les 250,* *les 500,*
Observation

N°

Roses de Provins. Rosa Gallica.

Famille. *Rosacées.*

Provenance. *Europe.*

Substance non **vénéneuse.**

Propriétés *astringentes.*

Se **vend** sans **ordonnance.**

*S'*emploie à *l'*intérieur,

à la **dose** *de 15 à 50 gram. par litre d'eau, dans la leucorrhée, la blennorrhée, les angines chroniques, les ulcères atoniques. Elles servent à préparer le miel rosat.*

Coûte *les* 500 *gram.*   **Vendre**

le gram.   *les 5,*   *les 30,*

les 125,   *les 250,*   *les 500,*

Observation

N°

Safran.

Safran oriental, safran du Gatinais, Safran d'Espagne. Stigmates du Crocus Sativus.

Famille. *Iridées.*

Provenance. *Europe, Asie.*

Substance non **vénéneuse.**

Propriétés *excitantes, stimul., emménag.*

Se **vend** avec **ordonnance.**

*S'*emploie à *l'*intérieur en infusions,

à la **dose** *de 30 cent. à 1 gr. par litre d'eau, dans la chlorose, l'hystérie, l'asthme, etc. Il sert en teinture, et entre dans plusieurs préparations pharmaceutiques.*

Coûte *les* 500 *gram.*   **Vendre**

le gram.   *les 5,*   *les 30,*

les 125,   *les 250,*   *les 500,*

Observation

N°

Safran de Mars apéritif.

Sesqui-oxide de fer hydraté, Sous-carbonate de peroxide de fer, Deuto, Trito, ou Peroxide de fer hydraté, Hydrate de sesquioxide de fer sec, Magistère de sulfate de fer, Rouille, Hydroxide de fer, Oxide brun de fer.

Substance non **vénéneuse.**

Propriétés *astring., toniques, emménag.*

Se **vend** avec **ordonnance.**

*S'*emploie à *l'*intérieur en prises, pilules,

à la **dose** *de 20 centig. à 1 gram., dans les affections chlorotiques, la leucorrhée, etc.*

Coûte *les* 500 *gram.*   **Vendre**

le gram.   *les 5,*   *les 30,*

les 125,   *les 250,*   *les 500.*

Observation

N°

Sang Dragon.

Résine fournie par le Pterocarpus Draco *(Légumineuses).*

Provenance. *Amérique Méridionale.*

Substance non **vénéneuse.**

Propriétés *astringentes.*

Se **vend** avec **ordonnance.**

*S'*emploie à *l'*intérieur en poudre,

à la **dose** *de 1 à 2 gram., dans la diarrhée séreuse, les écoulements muqueux.*

Coûte *les* 500 *gram.*   **Vendre**

le gram.   *les 5,*   *les 30,*

les 125,   *les 250,*   *les 500,*

Observation

N°

Savon animal.

Savon de moelle de bœuf.

Formule. Moelle de bœuf purifiée 500, lessive des savonniers 250, eau 1,000, sel marin 100. F. S. A.

Substance à l'extérieur non **vénéneuse.**

Propriétés *fortifiantes.*

Se vend avec ordonnance.

S'emploie à la préparation du baume Opodeldoch.

Coûte *les 500 gram.*   **Vendre**

le gram.	*les 5,*	*les 30,*
les 125	*les 250,*	*les 500,*

Observation

N°

Savon médicinal.

Savon amygdalin, Savon sodaïque.

Formule. Lessive des savonniers 1,000 huile d'amandes douces 2,100 ; ajoutez peu à peu la lessive à l'huile, exposez le vase pendant quelques jours à une température de 18 à 20°, agitez de temps en temps et coulez dans des moules de faïence.

Substance non **vénéneuse.**

Propriétés *anti-acides, diurétiques.*

Se vend avec ordonnance.

S'emploie à l'intérieur en pilules,
à la dose de 30 à 50 centig.

Sert très souvent d'excipient pour les pilules.

Coûte *les 500 gram.*   **Vendre**

le gram.	*les 5,*	*les 30,*
les 125,	*les 250,*	*les 500,*

Observation

N°

Savon de Starkey.

Savon de Térébenthine.

Formule. Carbonate de potasse 100, essence de térébenthine 100, térébenthine fine 100 ; triturez le carbonate de potasse dans un mortier, ajoutez l'essence de térébenthine, puis la térébenthine ; triturez jusqu'à consistance de miel.

Substance à l'extérieur non **vénéneuse.**

Propriétés *fondantes.*

Se vend avec ordonnance.

S'emploie à l'extérieur, dans la médecine vétérinaire, pour résoudre les tumeurs froides et les engorgements glanduleux.

Coûte *les 500 gram.*   **Vendre**

le gram.	*les 5,*	*les 30,*
les 125,	*les 250,*	*les 500,*

Observation

N°

Scammonée.

Suc gommo-résineux concret fourni par le Convolvulus Scammonia *(Convolvulacées).*

Provenance. *Alep, Smyrne.*

Substance à haute dose **vénéneuse.**

Propriétés *purgatives drastiques.*

Ne se vend qu'avec ordonnance.

S'emploie à l'intérieur,
à la dose de 10 centig. à 1 gram., en pilules, bols, émulsions, dans l'anasarque, les hydropisies passives, la constipation opiniâtre par inertie du tube digestif, etc.

Coûte *les 500 gram.*   **Vendre**

le gram.	*les 5,*	*les 30,*
les 125,	*les 250,*	*les 500,*

Observation

N°

Sel d'Oseille.

Suroxalate de potasse, Oxalate acide de potasse, Sel à détacher, Bi, Quadri, ou Suroxalate de potasse, Oxalate de potasse.
Produit fabriqué en Suisse, par extraction des sucs de l'oscille et de l'alléluia.
Substance à haute dose **vénéneuse**.
Propriétés rafraîchissantes.
Se vend avec ordonnance.
S'emploie à l'intérieur en solution sucrée, à la dose de 5 à 8 gram. par litre d'eau.
Usité pour enlever les taches d'encre.

Coûte les 500 gram.   **Vendre**

le gram.   les 5,   les 30,
les 125,   les 250,   les 500,

Observation

N°

Semen Contra d'Alep.

Barbotine, Sementine, Semence sainte, Fleurs non épanouies de l'Arthemisia Contra.
Famille. Synanthérées.
Provenance. Perse, Judée.
Substance non **vénéneuse.**
Propriétés vermifuges.
Se vend sans ordonnance.
S'emploie à l'intérieur,
à la dose de 2 à 5 gram., contre les ascarides vermiculaires, les lombrics.

Coûte les 500 gram.   **Vendre**

le gram.   les 5,   les 30,
les 125,   les 250,   les 500,

Observation

N°

Semen Contra couvert.

Fleurs non épanouies de l'Arthemisia Contra (Synanthérées) recouvertes d'une couche de sucre à la manière des dragées.
Substance non **vénéneuse**.
Propriétés vermifuges.
Se vend sans ordonnance.
S'emploie à l'intérieur,
à la dose de 5 à 10 gram., contre les ascarides vermiculaires, les lombrics.

Coûte les 500 gram.   **Vendre**

le gram.   les 5,   les 30,
les 125,   les 250,   les 500,

Observation

N°

Semences de Coings.

Pépins du fruit du Pirus Cydonia.
Famille. Rosacées.
Provenance. Europe.
Substance non **vénéneuse.**
Propriétés mucilagineuses, adoucissantes.
Se vend sans ordonnance.
S'emploie à l'intérieur en collyres,
à la dose de 10 à 20 gram. par litre d'eau, dans les ophthalmies aiguës, etc.
Sert à faire la Bandoline des parfumeurs.

Coûte les 500 gram.   **Vendre**

le gram.   les 5,   les 30,
les 125,   les 250,   les 500,

Observation

N°

Semences de Cumin.

Faux anis, Cumin des prés. Fruit du Cuminum Cyminum.

Famille. *Ombellifères.*

Provenance. *Egypte, Europe.*

Substance non **vénéneuse.**

Propriétés *excit., stomachiq., carminativ.*

Se vend avec ordonnance.

S'emploie à l'intérieur en infusions, à la dose de 10 à 15 gram. par litre d'eau, contre la colique venteuse, la leucorrhée, et, en Allemagne, comme condiment.

Coûte *les 500 gram.*   **Vendre**

le gram.   *les 5,*   *les 30,*

les 125,   *les 250,*   *les 500,*

Observation

N°

Semences de Fenugrec.

Trigonelle fenugrec, Sénégrain. Fruit du Trigonella Fœnum Grœcum.

Famille. *Légumineuses.*

Provenance. *Europe.*

Substance non **vénéneuse.**

Propriétés *résolutives.*

Se vend avec ordonnance.

S'emploie à la préparation dē l'onguent d'Althœa.

Usitées pour engraisser rapidement les bestiaux.

Coûte *les 500 gram.*   **Vendre**

le gram.   *les 5,*   *les 30,*

les 125,   *les 250,*   *les 500,*

Observation

N°

Semences de Moutarde noire.

Fruit du Sinapis Nigra.

Famille. *Crucifères.*

Provenance. *Europe.*

Substance à petite dose non **vénéneuse.**

Propriétés *excitantes, rubéfiantes.*

Se vend avec ordonnance.

S'emploie à l'extérieur pour pédiluves, à la dose de 100 à 150 gram. pour quantité suffisante d'eau, et en sinapismes comme révulsif.

Coûte *les 500 gram.*   **Vendre**

le gram.   *les 5,*   *les 30,*

les 125,   *les 250,*   *les 500,*

Observation

N°

Semences de Phellandrie.

Phellandre aquatique, Millefeuille, Fenouil ou Ciguë aquatique, OEnanthe. Fruit du Phellandrium Aquaticum.

Famille. *Ombellifères.*

Provenance. *Europe.*

Substance non **vénéneuse.**

Propriétés *excitantes, diurétiques.*

Se vend avec ordonnance.

S'emploie à l'intérieur en infusions, à la dose de 15 à 40 gram. par litre d'eau, dans la phthisie, l'asthme, l'hydropisie, etc.

Coûte *les 500 gram.*   **Vendre**

le gram.   *les 5,*   *les 30,*

les 125,   *les 250,*   *les 500,*

Observation

N°

Semences de Staphysaigre.

Herbe aux poux, Graines de capucin. Fruit du Delphinium Staphysagria.

Famille. *Renonculacées.*

Provenance. *Europe.*

Substance très vénéneuse.

Propriétés *anti-pédiculaires, anti-psoriq.*

Se vend avec ordonnance.

S'emploie à l'extérieur en poudre, pour détruire les poux ; en décoctions, dans le traitement de la gale.

Coûte *les 500 gram.*   **Vendre**

le gram.   *les 5,*   *les 30,*

les 125,   *les 250,*   *les 500,*

Observation

                                N°

Soufre lavé.

Soufre sublimé, purifié par plusieurs lavages à l'eau bouillante, dans le but de lui enlever les acides sulfureux et sulfurique qu'il contient toujours dans le commerce.

Provenance. *Solfatares de la Sicile, etc.*

Substance à haute dose **vénéneuse.**

Propriétés *excitantes, expectorantes, sudorifiques, purgatives.*

Se vend avec ordonnance.

S'emploie à l'intérieur comme stimulant, à la dose *de 50 à 75 centig., et de 10 à 30 centig., avec du sucre, ou en tablettes, dans les affections cutanées et pulmonaires.*

Coûte *les 500 gram.*   **Vendre**

le gram.   *les 5,*   *les 30,*

les 125,   *les 250,*   *les 500,*

Observation

                                N°

Soufre précipité.

Magistère de soufre, Hydrure de soufre, Lait de soufre.

Formule. Sulfure de potasse 100, eau 400; dissolvez et filtrez ; ajoutez peu à peu, jusqu'à cessation de précipité, de l'acide chlorhydrique faible; lavez le précipité et filtrez.

Substance à haute dose **vénéneuse.**

Propriétés *excitantes, expectorantes, sudorifiques, purgatives.*

Se vend avec ordonnance.

S'emploie à l'intérieur comme stimulant, à la dose *de 50 à 75 centig.; comme purgatif, à la* dose *de 4 à 8 gram., et dans les affections cutanées et pulmonaires.*

Coûte *les 500 gram.*   **Vendre**

le gram.   *les 5,*   *les 30,*

les 125,   *les 250,*   *les 500,*

Observation

                                N°

Soufre sublimé. *Fleur de soufre.*

Produit de la sublimation du soufre provenant des volcans d'Islande, de Java, de la Guadeloupe, de Ténériffe, de l'Amérique Méridionale, etc.

Provenance. *Solfatares de la Sicile, etc.*

Substance à haute dose **vénéneuse.**

Propriétés *excitantes, expectorantes, sudorifiques, purgatives.*

Se vend avec ordonnance.

S'emploie à l'intérieur dans la méd. vétér., à la dose *de 125 gram., pur ou mélangé.*

Il fait la base des pommades contre la gale et les dartres.

Coûte *les 500 gram.*   **Vendre**

le gram.   *les 5,*   *les 30,*

les 125,   *les 250,*   *les 500,*

Observation

                                N°

Squames de Scille.

Squille, Ognon marin. Parties intermédiaires de l'ognon de la scille, Scilla Maritima.
Famille. *Asphodèles* (Jus.).
Provenance. *Italie, Espagne, Barbarie, Levant.*
Substance à haute dose **vénéneuse.**
Propriétés *diurétiques.*
Se vend avec ordonnance.
S'emploie à l'intérieur en poudre,
à la **dose** *de 10 à 50 centig. en pilules, dans les hydropisies passives, l'hydrothorax, les infiltrations du tissu cellulaire, l'asthme humide, etc.*

Coûte *les 500 gram.*		**Vendre**
le gram.	*les 5,*	*les 30,*
les 125,	*les 250,*	*les 500,*

Observation

N°

Sulfate acide d'Alumine et de Potasse.

Alun, Alun de roche, Sursulfate de potasse et d'alumine.
Provenance. *Fabriques de Picardie, Paris, Javelle, etc.*
Substance à haute dose **vénéneuse.**
Propriétés *astringentes.*
Se vend avec ordonnance.
S'emploie à l'intérieur en pilules, etc., à la **dose** *de 25 centig. à 10 gram., dans la colique saturnine ; à l'extérieur en collyres, gargarismes, injections, dans les écoulements atoniques muqueux, l'angine couenneuse, la conjonctivite, etc.*

Coûte *les 500 gram.*		**Vendre**
le gram.	*les 5,*	*les 30,*
les 125,	*les 250,*	*les 500,*

Observation

N°

Sulfate d'Alumine et de Potasse calciné. *Alun calciné.*

Substance très **vénéneuse.**
Propriétés *astringentes, cathérétiques.*
Se vend avec ordonnance.
S'emploie à l'extérieur pour réprimer les chairs fongueuses, et comme hémostatique pour arrêter le sang des sangsues.

Coûte *les 500 gram.*		**Vendre**
le gram.	*les 5,*	*les 30,*
les 125,	*les 250,*	*les 500,*

Observation

N°

Sulfate de Magnésie.

Sel d'Epsom, d'Egra, de Sedlitz, de Seidchutz, Anglais, Cathartique, Amer.
Découvert en 1694, par Grew, dans les grottes des montagnes d'Alleghany. On l'obtient dans les fabriques en traitant par l'acide sulfurique la dolomie pulvérisée.
Substance à haute dose **vénéneuse.**
Propriétés *purgatives.*
Se vend avec ordonnance.
S'emploie à l'intérieur en solution, à la **dose** *de 15 à 60 gram. par litre d'eau.*

Coûte *les 500 gram.*		**Vendre**
le gram.	*les 5,*	*les 30,*
les 125,	*les 250,*	*les 500,*

Observation

N°

Sucre de Lait. *Sel de lait, Lactine.*

Produit de l'évaporation du sérum du lait en consistance sirupeuse. On laisse cristalliser, et on purifie par plusieurs opérations successives les cristaux obtenus.

Provenance. *Suisse, où on le prépare en grand.*

Substance à petite dose non **vénéneuse.**

Propriétés *rafraîchissantes.*

Se vend avec ordonnance.

S'emploie à l'intérieur,
à la dose de 8 à 15 gram. par litre d'eau.
Il entre dans quelques préparations.

Coûte *les 500 gram.*   **Vendre**

le gram.   *les 5,*   *les 30,*

les 125,   *les 250,*   *les 500,*

Observation

                   N°

Sulfate de Potasse.

Sel de Duobus, Arcanum duplicatum, Nitre fixe de Schrœder, Panacée de Holstein, Vitriol de potasse, Tartre vitriolé, Sel polychreste de Glaser. Produit chimique obtenu du traitement du carbonate de potasse par l'acide sulfurique.

Substance à haute dose **vénéneuse.**

Propriétés *purgatives.*

Se vend avec ordonnance.

S'emploie à l'intérieur,
à la dose de 4 à 8 gram. par litre d'une tisane appropriée, pour arrêter la sécrétion du lait chez les nourrices.

Coûte *les 500 gram.*   **Vendre**

le gram.   *les 5,*   *les 30,*

les 125,   *les 250,*   *les 500,*

Observation

                   N°

Sulfate de Soude.

Sel de Glauber, Sel admirable ou cathartique de Glauber, Soude sulfatée ou vitriolée. Produit de l'art, et naturel.

Provenance. *Sources de la Lorraine et des laboratoires.*

Substance à haute dose **vénéneuse.**

Propriétés *purgatives.*

Se vend avec ordonnance.

S'emploie à l'intérieur en solution,
à la dose de 15 à 60 gram. par 500 à 1,000 d'eau. C'est un bon purgatif.

Coûte *les 500 gram.*   **Vendre**

le gram.   *les 5,*   *les 30,*

les 125,   *les 250,*   *les 500,*

Observation

                   N°

Tannin. *Acide tannique.*

Produit obtenu de la noix de galle en poudre traitée par l'éther sulfurique.

Substance à haute dose **vénéneuse.**

Propriétés *astringentes énergiques.*

Se vend avec ordonnance.

S'emploie à l'intérieur en pilules,
à la dose de 2 à 5 centig., dans les hémorrhagies, les écoulements muqueux atoniques.
Excellent contre-poison de la morphine, de plusieurs autres alcaloïdes végét. et de leurs sels.

Coûte *les 500 gram.*   **Vendre**

le gram.   *les 5,*   *les 30,*

les 125,   *les 250,*   *les 500,*

Observation

                   N°

Tapioca.

Manioc, Manihot, Moussage, Pain de cassave.
Fécule amylacée retir. du Jatropha Manihot.
Famille. *Euphorbiacées.*
Provenance. *Antilles, Bahia, Rio-Janeiro.*
Substance non **vénéneuse.**
Propriétés *analeptiques.*
Se vend sans ordonnance.
S'emploie à l'intérieur dans du lait ou du bouillon, dans les convalescences ou les maladies par consomption.

Coûte *les 500 gram.* · **Vendre**
le gram. *les 5,* *les 30,*
les 125 *les 250,* *les 500,*
Observation

N°

Teinture d'Absinthe.

Alcoolé d'absinthe.
Formule. Feuilles d'absinthe 100, alcool à 56° 400 ; faites macérer pendant 15 jours, passez avec expression, et filtrez.
Substance à petite dose non **vénéneuse.**
Propriétés *toniques, stimulantes.*
Se vend avec ordonnance.
S'emploie à l'intérieur en potions, à la dose *de 2 à 10 gram., dans les affections atoniques du tube digestif.*

Coûte *les* 500 *gram.* · **Vendre**
le gram. *les 5,* *les 30,*
les 125, *les 250,* *les 500,*
Observation

N°

Teinture d'Aconit. *Alcoolé d'aconit.*

Formule. Feuilles d'aconit napel 100, alcool à 56° 400 ; faites macérer pendant 15 jours, passez avec expression, et filtrez.
Substance à haute dose **vénéneuse.**
Propriétés *narcotiques, diurétiques, antispasmodiques, sudorifiques.*
Ne se vend qu'avec ordonnance.
S'emploie à l'intérieur en potions, à la dose *de 10 à 60 centig. progressivem., dans la goutte, la paralysie, les névralgies.*

Coûte *les 500 gram.* **Vendre**
le gram. *les 5,* *les 30,*
les 125, *les 250,* *les 500,*
Observation

N°

Teinture d'Aloès. *Alcoolé d'aloès.*

Formule. Aloès succotrin 100, alcool à 80° 400 ; faites macérer pendant 8 jours, en agitant de temps en temps, et filtrez.
Substance à haute dose **vénéneuse.**
Propriétés *toniques, purgatives.*
Ne se vend qu'avec **ordonnance.**
S'emploie à l'intérieur en potions, à la dose *de 20 à 40 centig., comme tonique, et dans la médecine vétérinaire, comme cicatrisante.*

Coûte *les 500 gram.* **Vendre**
le gram. *les 5,* *les 30,*
les 125, *les 250,* *les 500,*
Observation

N°

Teinture d'Ase Fétide.

Alcoolé d'Assa Fœtida.

Formule. Ase fetide 100, alcool à 86° 400; faites macérer 15 jours, en agitant de temps en temps, et filtrez.

Substance à haute dose **vénéneuse.**

Propriétés *anti-spasm., emménag., vermif.*

Se **vend** avec ordonnance.

S'emploie à l'intérieur en potions, à la dose de 1 à 2 gram., dans l'hystéris, les coliques nerveuses, l'hypocondrie, etc.

Coûte *les* 500 *gram.*   **Vendre**

le gram.   *les 5,*   *les 30,*

les 125,   *les 250,*   *les 500,*

Observation

Nº

Teinture d'Aunée. *Alcoolé d'Aunée.*

Formule. Racine d'aunée concassée 100, alcol à 56° 400; faites macérer 15 jours, passez avec expression, et filtrez.

Substance à faible dose non **vénéneuse.**

Propriétés *toniq., excitantes, emménag.*

Se **vend** avec ordonnance.

S'emploie à l'intérieur en potions, à la dose de 4 à 10 gram., dans l'atonie des organes digestifs, les catarrhes chroniques.

Coûte *les* 500 *gram.*   **Vendre**

le gram.   *les 5,*   *les 30,*

les 125,   *les 250,*   *les 500.*

Observation

Nº

Teinture de Baume de Tolu.

Alcoolé de baume de Tolu.

Formule. Baume de Tolu 100, alc. à 86° 400; faites macérer 15 jours, en agitant de temps en temps, et filtrez.

Substance à faible dose non **vénéneuse.**

Propriétés *stimulantes, balsamiques.*

Se **vend** avec ordonnance.

S'emploie à l'intérieur en potions, à la dose de 2 à 4 gram.; et à l'extérieur en injections, lotions, liniments, etc.

Coûte *les* 500 *gram.*   **Vendre**

le gram.   *les 5,*   *les 30,*

les 125,   *les 250,*   *les 500,*

Observation

Nº

Teinture de Belladone.

Alcoolé de Belladone.

Formule. Feuilles de Belladone 100, alcool à 56° 400; faites macérer 15 jours, passez avec expression, et filtrez.

Substance très **vénéneuse.**

Propriétés *narcot., stupéfiant., calmantes.*

Ne se **vend** qu'avec ordonnance.

S'emploie à l'intérieur en potions, à la dose de 4 à 12 gouttes; et à l'extérieur en liniments, dans la sciatique, le tic douloureux de la face, et les névralgies en général.

Coûte *les* 500 *gram.*   **Vendre**

le gram.   *les 5,*   *les 30,*

les 125,   *les 250,*   *les 500,*

Observation

Nº

Teinture de Benjoin.

Alcoolé de Benjoin.

Formule. Benjoin 100, alcool à 86° 400 ; faites macérer 15 jours, en agitant de temps en temps, et filtrez.

Substance à faible dose non **vénéneuse.**

Propriétés *stimulantes, expectorantes.*

Se **vend** avec **ordonnance.**

S'emploie à l'intérieur en potions,
à la **dose** *de 2 à 8 gram.; mais plus usitée comme parfum. Elle est la base du Lait Virginal.*

Coûte *les* 500 *gram.*　　　　**Vendre**

le gram.　　*les 5,*　　*les 30,*
les 125,　　*les 250,*　　*les 500,*

Observation

N°

Teinture de Bestuchef ou de Klaproth.

Teinture éthérée de chlorure de fer.

Formule. Perchlorure de fer sec 100 ; liqueur d'Offmann 700. F. S. A. et conservez à l'abri de l'air.

Substance à haute dose **vénéneuse.**

Propriétés *toniques, anti-spasmodiques.*

Ne se **vend** qu'avec **ordonnance.**

S'emploie à l'intérieur,
à la **dose** *de 6 à 20 gouttes dans un verre d'eau sucrée. Peu usitée aujourd'hui.*

Coûte *les* 500 *gram.*　　　　**Vendre**

le gram.　　*les 5,*　　*les 30,*
les 125　　*les 250,*　　*les 500,*

Observation

N°

Teinture de Cachou. *Alcoolé de Cachou.*

Formule. Cachou concassé 100, alcool à 56° 400 ; faites macérer 15 jours, passez avec expression, et filtrez.

Substance à faible dose non **vénéneuse.**

Propriétés *astring., toniq., stomachiq.*

Se **vend** avec **ordonnance.**

S'emploie à l'intérieur en potions,
à la **dose** *de 50 centig. à 4 gram., dans les écoulements muqueux atoniques, etc.*

Coûte *les* 500 *gram.*　　　　**Vendre**

le gram.　　*les 5,*　　*les 30,*
les 125,　　*les 250,*　　*les 500,*

Observation

N°

Teinture de Cannelle.

Alcoolé de cannelle.

Formule. Cannelle concassée 100, alcool à 80° 400 ; faites macérer pendant 15 jours, passez avec expression, et filtrez.

Substance à faible dose non **vénéneuse.**

Propriétés *stimulantes, stomachiques.*

Se **vend** avec **ordonnance.**

S'emploie à l'intérieur en potions,
à la **dose** *de 2 à 8 gram., dans l'atonie des voies digestives, les diarrhées chroniques.*

Coûte *les 500 gram.*　　　　**Vendre**

le gram.　　*les 5,*　　*les 30,*
les 125,　　*les 250,*　　*les 500,*

Observation

N°

Teinture de Cantharides.

Alcoolé de cantharides.

Formule. Cantharides pulvér. 60 gram., alcool à 56° 500; faites macérer 15 j., et filtrez.

Substance **très vénéneuse.**

Propriétés *stimul., vésic., aphrodisiaques.*

Ne se **vend** qu'avec **ordonnance.**

*S'emploie à l'*intérieur *en potions,*
à la dose de 5 à 50 centig., dans la paraly-
sie de la vessie, etc.; à l'extérieur en fric-
tions. Dans la médecine vétérinaire, dans
les écarts, foulures, douleurs sciatiques et
rhumatismales, engorgements froids, durs
et insensibles.

Coûte *les 500 gram.* **Vendre**
le gram.   *les 5,*   *les 30,*
les 125,   *les 250,*   *les 500,*

Observation

N°

Teinture de Castoreum.

Alcoolé de Castoreum.

Formule. Castoreum 100, alcool à 80° 400; faites macérer 15 jours, passez, exprimez, et filtrez.

Substance à faible dose non **vénéneuse.**

Propriétés *stimulantes, anti-spasmodiq.*

Ne se **vend** qu'avec **ordonnance.**

*S'emploie à l'*intérieur *en potions,*
à la **dose** *de 50 centig. à 15 décig., dans*
l'hystérie, l'hypocondrie, l'aménorrhée, etc.

Coûte *les 500 gram.* **Vendre**
le gram.   *les 5,*   *les 30,*
les 125,   *les 250,*   *les 500,*

Observation

N°

Teinture de Ciguë. *Alcoolé de ciguë.*

Formule. Feuilles sèches de ciguë en poudre grossière 100, alcool à 56° 400; faites macérer 15 jours, passez, exprimez, et filtrez.

Substance **très vénéneuse.**

Propriétés *sédatives.*

Ne se **vend** qu'avec **ordonnance.**

*S'emploie à l'*intérieur *en potions,*
à la **dose** *de 50 centig. à 1 gram., contre*
le cancer, le satyriasis, la névralgie fa-
ciale, etc.

Coûte *les 500 gram.* **Vendre**
le gram.   *les 5,*   *les 30,*
les 125,   *les 250,*   *les 500,*

Observation

N°

Teinture de Bulbes de Colchique.

Alcoolé de bulbes de colchique.

Formule. Bulbes de colchique 100, alcool 400; faites macérer 15 jours, passez, exprimez, et filtrez.

Substance **très vénéneuse.**

Propriétés *diurétiq., purgatives drastiq.*

Ne se **vend** qu'avec **ordonnance.**

*S'emploie à l'*intérieur,
à la dose de 10 à 15 gouttes dans un véhi-
cule approprié, contre la goutte, les rhuma-
tismes, etc.

Coûte *les 500 gram.* **Vendre**
le gram.   *les 5,*   *les 30,*
les 125,   *les 250,*   *les 500,*

Observation

N°

Teinture de Semences de Colchique.
Alcoolé de semences de colchique.
Formule. Semences de colchique 100, alcool
à 56° 400; faites macérer 15 jours, passez,
exprimez, et filtrez.
Substance très vénéneuse.
Propriétés *anti-goutteuses, diurétiques,*
anti-rhumatismales.
Ne se vend qu'avec ordonnance.
S'emploie à *l'intérieur en potions,*
à la dose *de 10 à 15 gouttes, contre le rhu-*
matisme, la goutte, l'anasarque, etc.
Coûte *les 500 gram.*   **Vendre**
le gram.   *les* 5,   *les* 30,
les 125,   *les* 250,   *les* 500.
Observation
.
                         N°

Teinture de Digitale. *Alcoolé de digitale.*
Formule. Feuilles de digitale en poudre
grossière 100, alcool à 80° 400; faites macé-
rer 15 jours, passez, exprimez, et filtrez.
Substance à haute dose vénéneuse.
Propriétés *diurétiq., contro-stimulantes.*
Ne se vend qu'avec ordonnance.
S'emploie à *l'intérieur en potions,*
à la dose *de 10 centig. à 1 gram., dans les*
palpitations, l'hydropisie, etc.
Coûte *les* 500 *gram.*   **Vendre**
le gram.   *les* 5,   *les* 30,
les 125,   *les* 250,   *les* 500,
Observation
                         N°

Teinture d'Ellébore noir.
Alcoolé d'ellébore noir.
Formule. Racine d'ellébore noir conc. 100,
alcool à 80° 400; faites macérer 15 jours,
passez, exprimez, et filtrez.
Substance très vénéneuse.
Propriétés *purgatives drastiques.*
Ne se vend qu'avec ordonnance.
S'emploie à *l'intérieur en potions,*
à la dose *de 50 centig. à 2 gram. progres-*
sivement, dans l'hydropisie, la paralysie.
Coûte *les 500 gram.*   **Vendre**
le gram.   *les* 5,   *les* 30,
les 125,   *les* 250,   *les* 500,
Observation
                         N°

Teinture d'Extrait d'Opium.
Teinture thébaïque, Essence d'opium.
Formule. Extrait d'opium 30, alcool à 56°
375; faites macérer jusqu'à complète solu-
tion, et filtrez.
Substance très vénéneuse.
Propriétés *calmantes, narcotiques.*
Ne se vend qu'avec ordonnance.
S'emploie à *l'intérieur en potions,*
à la dose *de 50 centig. à 1 gram., dans*
l'insomnie, les névralgies, etc.
Coûte *les 500 gram.*   **Vendre**
le gram.   *les* 5,   *les* 30,
les 125,   *les* 250,   *les* 500,
Observation
                         N°

Teinture d'Euphorbe.

Alcoolé d'Euphorbe.

Formule. Résine d'Euphorbe concass. 100, alcool à 86° 400 ; faites macérer 15 jours, passez, exprimez, et filtrez.

Substance **très vénéneuse.**

Propriétés *rubéfiantes, purgat., drastiq.*

Ne **se** vend qu'avec **ordonnance.**

S'emploie *à l'extérieur dans la médecine vétérinaire. Très rarement employée à l'intérieur.*

Coûte *les 500 gram.*   **Vendre**

le gram.   *les 5,*   *les 30,*

les 125,   *les 250,*   *les 500,*

Observation

N°

Teinture de Gaïac.

Eau-de-vie de Gaïac.

Formule. Râpures de gaïac 100, alcool à 56° 400 ; faites macérer 15 jours, passez, exprimez, et filtrez.

Substance à faible dose non **vénéneuse.**

Propriétés *dentifrices, anti-arthritiques.*

Se vend avec **ordonnance.**

S'emploie *à l'intérieur en potions, à la dose de 1 à 4 gram., dans la goutte, la syphilis, et à l'extérieur comme dentifrice.*

Coûte *les* 500 *gram.*   **Vendre**

le gram.   *les 5,*   *les 30,*

les 125,   *les 250,*   *les 500,*

Observation

N°

Teinture de Gentiane.

Alcoolé de gentiane.

Formule. Racine de gentiane concassée 100, alcool à 56° 400 ; faites macérer 15 jours, passez, exprimez, et filtrez.

Substance à faible dose non **vénéneuse.**

Propriétés *toniques.*

Se **vend** avec **ordonnance.**

S'emploie à l'intérieur *en potions, à la* **dose** *de 2 à 5 gram., dans la dyspepsie, le scorbut, le rachitis, les scrofules.*

Coûte *les* 500 *gram.*   **Vendre**

le gram.   *les 5,*   *les 30,*

les 125,   *les 250,*   *les 500,*

Observation

N°

Teinture de Gingembre.

Alcoolé de gingembre.

Formule. Racine de gingembre concassée 100, alcool à 80° 400 ; faites macérer 15 jours, passez, exprimez, et filtrez.

Substance à faible dose non **vénéneuse.**

Propriétés *stomachiques, stimulantes.*

Se **emploie** avec **ordonnance.**

S'emploie *à l'intérieur en potions, à la* **dose** *de 50 centig. à 1 gram., dans la dyspepsie, l'aphonie, les coliques flatulentes, etc.*

Coûte *les 500 gram.*   **Vendre**

le gram.   *les 5,*   *les 30,*

les 125,   *les 250,*   *les 500,*

Observation

N°

Teinture de Girofles.

Alcoolé de girofles.

Formule. Girofles concassés 100, alcool à 80° 400; faites macérer 15 jours, passez, exprimez, et filtrez.

Substance à petite dose non **vénéneuse.**
Propriétés *stomachiq., stimul. énergiq.*
Se **vend** avec **ordonnance.**
*S'emploie à l'*intérieur *en potions,*
à la **dose** *de* 1 *à* 2 *gram.; et à l'*extérieur,
pour cautériser les filets nerveux des dents cariées.

Coûte *les* 500 *gram.*		**Vendre**
le gram.	*les* 5,	*les* 30,
les 125,	*les* 250,	*les* 500,

Observation

N°

Teinture d'Iode. *Alcoolé d'iode.*

Formule. Iode 30, alcool à 86° 380; faites dissoudre, et filtrez.

Substance **très vénéneuse.**
Propriétés *anti-scrofuleuses.*
Ne se **vend** qu'avec **ordonnance.**
*S'emploie à l'*extérieur *le plus souvent,*
dans le pansement des chancres vénériens,
des ulcères scrofuleux, en injections chirurgicales.

Coûte *les* 500 *gram.*		**Vendre**
le gram.	*les* 5,	*les* 30,
les 125,	*les* 250,	*les* 500,

Observation

N°

Teinture d'Ipécacuanha.

Alcoolé d'Ipécacuanha.

Formule. Ipécacuanha concassé 100, alcool à 56° 400; faites macérer 15 jours, passez, exprimez, et filtrez.

Substance à haute dose **vénéneuse.**
Propriétés *émétiques.*
Ne se **vend** qu'avec **ordonnance.**
*S'emploie à l'*intérieur *en potions,*
à la **dose** *de* 8 *à* 15 *gram., dans les embarras gastriques, les catarrhes, la coqueluche.*

Coûte *les* 500 *gram.*		**Vendre**
le gram.	*les* 5,	*les* 30,
les 125,	*les* 250,	*les* 500.

Observation

N°

Teinture de Jalap. *Alcoolé de Jalap.*

Formule. Racine de jalap concassée 100, alcool à 56° 400; faites macérer 15 jours, passez, exprimez, et filtrez.

Substance à haute dose **vénéneuse.**
Propriétés *purgatives drastiques.*
Ne se **vend** qu'avec **ordonnance.**
*S'emploie à l'*intérieur *en potions,*
à la **dose** *de* 1 *à* 5 *gram.*

Coûte *les* 500 *gram.*		**Vendre**
le gram.	*les* 5,	*les* 30,
les 125,	*les* 250,	*les* 500,

Observation

N°

Teinture de Jusquiame.
Alcoolé de jusquiame.

Formule. Feuilles sèches concassées de jusquiame 100, alcool à 56° 400; faites macérer 15 jours, passez, exprimez, et filtrez.

Substance **très vénéneuse.**

Propriétés *narcotiq., anti-spasmodiques.*

Ne se **vend** qu'avec **ordonnance.**

*S'emploie à l'intérieur en potions,
à la dose de 1 à 2 gram., dans les névralgies, la toux nerveuse, l'épilepsie, etc.*

Coûte *les 500 gram.*　　　　　　**Vendre**

le gram.　　　*les 5,*　　　*les 30,*

les 125,　　*les 250,*　　*les 500,*　.

Observation

N°

Teinture de Musc. *Alcoolé de musc.*

Formule. Musc 4, alcool à 80° 12; faites macérer pendant 12 jours dans un flacon bouché, en agitant souvent, et filtrez.

Substance à petite dose non **vénéneuse.**

Propriétés *stimulantes, anti-spasmodiq.*

Ne se **vend** qu'avec **ordonnance.**

*S'emploie à l'intérieur en potions,
à la dose de 1 à 2 gram., dans les affections spasmodiques, le tétanos, l'hystérie.*

Coûte *les 500 gram.*　　　　　　**Vendre**

le gram.　　　*les 5,*　　　*les 30,*

les 125,　　*les 250,*　　*les 500,*

Observation

N°

Teinture de Myrrhe. *Alcoolé de myrrhe.*

Formule. Myrrhe pulvérisée 100, alcool à 86° 400; faites macérer 15 jours, passez, exprimez, et filtrez.

Substance à faible dose non **vénéneuse.**

Propriétés *stomachiques, excitantes.*

Se **vend** avec **ordonnance.**

*S'emploie à l'intérieur en potions,
à la dose de 1 à 4 gram., dans les angines gangréneuses, le scorbut, les stomacaces.*

Coûte *les 500 gram.*　　　　　　**Vendre**

le gram.　　　*les 5,*　　　*les 30,*

les 125,　　*les 250,*　　*les 500,*

Observation

N°

Teinture de Noix vomiques.
Alcoolé de noix vomiques.

Formule. Noix vomiques pulvérisées 100, alcool à 80° 400; faites macérer 15 jours, passez, exprimez, et filtrez.

Substance **très vénéneuse.**

Propriétés *stimulantes du système nerv.*

Ne se **vend** qu'avec **ordonnance.**

*S'emploie à l'intérieur en potions,
à la dose de 25 centig. à 1 gram. progressivement, dans l'amaurose, la chorée, l'épilepsie, etc.; et à l'extérieur en frictions.*

Coûte *les 500 gram.*　　　　　　**Vendre**

le gram.　　　*les 5,*　　　*les 30,*

les 125,　　*les 250,*　　*les 500,*

Observation

N°

Teinture de Pyrèthre.
Alcoolé de pyrèthre.

Formule. Racine de pyrèthre concassée 100, alcool à 80° 400; faites macérer 15 jours, passez, exprimez, et filtrez.

Substance à haute dose **vénéneuse.**

Propriétés *excitantes, sialalogues.*

Ne se vend qu'avec ordonnance.

*S'*emploie *à l'*intérieur *en potions,*
à la **dose** *de* 1 *à* 2 *gram., dans la paraly-*
sie de la langue, l'amygdalite chronique, etc.

Coûte *les* 500 *gram.* **Vendre**

le gram.	*les* 5,	*les* 30,
les 125,	*les* 250,	*les* 500,

Observation

N°

Teinture de Quassia Amara.
Alcoolé de Quassia amara.

Formule. Quassia amara concas. 100, alcool à 56° 400; faites macérer 15 jours, passez, exprimez, et filtrez.

Substance à faible dose non **vénéneuse.**

Propriétés *toniques, stomachiques.*

Se vend avec ordonnance.

*S'*emploie *à l'*intérieur *en potions,*
à la **dose** *de* 2 *à* 8 *gram., dans l'anémie, la dyspepsie, les scrofules, les écoulements muqueux, etc.*

Coûte *les* 500 *gram.* **Vendre**

le gram.	*les* 5,	*les* 30,
les 125,	*les* 250,	*les* 500,

Observation

N°

Teinture de Quinquina.
Alcoolé de quinquina.

Formule. Quinquina gris concassé 100, alcool à 56° 400; faites macér. 15 jours, passez, exprimez, et filtrez.

Substance à faible dose non **vénéneuse.**

Propriétés *toniques, fébrifuges, anti-scorbutiques.*

Se vend avec ordonnance.

*S'*emploie *à l'*intérieur *en potions,*
à la **dose** *de* 2 *à* 4 *gram., comme tonique, dans l'anorexie, les faiblesses d'estomac.*

Coûte *les* 500 *gram.* **Vendre**

le gram.	*les* 5,	*les* 30,
les 125, .	*les* 250,	*les* 500,

Observation

N°

Teinture de Rhubarbe.
Alcoolé de rhubarbe.

Formule. Rhubarbe concassée 100, alcool à 56° 400; faites macérer 15 jours, passez, exprimez, et filtrez.

Substance à haute dose **vénéneuse.**

Propriétés *toniques, purgatives.*

Se vend avec ordonnance.

*S'*emploie *à l'*intérieur *en potions,*
à la **dose** *de* 1 *à* 4 *gram., comme tonique, dans l'anorexie, la dyspepsie, etc.*

Coûte *les* 500 *gram.* **Vendre**

le gram.	*les* 5,	*les* 30,
les 125	*les* 250,	*les* 500,

Observation

N°

Teinture de Safran. *Alcoolé de safran.*

Formule. Safran gatinais 100, alcool à 80° 400 ; incisez et faites macérer 15 jours, passez, exprimez, et filtrez.

Substance à faible dose non **vénéneuse.**

Propriétés *sédatives, emménagogues.*

Se vend avec ordonnance.

S'emploie à *l'*intérieur *en potions,*

à la dose *de* 1 à 4 *gram., dans la chlorose, l'hystérie, les vomissements nerveux, etc.*

Coûte *les 500 gram.* **Vendre**

le gram.	*les 5,*	*les 30,*
les 125,	*les 250,*	*les 500,*

Observation

N°

Teinture de Scille. *Alcoolé de Scille.*

Formule. Squames de scille concassés 100, alcool à 56° 400 ; faites macérer 15 jours, passez, exprimez, et filtrez.

Substance à haute dose **vénéneuse.**

Propriétés *excitantes, diurétiques.*

Ne se vend qu'avec ordonnance.

S'emploie à *l'*intérieur *en potions,*

à la dose *de* 1 à 8 *gram., dans l'asthme humide, l'hydropisie, etc.; et à l'extérieur en frictions.*

Coûte *les 500 gram.* **Vendre**

le gram.	*les 5,*	*les 30,*
les 125,	*les 250,*	*les 500,*

Observation

N°

Teinture de Séné. *Alcoolé de Séné.*

Formule. Feuilles de séné en poudre grossière 100, alcool à 56° 400 ; faites macérer 15 jours, passez, exprimez, et filtrez.

Substance à haute dose **vénéneuse.**

Propriétés *purgatives.*

Ne se vend qu'avec ordonnance.

S'emploie à *l'*intérieur *en potions,*

à la dose *de* 2 à 8 *gram.*

Coûte *les 500 gram.* **Vendre**

le gram.	*les 5,*	*les 30,*
les 125,	*les 250,*	*les 500,*

Observation

N°

Teinture de Stramonium.

Alcoolé de stramonium.

Formule. Feuilles de stramonium en poudre grossière 100, alcool à 56° 400 ; faites macérer 15 jours, passez, exprimez, et filtrez.

Substance très **vénéneuse.**

Propriétés *narcotiques, anti-spasmodiq.*

Ne se vend qu'avec ordonnance.

S'emploie à *l'*intérieur *en potions,*

à la dose *de* 10 *centig.* à 1 *gram., dans l'asthme, la coqueluche, les névralgies, etc.*

Coûte *les 500 gram.* **Vendre**

le gram.	*les 5,*	*les 30,*
les 125,	*les 250,*	*les 500,*

Observation

N°

Teinture de Mars tartarisée.

Formule. Limaille de fer 100, crème de tartre 250, alcool à 85° 50, eau q. s. F. S. A.

Substance à faible dose non **vénéneuse.**

Propriétés *astringentes, emménagogues.*

Se **vend avec ordonnance.**

S'**emploie** *à l'intérieur,*

à la dose de 3 à 6 gram., dans un véhicule approprié, dans la leucorrhée, l'aménorrhée, etc.

Coûte *les 500 gram.*   **Vendre**
le gram.   *les 5,*   *les 30,*
les 125,   *les 250,*   *les 500,*

Observation

N°

Teinture de Raifort composée.

Formule. Raifort incisé 250, moutarde pulvérisée 25, sel ammoniac 60, alcool à 56° 500, alcoolat de cochléaria 500; faites macérer 8 jours, passez, exprimez, et filtrez.

Substance à haute dose **vénéneuse.**

Propriétés *anti-scorbutiques.*

Ne se **vend** qu'avec **ordonnance.**

S'**emploie** *à l'intérieur,*

à la dose de 15 à 30 gram. dans un véhicule approprié, contre les affections scorbutiques.

Coûte *les 500 gram.*   **Vendre**
le gram.   *les 5,*   *les 30,*
les 125,   *les 250,*   *les 500,*

Observation

N°

Teinture de Ratanhia.

Alcoolé de Ratanhia.

Formule. Racine de ratanhia concassée 100, alcool à 56° 400; faites macérer 15 jours, passez, exprimez, et filtrez.

Substance à faible dose non **vénéneuse.**

Propriétés *astringentes.*

Se **vend avec ordonnance.**

S'**emploie** *à l'intérieur en potions,*

à la dose de 4 à 10 gr., dans les hémorrhagies passives, la métrorrhagie, la diarrhée.

Coûte *les 500 gram.*   **Vendre**
le gram.   *les 5,*   *les 30,*
les 125,   *les 250,*   *les 500,*

Observation

N°

Teinture de Valériane.

Alcoolé de valériane.

Formule. Racine de valériane concassée 100, alcool à 56° 400; faites macérer 15 jours, passez, exprimez, et filtrez.

Substance à haute dose **vénéneuse.**

Propriétés *anti-spasmodiques.*

Se **vend avec ordonnance.**

S'**emploie** *à l'intérieur en potions,*

à la dose de 2 à 15 gram., dans les névroses, l'hystérie, la chorée, etc.

Coûte *les 500 gram.*   **Vendre**
le gram.   *les 5,*   *les 30,*
les 125,   *les 250,*   *les 500.*

Observation

N°

44

Teinture éthérée d'Ase fétide.

Formule. Ase fétide pulvérisée 100, éther sulfurique 400 ; faites macérer 15 jours, en agitant, puis filtrez à couvert.

Substance à haute dose **vénéneuse.**

Propriétés *excitantes, anti-spasmodiques.*

Ne se **vend** qu'avec **ordonnance.**

S'emploie *à l'*intérieur *en potions,
à la dose de 1 à 2 gram., dans l'hystérie,
les coliques nerveuses, etc.*

Coûte *les 500 gram.* **Vendre**

le gram.	*les 5,*	*les 30,*
les 125,	*les 250,*	*les 500,*

Observation

N°

Teinture éthérée de Belladone.

Formule. Belladone pulvérisée 100, éther sulfurique 400. F. S. A. dans un appareil à déplacement *ad hoc.*

Substance très **vénéneuse.**

Propriétés *anti-spasmodiques, calmantes.*

Ne se **vend** qu'avec **ordonnance.**

S'emploie *à l'*intérieur *en potions,
à la dose de 10 à 50 centig., dans l'asthme,
les névralgies, etc.*

Coûte *les 500 gram.* **Vendre**

le gram.	*les 5,*	*les 30,*
les 125,	*les 250,*	*les 500,*

Observation

N°

Teinture éthérée de Baume de Tolu.

Formule. Baume de Tolu 100, éther sulfurique 400 ; faites macérer 15 j., en agitant, puis filtrez à couvert.

Substance à haute dose **vénéneuse.**

Propriétés *stimulantes, diaphorétiques.*

Ne se **vend** qu'avec **ordonnance.**

S'emploie *à l'intérieur en potions,
à la dose de 1 à 2 gram., et en inspirations,
dans les catarrhes laryngés ou pulmonaires,
l'aphonie, les irritations nerveuses du poumon, les suffocations, etc.*

Coûte *les 500 gram.* **Vendre**

le gram.	*les 5,*	*les 30,*
les 125,	*les 250,*	*les 500,*

Observation

N°

Teinture éthérée de Cantharides.

Formule. Cantharides pulvéris. 100, éther acétique 400 ; faites macérer 8 jours, exprimez et filtrez à couvert.

Substance très **vénéneuse.**

Propriétés *rubéfiantes, excitantes.*

Ne se **vend** qu'avec **ordonnance.**

S'emploie *à l'extérieur en liniments, dans la paralysie de la vessie, l'incontinence d'urine, le rhumatisme chronique, l'apoplexie.*

Coûte *les 500 gram.* **Vendre**

le gram.	*les 5,*	*les 30,*
les 125,	*les 250,*	*les 500,*

Observation

N°

Teinture éthérée de Castoreum.

Formule. Castoreum pulvérisé 100, éther sulfurique 400 ; faites macérer 15 jours, en agitant, et filtrez à couvert.

Substance à haute dose **vénéneuse**.

Propriétés *stimulantes, anti-spasmodiq*.

Ne se **vend** qu'avec ordonnance.

S'emploie à l'intérieur en potions,
à la **dose** *de 10 à 30 gouttes, dans l'hystérie, l'asthme, l'aménorrhée, etc.*

Coûte *les 500 gram.* **Vendre**

le gram.	*les 5,*	*les 30,*
les 125,	*les 250,*	*les 500,*

Observation

N°

Teinture éthérée de Ciguë.

Formule. Ciguë pulvérisée 100, éther sulfurique 400. F. S. A. dans un appareil à déplacement *ad hoc*.

Substance **très vénéneuse**.

Propriétés *sédatives*.

Ne se **vend** qu'avec ordonnance.

S'emploie à l'intérieur en potions,
à la **dose** *de 5 à 30 gouttes, dans les affections nerveuses, la névralgie faciale, etc.*

Coûte *les 500 gram.* **Vendre**

le gram.	*les 5,*	*les 30,*
les 125	*les 250,*	*les 500,*

Observation

N°

Teinture éthérée de Digitale.

Formule. Digitale pourprée pulvérisée 100, éther sulfurique 400. F. S. A. dans un appareil à déplacement *ad hoc*.

Substance **très vénéneuse**.

Propriétés *diurétiques, sédatives*.

Ne se **vend** qu'avec ordonnance.

S'emploie à l'intérieur en potions,
à la **dose** *de 10 à 40 gouttes, dans les palpitations de cœur, l'hydropisie, etc.*

Coûte *les 500 gram.* **Vendre**

le gram.	*les 5,*	*les 30,*
les 125,	*les 250,*	*les 500,*

Observation

N°

Teinture éthérée de Valériane.

Formule. Racine de valériane pulvéris. 100, éther sulfurique 400. F. S. A. dans un appareil à déplacement *ad hoc*.

Substance à haute dose **vénéneuse**.

Propriétés *toniques, anti-spasmodiques*.

Ne se **vend** qu'avec ordonnance.

S'emploie à l'intérieur en potions,
à la **dose** *de 1 à 2 gram., dans l'hystérie, la chorée, les névroses en général.*

Coûte *les 500 gram.* **Vendre**

le gram.	*les 5,*	*les 30,*
les 125,	*les 250,*	*les 500,*

Observation

N°

Vinaigre anti-Septique ou des **Quatre Voleurs.** *Vinaigre aromatique à l'ail,' Vinaigre bézoardique.*

Formule. Grande absinthe 60, petite absinthe 60, romarin 60, sauge 60, menthe 60, rue 60, lavande 60, calamus 8, cannelle 8, girofle 8, muscades 8, ail 8, camphre 15, vinaigre radical 60, vinaig. fort 4,000 ; faites macérer 15 j., passez, et ajoutez le camphre dissous dans l'acide acétique.

Substance à haute dose **vénéneuse.**

Propriétés *anti-septiques.*

Se vend avec ordonnance.

S'emploie à *l'extérieur comme préservatif des maladies contagieuses. On s'en frotte les mains et le visage.*

Coûte *les 500 gram.*		**Vendre**
le gram.	*les* 5,	*les* 30,
les 125,	*les* 250,	*les* 500,

Observation

N⁰

Vinaigre framboisé.

Formule. Framboises récentes 1,500, vinaigre rouge très fort 1,000 ; faites macérer 15 j., passez, exprimez, et filtrez.

Substance à faible dose non **vénéneuse.**

Propriétés *rafraichissantes.*

Se vend sans ordonnance.

S'emploie à *la préparation d'un sirop d'agrément qui, mêlé avec de l'eau ou une tisane appropriée, constitue une boisson rafraichissante très agréable dans les affections inflammatoires, la fièvre typhoïde, le typhus.*

Coûte *les 500 gram.*		**Vendre**
le gram.	*les* 5,	*les* 30,
les 125,	*les* 250,	*les* 500,

Observation

N⁰

Vinaigre rosat. *Vinaigre de roses rouges.*

Formule. Roses rouges 30, vinaigre rouge fort 3,000 ; laissez macérer 8 jours, passez, exprimez, et filtrez.

Substance à haute dose **vénéneuse.**

Propriétés *astringentes, cosmétiques.*

Se vend sans ordonnance.

S'emploie à *l'extérieur, étendu d'eau, en injections, dans l'aménorrhée, la leucorrhée, la blennorrhée, et pour la toilette.*

Coûte *les 500 gram.*		**Vendre**
le gram.	*les* 5,	*les* 30,
les 125,	*les* 250,	*les* 500,

Observation

N⁰

Vinaigre scillitique.

Formule. Squames de scille 250, vinaigre rouge fort 300 ; laissez macérer 15 jours, passez, exprimez, et filtrez.

Substance à haute dose **vénéneuse.**

Propriétés *diurétiques.*

Ne se vend qu'avec ordonnance.

S'emploie à *la préparation de l'oximel scillitique; et à l'extérieur en frictions.*

Coûte *les 500 gram.*		**Vendre**
le gram.	*les* 5,	*les* 30,
les 125,	*les* 250,	*les* 500,

Observation

N⁰

Acétate de soude.

Terre foliée minérale.

Formule. Carbonate de soude cristallisé 1000, acide acétique à 4°. Q.S. Saturez l'acide par le carbonate de soude, filtrez, évaporez jusqu'à 1, 29 du densimètre ou formation de pellicule légère.

Substance **à haute dose vénéneuse.**

Propriétés *fondantes, diurétiques, apéritives.*

Se vend avec une ordonnance.

S'emploie à l'intérieur, en potions, tisane, à la dose de 4 à 10 gram. par jour, dans l'ictère, l'ascite, l'hydropisie et dans certaines affections des voies urinaires.

Observation

Coût. *les 500 gr.*		Vend. *le gr.*
les 5,	*les 30,*	*les 125,*
les 250,	*les 500,*	
		N°

Acide acétique cristallisable.

Acide acétique concentré, Esprit de vinaigre, Vinaigre glacial, Acétate normal.

S'obtient en distillant un mélange de 625 d'acétate de soude cristallisé et de 250 d'acide sulfurique à 1, 84.

Substance **très-vénéneuse.**

Propriétés *stimulantes.*

Se vend avec une ordonnance.

S'emploie à l'extérieur, en inspirations dans les syncopes, migraines, défaillances, et pour masquer les mauvaises odeurs.

Contre - poison. Administrer de l'eau en abondance tenant en suspension de la magnésie, son carbonate, de la craie ; ou du bicarbonate de soude ou de potasse en solution ; à défaut, de l'eau de savon, du lait, de l'huile ; favoriser les vomissements ; puis, boissons, cataplasmes, bains émollients.   (TROUS. et RÉV.)

Coût. *les 500 gr.*		Vend. *le gr*
les 5,	*les 30,*	*les 125,*
les 250,	*les 500,*	N°

Acide arsénieux. *Arsenic, Mort aux rats, Oxyde blanc ou bioxyde d'arsenic, Chaux ou fleur d'arsenic, Deutoxyde d'arsenic.*

Provenance. *Des mines de fer et de cobalt arsenical de Bohême, Silésie, Saxe.*

Substance **très-vénéneuse.**

Propriétés *fébrif., altérantes, antidartr.*

Ne se vend qu'avec ordonnance.

S'emploie à l'intérieur, en pil.., solution, à la dose de 4 à 6 millig. dans les fièvres intermittentes rebelles, phthisie, catarrhe pulmonaire, bronchite capillaire, dermatoses, etc.

A l'extérieur, comme escharotique, dans le traitement du cancer.

Contre-poison. Faire vomir avec de l'émétique, gorger en même temps le malade d'hydrate de peroxyde de fer en gelée délayé dans l'eau (*125 pour 300 d'eau sucrée*), à doses rapprochées (*jusqu'à 2 h⁰⁵, s'il le faut*). A défaut de la magnésie faiblement calcinée délayée dans l'eau (*3 gr. par verre*), de l'eau album. (*œufs 0, eau 1 k⁰*), charbon en poudre dans de l'eau sucrée, huile, eau de chaux, lait ; l'absorption étant très-rapide, agir promptement.

Coût. *les 500 gr.*		Vend. *le gr.*
les 5	*les 30*	*les 125*
les 250	*les 500*	N°

Acide phénique. *Acide carbolique. Acide phéneux, Hydrate de phényle, Acide phénylique, Phénol, Spirol, Oxyde de phène ou phénique, Salicone, Alcool phénique, Acide phanolique.*

Produit découvert en 1834 par RUNGE.

S'obtient en distillant l'huile de goudron de houille, etc., etc.

Substance **très-vénéneuse.**

Propriétés *astringentes, antiseptiques.*

Ne se vend qu'avec une ordonnance.

S'emploie à l'intérieur en boissons sucrées, alcoolisées. à la dose de 4 à 2 gram. pour 1000 dans les diarrhées chroniques.

A l'extérieur, en solution dans l'eau à divers degrés de concentration, dans le traitement de la gale, de la teigne, des ulcères fétides, des plaies gangréneuses, etc.

Coût. *les 500 gr.*		Vend. *le gr.*
les 5,	*les 30.*	*les 125,*
les 250,	*les 500,*	N°

Alcoolat d'Anis. *Esprit d'anis.*

Formule. Séminoïdes d'anis 1 k°, alcool à 56° cent. 8 k°°; faites macérer pendant deux jours et distillez au B.M. pour avoir la presque totalité de l'alcool employé.

Substance à faible dose **non vénéneuse.**

Propriétés *carminatives, excitantes.*

Se vend avec ordonnance.

S'emploie à l'intérieur, en potions, à la **dose** de 15 à 30 gram. dans les flatuosités, les crampes d'estomac ; comme tonique et stimulant de la digestion, dans la dyspepsie par défaut d'action de l'estomac.

Observation.

Coût. *les 500 gr.*		Vend. *le gr.*
les 5,	*les 30,*	*les 125,*
les 250,	*les 500,*	
		N°

Alcoolat de Badiane.
Esprit de badiane.

Formule. Badiane grossièrement concassée 500, alcool à 80° c. 4000.
Faites macérer pendant quatre jours, distillez au B.M. pour retirer tout l'alcool.

Substance à faible dose **non vénéneuse.**

Propriétés *stomachiques, stimulantes.*

Se vend avec ordonnance.

S'emploie à l'intérieur, en potions, à la **dose** de 15 à 30 gram. comme carminatif, stomachique, et pour relever les fonctions de l'estomac.

Observation.

Coût. *les 500 gr.*		Vend. *le gr.*
les 5,	*les 30*	*les 125,*
les 250,	*les 500,*	
		N°

Alcoolat de Cannelle.
Esprit de cannelle.

Formule. Cannelle en poudre grossière 500, Alcool à 80° c. 4,000.
Faites macérer pendant 4 jours, distillez au B.M. pour retirer tout l'alcool.

Substance à faible dose **non vénéneuse.**

Propriétés *stimul., toniques, excitantes.*

Se vend avec ordonnance.

S'emploie à l'intérieur, en potions, à la **dose** de 8 à 15 gram. dans l'atonie des voies digestives, les diarrhées anciennes, les fièvres ataxiques, adynamiques et typhoïdes.

Observation.

Coût. *les 500 gr.*		Vend. *le gr.*
les 5,	*les 30.*	*les 125,*
les 250.	*les 500,*	
		N°

Alcoolat de Mélisse.
Eau de mélisse spiritueuse, Eau des Carmes, Eau de mélisse des Carmes.

Formule. Mélisse fraîche en fleur 900, zestes de citrons frais 150, cannelle fine 80, girofle 80, muscades 80, coriandre 40, racine d'angélique 40, alcool à 80° 5 kil. Coupez la mélisse et les zestes de citron, concassez les autres substances ; faites macérer pendant quatre jours et distillez au B. M. pour retirer tout l'alcool.

Substance à faible dose **non vénéneuse.**

Propriétés *stimul., nervin. excitantes.*

Se vend sans ordonnance.

S'emploie à l'intérieur, en potions, à la **dose** d'une cuillérée à café ou à bouche, dans de l'eau sucrée comme stimulant.

A l'extérieur, en fomentations, dans les chutes, les contusions. Remède populaire un peu trop vanté.

Coût. *les 500 gr.*		Vend. *le gr.*
les 5,	*les 30,*	*les 125,*
les 250,	*les 500,*	N°

Alcoolat de menthe poivrée.
Esprit de menthe poivrée.

Formule . Feuilles récentes de menthe 1 k°; faites macérer pendant quatre jours dans alcool à 80° c. 3 k°, et eau distillée de menthe 1 k°; distillez au B.M. pour obtenir 2.500 d'alcool.

Substance à faible dose **non vénéneuse.**

Propriétés *toniq. excit. antispasmodiq.*

Se vend avec ordonnance.

S'emploie à l'intérieur, en potions, à la **dose** de 15 à 30 gram. dans les affections atoniques et nerveuses de l'estomac, les cardialgies, flatuosités, vomissements spasmodiques.

Observation.

Coût. *les 500 gr.*		Vend. *le gr.*
les 5,	*les 30,*	*les 125,*
les 250,	*les 500,*	
		N°

Alcoolature d'aconit napel. *Teinture alcoolique préparée avec la plante fraîche.*

Formule. Feuilles fraîches d'aconit napel en fleur 1 k°, alcool à 90° c. 1 k°; Faites macérer pendant dix jours. passez, exprimez et filtrez.

Substance **très-vénéneuse.**

Propriétés *narcotiques, sudorifiques, antispasmodiques, diurétiques.*

Ne se vend qu'avec ordonnance.

S'emploie à l'intérieur, en potions, à la **dose** de 80 à 90 centig. dans la goutte, les névralgies, le rhumatisme chronique, etc.

Contre-poison. Faire vomir avec 15 centig. d'émétique, ou avec 1 à 2 gr. d'ipéca ; administrer de l'eau iodurée par demi verre (*iodure de potassium 4 décig., iode 3 décig., eau 1 k°*) favoriser les vomissements. S'il y longtemps que le poison a été ingéré, administrer un émétocathartique ; après évacuation du poison, eau vinaigrée, puis boissons mucilagineuses.

Coût. *les 500 gr.*		Vend. *le gr.*
les 5,	*les 30,*	*les 125,*
les 250,	*les 500,*	
		N°

Alcoolature d'arnica. *Teinture alcoolique préparée avec la plante fraîche.*

Formule. Fleurs fraîches d'arnica montana 1 k°, alcool à 90° c. 1 k°; faites macérer pendant 10 jours, passez, exprimez et filtrez.

Substance à haute dose **vénéneuse.**

Propriétés *toniques, vulnér., antispasm.*

Se vend avec ordonnance.

S'emploie à l'intérieur en potions, à la **dose** de 1 à 10 gram.

À l'extérieur, *en fomentations, compresses, contre les coups, blessures, contusions, commotions.* Considérée dans la médecine populaire comme panacée des chutes.

Contre-poison. Provoquer ou favoriser le vomissement, administrer par demi-verres un soluté de tannin, puis des opiacés (GUBLER), de l'eau vinaigrée (HAHNEMANN) ; laudanum, 20 gouttes dans 30 gram. d'eau qu'on renouvelle au bout de deux heures s'il est besoin. (the LANCET).

Coût. *les 500 gr.*		Vend. *le gr.*
les 5,	*les 30,*	*les 125,*
les 250,	*les 500,*	N°

Alcoolature de belladone. *Teinture alcoolique préparée avec la plante fraîche.*

Formule. Feuilles fraîches de belladone 1 k°, alcool à 90 c., 1 k°; faites macérer pendant 10 jours, passez avec expression, filtrez.

Substance **très-vénéneuse.**

Propriétés *narcotiques, stupéfiantes.*

Ne se vend qu'avec ordonnance.

S'emploie à l'intérieur, en potions, à la **dose** de 1 à 16 gouttes dans les affections du système nerveux, la névralgie faciale, toux nerveuses, spasmes, incontinence d'urine, etc.

Contre-poison. Administrer un émétocathartique, puis un soluté de tannin (1 à 2 *gram. par verre*), ou eau iodurée par demi-verre (*iodure de potassium 4 décig., iode 3 décig., eau 1 k°*. BOUCHARDAT), favoriser les vomissements, puis administrer du café pur concentré à forte dose, ou mieux de l'opium son antagoniste.

Coût. *les 500 gr.*		Vend. *le gr.*
les 5,	*les 30,*	*les 125,*
les 250.	*les 500*	N°

Alcoolature de Ciguë.

Teinture alcoolique préparée avec la plante fraîche.

Formule. Feuilles fraîches de grande ciguë 1 k°, alcool à 90° c. 1 k°; faites macérer pendant 10 jours, passez, exprimez et filtrez.

Substance **très-vénéneuse.**

Propriétés *narcotiques, sédatives.*

Ne se vend qu'avec ordonnance.

S'emploie à l'intérieur, en potions, à la **dose** de 1 à 16 gouttes, pour calmer les douleurs lancinantes du cancer et du squirrhe, contre l'épilepsie, la névralgie faciale, le satyriasis, etc.

Contre-poison. Administrer un éméto-cathartique, puis un soluté de tannin (1 *à* 2 *gram. par verre*); ou eau iodurée par demi-verre (*iodure de potassium* 4 *décigr.*, *iode* 3 *décigr.*, *eau* 1 *kil.* Bouchard); favoriser les vomissements, puis calmer les accidents par du café pur concentré à forte dose, ou mieux par de l'opium son antagoniste.

Coût. *les* 500 *gr.*		**Vend.** *le gr.*
les 5,	*les* 30	*les* 125,
les 250,	*les* 500,	N°

Alcoolature de bulbes de Colchique.

Teinture alcoolique préparée avec les bulbes frais.

Formule. Bulbes de colchique frais 1 k°, alcool à 90° c. 1 k°; faites macérer pendant 10 jours, passez, exprimez et filtrez.

Substance **très-vénéneuse.**

Propriétés *diurét., drastiq., antigout.*

Ne se vend qu'avec ordonnance.

S'emploie à l'intérieur en potions, à la **dose** de 10 décig. à 4 gr. dans les affections goutteuses et rhumatismales, les douleurs arthritiques etc.

Contre-poison. Administrer un éméto-cathartique, puis un soluté ds tannin (1 à 2 *gram. par verre*), ou eau iodurée par demi-verre (*iodure de potassium* 4 *décigram.*, *iode* 3 *décigr.*, *eau* 1 *kil.* Bouch.) favoriser les vomissements, puis calmer les accidents par du café pur concentré à haute dose, ou mieux par de l'opium son antagoniste.

Coût. *les* 500 *gr.*		**Vend.** *le gr.*
les 5,	*les* 30,	*les* 125,
les 250,	*les* 500	N°

Alcoolature de fleurs de Colchique.

Teinture alcoolique préparée avec les fleurs fraîches.

Formule. Fleurs fraîches de colchique 1 k°, alcool à 90 c. 1 k°; faites macérer pendant 10 jours, passez, exprimez et filtrez.

Substance **très-vénéneuse.**

Propriétés *diurét., drast., antigoutteuses.*

Ne se vend qu'avec ordonnance.

S'emploie à l'intérieur, en potions, à la **dose** de 10 décigr. à 4 gram. dans les affections goutteuses, rhumatismales, les douleurs arthritiques. etc.

Contre-poison. Administrer un éméto-cathartique, puis un soluté de tannin (1 *à* 2 *gram. par verre*); ou eau iodurée par demi-verre, (*iodure de potassium* 4 *décigr.*, *iode* 3 *déc.*, *eau* 1 *kil.* Bouchard.); favoriser les vomissements, puis calmer les accidents par du café pur concentré à forte dose, ou mieux par de l'opium son antagoniste.

Coût. *les* 500 *gr.* ,		**Vend.** *le gr.*
les 5,	*les* 30,	*les* 125,
les 250,	*les* 500,	N°

Alcoolature de Cresson de Para.

Teinture alcoolique préparée avec la plante fraîche.

Formule. Feuilles fraîches de cresson de Para, 1 k°, alcool à 90° c., 1 kil.; faites macérer pendant 10 jours, passez, exprimez et filtrez.

Substance à faible dose **non vénéneuse.**

Propriétés *antiscorbutiq., odontalgiques.*

Se vend avec ordonnance.

S'emploie à l'intérieur, en potions, à la **dose** de 8 à 15 gram., et en gargarismes, dans les affections scorbutiq., odontalgiques, etc.

Observation.

Coût. *les* 500 *gr.*		**Vend.** *le gr.*
les 5,	*les* 30,	*les* 125,
les 250	*les* 500.	N°

Alcoolature de Digitale.

Teinture alcoolique préparée avec la plante fraîche.

Formule. Feuilles fraîches de digitale pourprée, 1 k°, alcool à 90° c. 1 k°; faites macérer pendant 10 jours, passez, exprimez et filtrez.

Substance **très-vénéneuse.**

Propriétés *diurét., contro-stimulantes.*

Ne se vend qu'avec ordonnance.

S'emploie à l'intérieur, en potions, à la **dose** de 5 à 20 gouttes, dans l'hydropisie, les palpitations de cœur, l'anasarque, etc.

A l'extérieur, en frict. dans les mêmes cas.

Contre-poison. Administrer des vomitifs et favoriser les vomissements ; faire prendre toutes les demi-heures une tasse de café noir (Dubuc), un soluté de tannin (1 *gram. par verre*), puis des opiacés (Gubler).

Coût. *les 500 gr.*	**Vend.** *le gr.*	
les 5,	*les 30*	*les 125,*
les 250,	*les 500,*	N°

Alcoolature de Jusquiame.

Teinture, alcoolique préparée avec la plante fraîche.

Formule. Feuilles récentes de jusquiame noire 1 k°, alcool à 90° c. 1 kil.; contusez les feuilles, ajoutez l'alcool; après 10 jours de macération, passez, exprimez et filtrez.

Substance **très-vénéneuse.**

Propriétés *narcotiques, antispasmodiques*

Ne se vend qu'avec ordonnance.

S'emploie à l'intérieur, en potions, à la **dose** de 50 centigr. à 1 gram. dans les névralgies, la toux nerveuse, l'épilepsie, la coqueluche, l'asthme, les palpitations nerveuses.

Contre-poison. Donner 1 à 2 décigram. d'émétique, favoriser les vomissements. S'il y a quelque temps que le poison a été ingéré, administrer un éméto-cathartique, après évacuation du poison, eau iodurée par demi-verre, café noir, frictions, sinapismes. (Galtier, Bouchard.)

Coût. *les 500 gr.*	**Vend.** *le gr.*	
les 5,	*les 30,*	*les 125,*
les 250,	*les 500,*	N°

Alcoolature de Rhus radicans.

Teinture alcoolique préparée avec la plante fraîche.

Formule. Feuilles récentes de rhus radicans 1 k°, alcool à 90° 1 k°; contusez les feuilles, ajoutez l'alcool ; après 10 jours de macération, passez, pressez et filtrez.

Substance **très-vénéneuse.**

Propriétés *stimulantes énergiques.*

Ne se vend qu'avec ordonnance.

S'emploie à l'intérieur, en potions, à la **dose** de 25 centigram. à 2 gram. par jour progressivement ; dans le rhumatisme chronique, l'épilepsie, la paralysie, les dartres rebelles.

Contre-poison. Provoquer et faciliter les vomissements ; on a recours ensuite aux antiphlogistiques. S'il y a assoupissement, on administre du café pur à forte dose souvent répétées. (Trousseau et Réveil.)

Coût. *les 500 gr.*	**Vend.** *le gr.*	
les 5,	*les 30,*	*les 125,*
les 250,	*les 500,*	N°

Alcoolature de Stramonium.

Teinture alcoolique préparée avec la plante fraîche.

Formule. Feuilles fraîches de datura stramonium 1 k°, alcool à 90° c. 1 kil.; faites macérer pendant 10 jours, passez, exprimez et filtrez.

Substance **très-vénéneuse.**

Propriétés *narcotiques, antispasmodiq.*

Ne se vend qu'avec ordonnance.

S'emploie à l'intérieur, en potions, à la **dose** de 5 à 50 centigr. dans l'asthme, l'hystérie, les névralgies, l'épilepsie. la chorée, etc.

Contre-poison. Administrer un éméto-cathartique, puis une solution de tannin (1 à 2 *gr. par verre*), ou de l'eau iodurée (*iodure de potassium 4 décigr., iode 3 décigr., eau* 1 k° Bouchardat), favoriser les vomissements, puis calmer les accidents par du café pur à forte dose, ou mieux par de l'opium son antagoniste.

Coût. *les 500 gr.*	**Vend.** *le gr.*	
les 5,	*les 30,*	*les 125,*
les 250,	*les 500,*	N°

Aloès du Cap.

Suc épaissi extrait des feuilles des *Aloe ferox, horrida,* et *linguæformis.*

Famille. Liliacées, tribu des Asphodèles.

Provenance. *Cap de Bonne-Espérance.*

Substance à haute dose **vénéneuse.**

Propriétés. *emménagogues, drastiques.*

Se vend avec ordonnance.

S'emploie à l'intérieur, en pilul. prises, à la dose de 5 à 25 centigr. comme tonique, et de 15 centig. à 1 gram 50 comme purgatif, dans la constipation.

Contre-poison. Provoquer ou faciliter les vomissements. on a recours ensuite aux antiphlogistiques. S'il y a assoupissement , on administre du café pur à forte dose. (TROUS. et RÉV.)

Coût. *les* 500 *gr.* **Vend.** *le gr.*
les 5, *les* 30, *les* 125
les 250 *les* 500

N°

Aloès Hépatique.

Suc épaissi extrait des feuilles de l'*Aloe perfoliata.*

Famille. Liliacées, tribu des Asphodèles.

Provenance *Barbades, Bombay,*

Substance à haute dose **vénéneuse.**

Propriétés *emménag. purgatives.*

Se vend avec ordonnance.

S'emploie à l'intérieur, dans la médecine vétérinaire plus spécialement, à la **dose** de 30 à 60 gram. en bols, comme tonique, vermifuge, purgatif et digestif.

Contre-poison. Provoquer ou faciliter les vomissements; on a recours ensuite aux antiphlogistiques. S'il y a assoupissement, on administre du café pur à forte dose (TROUS. et RÉV.)

Coût. *les* 500 *gr.* **Vend.** *le gr.*
les 5, *les* 30 *les* 125,
les 250, *les* 500

N°

Amome en grappes. *Cardamome rond ou de Java.* Fruit de l'*Amomum racemosum.*

Famille. Amomacées.

Provenance. *Inde, Java, Malabar.*

Substance **non vénéneuse.**

Propriétés *toniq., stimul., carminatives.*

Se vend avec ordonnance.

S'emploie à l'intérieur, en poudre. pilul. à la **dose** de 50 centigr. à 2 gram. dans les gastralgies, coliques venteuses.

Observation.

Coût. *les* 500 *gr.* **Vend.** *le gr.*
les 5, *les* 30, *les* 125,
les 250, *les* 500

N°

Ansérine vermifuge.
Chenopodium anthelminthicum.

Famille, Chénopodacées.

Provenance. *Europe.*

Substance **non vénéneuse.**

Propriétés, *vermifuges.*

Se vend avec ordonnance.

S'emploie à l'intérieur, en infusion, à la dose de 10 à 20 gram. par litre d'eau pour un enfant de 2 ans, dans les affections vermineuses.

Observation.

Coût. *les* 500 *gr.* **Vend.** *le gr.*
les 5, *les* 30, *les* 125,
les 250, *les* 500,

N°

Aya-Pana. *(feuilles d')*.

Eupatorium *aya-pana.*

Famille, synanthérées.

Provenance. *Brésil, l'Ile-de-France.*

Substance non **vénéneuse.**

Propriétés, *stimulantes, stomachiques.*

Se vend sans ordonnance.

S'emploie à l'intérieur, en infusion, aux mêmes doses que le thé et aux mêmes usages ; dans les troubles fonctionnels des organes digestifs, les débilités et les cachexies, les catarres des muqueuses (GUBLER).

Observation

Coût. *les 500 gr.*   Vend. *le gr.*

les 5,   *les 30,*   *les 125,*

les 250,   *les 500,*

N°

Azotate d'ammoniaque.

Nitre inflammable , Nitre ammoniacal, Sel ammoniacal nitreux.

S'obtient en saturant de l'acide azotique par de l'ammoniaque.

Substance à haute dose **très-vénéneuse.**

Propriétés, *diaphorétiques, diurétiq.,* etc.

Se vend avec ordonnance.

S'emploie à l'intérieur, en tisane, potions, à la **dose** de 25 centigr. à 1 gram.; il est utilisé dans les mélanges frigorifiques pour produire de la glace artificielle.

Observation.

Coût. *les 500 gr.*   Vend. *le gr.*

les 5,   *les 30,*   *les 125,*

les 250   *les 500*

N°

Azotate de soude. *Nitre quadrangulaire, cubique ou du Chili ; Salpêtre du Chili, des mers du Sud, du Pérou, Nitre rhomboïdal.*

S'obtient en traitant le carbonate de soude par de l'acide azotique. Il existe dans la nature à l'état impur.

Substance à haute dose **très-vénéneuse.**

Propriétés. *Diurétiq. antidysentériques.*

Se vend avec ordonnance.

S'emploie à l'intérieur, en tisane, à la dose de 1 à 2 gram. par litre d'eau.

Contre-poison. On provoque les vomissements et l'on combat l'irritation gastro-intestinale par les antiphlogistiques ; le contre-poison chimique reste à trouver (ORFILA).

Observation.

Coût. *les 500 gr.*   Vend. *le gr.*

les 5,   *les 30,*   *.les 125,*

les 250,   *les 500,*   N°

Benoîte *(racine de)*

Herbe de Saint-Benoît, Herbe bénite, Galiote, Recise.

Fournie par le *Geum urbanum.*

Famille. Rosacées.

Provenance. *Toute la France.*

Substance à faible dose **non vénéneuse.**

Propriétés, *astring.. toniq. fébrifuges.*

Se vend avec ordonnance,

S'emploie à l'intérieur en tisane, à la **dose** de 20 à 30 gram. par litre d'eau, dans les diarrhées chroniques, la dysenterie atonique. les métrorrhagies passives, la leucorrhée , la fièvre intermittente.

Observation.

Coût. *les 500 gr.*   Vend. *le gr.*

les 5,   *les 30,*   *les 125,*

les 250   *les 500.*   N°

Benzine.

Bi ou quadricarbure d'hydrogéne, Benzol ou Benzole, Benzène, Phène, Pseudo-benzine Hydrogène phényle, Hydrure de phényle.

S'obtient dans l'industrie, des produits de la distillation de la houille ; on l'obtient également de l'acide benzoïque à l'aide de plusieurs agents et par divers procédés.

Substance **très-vénéneuse.**

Propriétés *détersives, anesthésiques, etc.*

Se vend sans ordonnance.

S'emploie dans les arts à une foule d'usages, et notamment comme dissolvant du copal, de la gomme laque, du caoutchouc, etc., et pour déterger les étoffes.

Observation.

Coût. *les 500 gr.*		Vend. *le gr.*
les 5,	*les* 30,	*les* 125,
les 250.	*les* 500,	
		N°

Bicarbonate de Potasse.

Carbonate acide ou saturé.

S'obtient en saturant d'acide carbonique une solution de une partie de carbonate de potasse dans quatre parties d'eau.

Substance à haute dose **vénéneuse.**

Propriétés *lithotriptiq., antiacides.*

Se vend avec ordonnance.

S'emploie à l'intérieur en solution, potions, à la **dose** de 50 centig. à 4 gram. dans le traitement des affections calculeuses dépendant de la surabondance de l'acide urique ; il entre dans la potion émétique de Rivière.

Essai. Sa solution ne doit pas précipiter par les nitrates acides de baryte, d'argent, ni par le sulfate de magnésie.

Observation.

Coût. *les 500 gr.*		Vend. *le gr.*
les 5,	*les* 30,	*les* 125,
les 250,	*les* 500,	
		N°

Bitume de Judée.

Asphalte, Karabé de Sodome, Poix minérale scoriacée, Baume de momie ou des funérailles, Poix de montagne.

Produit naturel *recueilli à la surface des eaux du lac de Judée.*

Substance à l'extérieur **non vénéneuse.**

Propriétés *à peu près nulles, en médecine.*

Se vend sans ordonnance.

S'emploie dans les arts à faire des vernis communs, et dans la peinture à l'huile. Il servait chez les Egyptiens à l'embaumement de leurs cadavres. Il entre dans la composition de la thériaque.

Observation.

Coût. *les 500 gr.*		Vend. *le gr.*
les 5,	*les* 30,	*les* 125,
les 250,	*les* 500,	N°

Bromure de Potassium.

Bromure potassique.

Formule. Saturez une solution de potasse caustique par du brôme, évaporez à siccité ; faites fondre le produit dans un creuset de platine, maintenez la fusion au rouge obscur pendant quelques minutes, dissolvez la masse saline dans de l'eau distillée et faites cristalliser.

Substance à haute dose **vénéneuse.**

Propriétés *fondant, sédat. anesthésiques.*

Se vend avec une ordonnance.

S'emploie à l'intérieur, en potions, à la **dose** de 1 à 6 gram. pour 125 par jour, pour les adultes, et de 1 à 5 décig. pour les enfants; contre les scrofules, les érections et pollutions nocturnes, la spermatorrhée, etc.

Incompatibles. Les acides, sels d'argent, de plomb, d'or, la graisse rance.

Contre-poison. Faire boire de l'eau en abondance et tiède, lavement amidonné; puis administrer des antiphlogistiques, des calmants (TROUS. et RÉV.)

Coût. *les 500 gr.*		Vend. *le gr.*
les 5,	*les* 30,	*les* 125,
les 250,	*les* 500,	N°

Caille-lait blanc (*sommités fleuries*).
Galium mollugo.

Famille. Rubiacées.

Provenance. *Europe.*

Substance **non vénéneuse.**

Propriétés. *Antispasmod., astringentes.*

Se vend sans ordonnance.

S'emploie à l'intérieur, en infusion,
à la dose de 4 à 15 gram. par kil. d'eau, dans
les affections épileptiformes et cutanées. Il est
peu usité.

Observation.

Coût. *les 500 gr.*   Vend. *le gr.*
les 5,   *les 30*   *les 125,*
les 250,   *les 500,*
                                     N°

Caille-lait jaune (*Sommités fleuries*).
Gaillet jaune, (Galium luteum).

Famille. Rubiacées.

Provenance. *Europe.*

Substance **non vénéneuse.**

Propriétés. *Astring., antispasmodiques.*

Se vend sans ordonnance.

S'emploie à l'intérieur en infusions,
à la dose de 4 à 15 gram, par kil. d'eau, dans
quelques affections épileptiformes. Il est peu
usité.

Observation.

Coût. *les 500 gr.*   Vend. *le gr.*
les 5,   *les 30,*   *les 125,*
les 250,   *les 500,*
                                     N°

Carbonate de chaux pur.

Chaux carbonatée, Terre ou spath calcaire.
Il existe dans la nature sous une foule d'états, et
de noms différents. Pour l'usage médicinal, on
ajoute à une solution de 100 gram. de chlorure
de calcium 260 de carbonate de soude ; on lave le
précipité et on le met en trochisques.

Substance **non vénéneuse.**

Propriétés. *Antiacides, antidiarrhéiques.*

Se vend sans ordonnance.

S'emploie à l'intérieur, en poudre.
à la dose de 1 à 4 gram, contre les aigreurs
d'estomac, la diarrhée, etc.

C'est un contre-poison des acides.

Observation.

Coût. *les 500 gr.*   Vend. *le gr.*
les 5,   *les 30,*   *les 125,*
les 250   *les 500*
                                     N°

Cardamome grand (*fruit*).
Cardamone de Madagascar, de Ceylan.

Fourni par l'*Elettari major.*

Famille. Amomacées.

Provenance. *Indes.*

Substance **non vénéneuse.**

Propriétés. *Toniq., stimul., carminatives.*

Se vend avec ordonnance.

S'emploie à l'intérieur, en poudre, etc.
à la dose de 50 centigr. à 2 gram. dans les
gastralgies, les coliques venteuses etc.

Incompatibles. Les acides, le sulfate de fer,
le sublimé corrosif.

Observation.

Coût. *les 500 gr.*   Vend. *le gr.*
les 5,   *les 30,*   *les 125,*
les 250,   *les 500,*   N°

Cardamome moyen (*fruit*).

Cardamome du Malabar.

Fourni par l'*Elettari cardamomum*

Famille. Amomacées.

Provenance. *Indes.*

Substance **non vénéneuse.**

Propriétés. *Toniq., stimul., carminatives*

Se vend avec ordonnance.

S'emploie à l'intérieur, en poudre, etc. à la **dose** de 50 centigr. à 2 gram. dans les gastralgies, les coliques venteuses, etc.

Incompatibles. Les acides, sels de fer, le sublimé corrosif.

Observation.

Coût. *les 500 gr.*   **Vend.** *le gr.*
les 5,   *les 30,*   *les 125,*
les 250,   *les 500.*   N°

Carthame (*fleurs de*).

Safran bâtard, Safran d'Allemagne, Safranum.

Carthamus tinctorius,

Famille, synanthérées.

Provenance. *Europe.*

Substance à faible dose **non vénéneuse.**

Propriétés. *Purgat. légèr., tinctoriales.*

Se vend sans ordonnance.

S'emploie peu en médecine. Elles servent dans la teinture, pour teindre en rose.

On en retire une matière colorante d'un beau rouge de carmin, (la *Carthamine*) employée comme fard.

Observation.

Coût. *les 500 gr.*   **Vend.** *le gr.*
les 5,   *les 30,*   *les 125,*
les 250,   *les 500,*
    N°

Carvi (*semences de*),

Cumin des prés. fruit du *Carum Carvi.*

Famille. Ombellifères.

Provenance. *Europe.*

Substance **non vénéneuse.**

Propriétés. *Stimulantes, carminatives.*

Se vend avec ordonnance.

S'emploie à l'intérieur, en infusion, à la **dose** de 8 à 15 gram. par litre d'eau, et en poudre, à la dose de 1 à 2 gram., dans les cardialgies, coliques venteuses.

Observation.

Coût. *les 500 gr.*   **Vend.** *le gr.*
les 5,   *les 30.*   *les 125,*
les 250,   *les 500,*
    N°

Casse officinale. *casse en bâton.*

Fruit (*gousse siliquiforme*) du *Canneficier.*

Cassia fistula.

Famille. Légumineuses.

Provenance. *Egypte, Arabie, Inde, etc.*

Substance **non vénéneuse.**

Propriétés. *Purgatives légères.*

Se vend sans ordonnance.

S'emploie à l'intérieur, en pulpe, à la **dose** de 15 à 60 gram. comme laxatif, tempérant, chez les enfants et les femmes excitables.

Observation.

Coût. *les 500 gr.*   **Vend.** *le gr.*
les 5,   *les 30,*   *les 125*
les 250   *les 500.*
    N°

Cérat laudanisé.

Formule. Laudanum de Sydenham 10 gram., Cérat de Galien 90 ; mêlez dans un mortier.

Substance à l'extérieur **peu vénéneuse.**

Propriétés. *Cicatrisantes, calmantes.*

Se vend avec ordonnance.

S'emploie dans le pansement des plaies, des ulcères, chancres douloureux, gerçures, eczéma, etc.

Observation.

Coût. *les* 500 *gr.*   Vend. *le gr.*

les 5,   *les* 30,   *les* 125,

les 250,   *les* 500,

N°

Cérat opiacé.

Formule. Extrait d'opium 1, eau distillée 1, cérat de Galien 98. Faites dissoudre l'extrait dans l'eau et mêlez avec le cérat dans un mortier.

Substance extérieurement **peu vénéneuse.**

Propriétés. *Cicatrisantes, calmantes.*

Se vend avec ordonnance.

S'emploie dans le pansement des plaies, des ulcères; chancres douloureux, érythème, eczéma, gerçures, hémorrhoïdes, engelures, etc.

Observation.

Coût. *les* 500 *gr.*   Vend. *le gr.*

les 5,   *les* 30,   *les* 125,

les 250,   *les* 500,   N°

Cévadille (*semence de*).

Sabadille.

Fournie par le *Veratrum Sabadilla.*

Famille. Colchicacées.

Provenance. *Mexique.*

Substance **très-vénéneuse.**

Propriétés. *Excitantes, irritantes.*

Se vend avec ordonnance.

S'emploie à l'intérieur en poudre, pilules, à la dose de 10 à 15 centig., dans l'apoplexie, la paralysie.

A l'extérieur, sous le nom de *poudre de capucin* ou de propreté, pour détruire les poux.

Contre-poison. Administrer un éméto-cathartique et favoriser les vomissements ; faire boire par demi-verre un soluté de tannin (1 à 2 gram. par verre d'eau); puis calmer l'irritation par des antiphlogistiques et des opiacés.

Coût. *les* 500 *gr.*   Vend. *le gr.*

les 5,   *les* 30   *les* 125,

les 250,   *les* 500

N°

Charbon animal lavé.

Noir animal lavé, Noir d'os lavé.

Produit de la calcination des os en vase clos.

Formule. Noir animal en poudre 8. Acide chlorhydrique 1. Mettez le noir dans une terrine avec Q.S. d'eau pour en faire une pâte liquide ; ajoutez l'acide, laissez en contact pendant 1 heure, lavez plusieurs fois à l'eau bouillante et faites sécher.

Substance **non vénéneuse.**

Propriétés. *Décolorantes, désinfectantes.*

Se vend sans ordonnance.

S'emploie pour décolorer les sirops, liqueurs, etc. Il peut être un contre-poison dans l'empoisonnement par le cuivre, le plomb, l'arsenic, le mercure, les alcaloïdes etc., à défaut d'autres.

Coût. *les* 500 *gr.*   Vend. *le gr.*

les 5,   *les* 30,   *les* 125,

les 250.   *les* 500,   N°

Chlorate de Potasse.

Muriate suroxigéné de potasse, Sel de Ber-thollet. Chlorate potassique.

Découvert en 1786 par Berthollet.

Ce sel s'obtient en préparant d'abord du chlorate calcique qu'on décompose ensuite à chaud par du chlorure de potassium.

Substance à haute dose **vénéneuse.**

Propriétés. *Contro-stimulantes, antisept.*

Se vend avec ordonnance.

S'emploie à l'intérieur, en potions, etc. à la dose de 2 à 8 gram. par jour, contre le croup, la gangrène de la bouche, les stomatites ulcéreuses et mercurielles, l'angine couenneuse, etc.

On l'emploie dans la fabrication des allumettes chimiques et dans l'art de l'artificier.

Incompatibles. Azotate d'argent, gélatine.

Coût. *les* 500 *gr.*   **Vend.** *le gr.*
les 5,   *les* 30,   *les* 125,
les 250,   *les* 500
N°

Chloroforme.

Chloride de carbone, Trichlorure ou per-chlorure de formyle, Chloréthéride, Carbure de chlore. Chlorure de méthyle bichloré.

Formule. Faites réagir à chaud (*à* 40°) dans un alambic 10 k. de chlor. de chaux à 90° chloromet. 5 k., de chaux vive délitée, 40 k. d'eau; ajoutez 1 k, 500 alcool à 90, distillez à une température de 80°; purifiez par l'alcool, puis par la potasse carbonatée en solution, le chloroforme impur surnageant le produit ; distillez de nouveau sur du chlorure de calcium sec.

Substance **très-vénéneuse.**

Propriétés. *Anesthésiques, antispasmod.*

Ne se vend qu'avec ordonnance.

S'emploie à l'intérieur, en potions, sirop, à la dose de 1 à 4 gram. par jour. En topiques, pommades, dans les douleurs rhumatismales, le torticolis, les névralgies, etc., et dans la chirurgie pour soustraire le malade aux douleurs des opérations.

Asphyxie par le chloroforme. Inhalation d'oxigène, aspersion d'eau froide, insufflation bouche à bouche, faradisation.

Coût. *les* 500 *gr.*   **Vend.** *le gr.*
les 5,   *les* 30,   *les* 125,
les 250,   *les* 500,   **N°**

Chlorure de Baryum.

Terre pesante, salée, Sel marin barytique, Muriate ou hydrochlorate de baryte.

S'obtient en saturant de l'acide chlorhydrique étendu, par du carbonate de baryte, et faisant cristalliser.

Substance **très-vénéneuse.**

Propriétés. *Fondantes, antiscrofuleuses.*

Ne se vend qu'avec ordonnance.

S'emploie à l'intérieur, en potions, pilul. à la dose de 1 à 20 centigr. dans 125 gram. de véhicule; dans les scrofules, les glandes lymphatiques, les affections squirrheuses. En collyres, pommades, dans les ophthalmies scrofuleuses et autres affections strumeuses. En soluté il sert dans les analyses à constater la présence de l'acide sulfurique.

Contre-poison. Favoriser les vomissements, administrer du sulfate de soude ou de magnésie en solution très-étendue, puis des boissons émollientes (ORFILA).

Coût. *les* 500 *gr.*   **Vend.** *le gr.*
les 5,   *les* 30   *les* 125,
les 250,   *les* 500,   **N°**

Chlorure de Chaux liquide.

Hypochlorite de chaux liquide.

Formule. Chlorure de chaux sec 100, eau 4500. Divisez complètement le chlorure dans l'eau en plusieurs fois, réunissez les liqueurs et filtrez.

Substance **très-vénéneuse.**

Propriétés. *Désinfectantes.*

Se vend avec ordonnance.

S'emploie à l'extérieur, dilué, pour combattre la pourriture d'hôpital, dans le pansement des ulcères fétides, les plaies de mauvais caractère.

Contre-poison. Provoquer le vomissement par de l'eau tiède en abondance et mécaniquement; administrer des boissons mucilagineuses, lavements émollients, bains tièdes, sangsues sur les points douloureux (ORFILA).

Observation.

Coût. *les* 500 *gr.*   **Vend.** *le gr.*
les 5,   *les* 30,   *les* 125,
les 250   *les* 500.   **N°**

Chlorure de chaux sec.

Hypochlorite de chaux impur, Poudre de Tenant, de Knox, Poudre de blanchiment.

S'obtient en faisant arriver dans des vases, jusqu'à saturation, un courant de chlore gazeux à travers de la chaux éteinte.

Substance **très-vénéneuse.**

Propriétés. *Désinfectantes, décolorantes.*

Se vend sans ordonnance.

S'emploie dans les arts et l'industrie au blanchiment des tissus, etc. C'est un agent hygiénique précieux pour assainir tous les lieux rendus infects et malsains par la décomposition putride des matières organiques.

Contre-poison. Provoquer et favoriser les vomissements par de l'eau albumineuse (DEVERGIE). Administrer des boissons et des lavements mucilagineux. Saignées, ou sangsues sur les points douloureux s'il est nécessaire.

Coût. *les* 500 *gr.*   **Vend.** *les* 30 *gr.*
les 5,   les 30,   *les* 125,
les 250,   *les* 500   N°

Chocolat à l'Arrow-root.

Formule. Chocolat 1 k., Arroow-root 30, Faites ramollir le chocolat à la chaleur du B.M.; incorporez-y l'arow-root en poudre et mettez dans les moules.

Substance **non vénéneuse.**

Propriétés. *Analeptiques.*

Se vend sans ordonnance.

S'emploie à l'intérieur,
à la **dose** de 20 à 30 gram. par tasse de lait, pour réparer les forces des convalescents.

Observation.

Coût. *les* 500 *gr.*   **Vend.** *les* 250
les 500,   N°

Chocolat ferrugineux.

Formule., Chocolat 1 k°, limaille de fer porphyrisée 20. Ramollissez le chocolat à la chaleur du B.M., incorporez-y la limaille de fer et mettez dans les moules.

Substance **non vénéneuse.**

Propriétés. *Toniques, reconstituantes.*

Se vend sans ordonnance.

S'emploie à l'intérieur,
à la **dose** de 15 à 30 gram. par jour, dans la chlorose, l'anémie, les affections scrofuleuses, l'aménorrhée.

Observation.

Coût. *les* 500 *gr.*   **Vend.** *les* 250
les 500,   N°

Chocolat au Lichen.

Formule. Chocolat 1 k°, saccharure de lichen 100; ramollissez le chocolat à la chaleur du B.M., incorporez-y le saccharure de lichen et mettez dans les moules.

Substance **non vénéneuse.**

Propriétés. *Analeptiques, émollientes.*

Se vend sans ordonnance.

S'emploie à l'intérieur,
à la **dose** de 15 gram. par tasse de lait, comme analeptique dans les phlegmasies des organes respiratoires, etc.

Observation.

Coût. *les* 500 *gr.*   **Vend.** *les* 250,
les 500,   N°

Chocolat au Salep.

Formule. Chocolat 1 k°, Salep en poudre, 30 gram. Faites ramollir le chocolat à la chaleur du B.M., incorporez-y la poudre de Salep, et mettez dans les moules.

Substance **non vénéneuse.**

Propriétés. *Analeptiques.*

Se vend sans ordonnance.

S'emploie à l'intérieur,
à la dose de 20 à 30 gram. par tasse de lait, pour réparer les forces des convalescents.

Observation.

Coût. *les* 500 *gr.*	Vend. *les* 250
les 500,	N°

Citrate de Magnésie.

Formule. Acide citrique 100, magnésie calcinée 29, eau 10, broyez l'acide avec l'eau, puis ajoutez peu à peu la magnésie ; on obtient un mélange pâteux qui au bout de quelque temps devient solide ; on le pulvérise alors, et on le conserve pour l'usage.

Substance à faible dose **non vénéneuse.**

Propriétés. *Purgatives.*

Se vend avec une ordonnance.

S'emploie à l'intérieur, en solution sucrée, à la dose de 30 à 60 gram., dans les affections bilieuses, les embarras gastriques, et dans les cas où l'on veut obtenir une légère dérivation sur le canal intestinal sans imprimer de secousse à l'organisme,

Observation.

Coût. *les* 500 *gr.*		Vend. *le gr.*
les 5,	*les* 30,	*les* 125,
les 250	*les* 500.	N°

Gynoglosse (*Racine de*).

Langue de chien.

Fournie par le *Cynoglossum officinale.*

Famille. Borraginées.

Provenance. *Europe.*

Substance **non vénéneuse.**

Propriétés. *Calmantes.*

Se vend avec ordonnance.

S'emploie à l'intérieur, en décoction, à la dose de 15 à 45 gram. par litre d'eau, pour modérer la toux dans les catarrhes anciens, dans l'hémoptysie, la diarrhée.

Observation.

Coût. *les* 500 *gr.*		Vend. *les* 5,
les 30,	*les* 125,	
les 250,	*les* 500,	N°

Dextrine.

Produit de la transformation de la matière Amylacée sous l'influence de la *diastase* et des acides.

On l'obtient en chauffant dans des cylindres de fer blanc, à 150 ou 200° de la fécule ou de l'amidon. Elle possède au plus haut point propriété de faire dévier à droite le plan de polarisation de la lumière; de là, son nom de *Dextrine.*

Substance **non vénéneuse.**

Propriétés. *Agglutinatives.*

Se vend sans ordonnance.

S'emploie en chirurgie, mélangée avec Q.S. d'eau-de-vie et d'eau, à la consolidation des appareils contentifs dans la fracture des membres. Dans les arts, sous les noms de gomme artificielle et de *Léïocomme,* la dextrine remplace la gomme dans l'apprêt des étoffes de lin, de coton, de chanvre. Elle sert à épaissir les mordants sur les tissus d'indienne, de soie ou de laine, à l'encollage des papiers peints, autographiques, etc.

Coût. *les* 500 *gr.*		Vend. *les* 30
les 125,	*les* 250,	*les* 500,
		N°

Eau sédative.

Lotion ammoniacale camphrée, Eau sédative de RASPAIL.

Formule. Ammoniaque à 0,92 60 gram., alcool camphré 10, chlorure de sodium 60, eau distillée 1 k°; faites dissoudre le sel dans l'eau, filtrez ; ajoutez l'alcool camphré, puis l'ammoniaque.

Substance **très-vénéneuse.**

Propriétés. *Révulsives.*

Se vend sans ordonnance.

S'emploie à l'extérieur , en compresses, lotions, frictions, contre la migraine, les congestions cérébrales, les affections rhumatismales.

Lorsqu'on l'applique en compresses sur la tête, il faut éviter avec soin d'en faire couler dans les yeux.

Contre-poison. Provoquer le vomissement par des boissons mucilagineuses , abondantes, acidulées par du vinaigre, du jus de citron, puis des antiphlogistiques et des opiacés.

Coût. *les* 500 *gr.*		Vend. *les* 30
les 125,	*les* 250.	*les* 500
		N°

Espèces carminatives.

Semences carminatives , Quatre semences chaudes, Fruits carminatifs.

Formule. Fruits d'anis 1, de carvi 1, de coriandre 1, de fenouil 1; mêlez bien exactement.

Substance **non vénéneuse.**

Propriétés. *Stimulantes, carminatives.*

Se vend avec ordonnance.

S'emploie à l'intérieur, en infusion, à la dose de 20 à 30 gram., dans les flatuosités, les crampes d'estomac, etc.

Observation.

Coût. *les* 500 *gr.*		Vend. *le gr.*
les 5,	*les* 30.	*les* 125,
les 250,	*les* 500,	N°

Extrait alcool. d'écorce de racine de Grenadier.

Produit de l'évaporation, en consistance appropriée, des principes solubles de l'écorce de racine du *Punica granatum* (Granatées), dans l'alcool à 60° cent. pour véhicule.

Substance à faible dose **non vénéneuse.**

Propriétés. *Astring.,* anthelminthiques.

Ne se vend qu'avec ordonnance.

S'emploie à l'intérieur, en pil., potions, à la dose de 5 à 20 gram. dans le traitement du ténia armé.

Observation.

Coût. *les* 30 *gr.*	Vend. *le gr.*
les 5,	*les* 30,
	N°

Extrait alcool. de Fève de Calabar.

Produit de l'évaporation, en consistance appropriée, des principes solubles des semences du *Physostigma venenosum* (Papilionacées), dans l'alcool à 60° cent. pour véhicule.

Substance **très-vénéneuse.**

Propriétés. *Antimydriatiques.*

Ne se vend qu'avec ordonnance.

S'emploie à l'extérieur, mélangé avec 5 parties de glycérine pour 1 d'extrait. On en enduit des petits carrés de gélatine qu'on place sur le bord inférieur de l'œil, pour contracter la pupille dans la mydriase traumatique ou pathologique.

Contre-poison. Provoquer mécaniquement les vomissements, et administrer toutes les 10 minutes une tasse de café pur concentré, ou mieux un soluté de tannin (1 *à* 2 *gr. par verre*), puis des opiacés (GUBLER.)

Coût. *les* 30 *gr.*	Vend. *le décigr.*
le gr.,	*les* 5,	*les* 30,
	N°

Extrait alcool. de Quinquina jaune.

Produit de l'évaporation, en consistance appropriée, des principes solubles du *Quinquina calisaya* (Rubiacées), dans l'alcool à 60 pour véhicule.

Substance à faible dose **non vénéneuse.**

Propriétés. *Fébrifuges, antipériodiques.*

Se vend avec ordonnance.

S'emploie à l'intérieur, en potions, pilul., à la dose de 1 à 4 gram., dans la fièvre intermitente, palustre, saisonnière ou de toute autre origine, pourvu qu'elle soit franche, exempte de complications organiques, c'est-à-dire non symptomatique d'un travail inflammatoire (GUBLER).

Observation.

Coût. *les* 30 gr.   **Vend.** *le décigr.*
le gr.   *les* 5,   *les* 30,
                                   N°

Extrait alc. de sem. de Belladone.

Produit de l'évaporation, en consistance appropriée, des principes solubles des semences de l'*Atropa Belladona* (Solanées), dans l'alcool à 60 pour véhicule.

Substance **très-vénéneuse.**

Propriétés. *Narcotiques, stupéfiantes.*

Ne se vend qu'avec ordonnance.

S'emploie à l'intérieur en potions, pil., etc. à la dose de 1 à 10 centigr. par jour, dans les névralgies, spasmes, toux nerveuses, etc.

Contre-poison. Faire vomir par les émétiques, administrer de l'eau iodurée par demi-verre (*iodure de potassium* 4 *décig.* iode 3 *décig.* eau 1 k° BOUUCHARDAT); ou un soluté de tannin (1 à 2 gram. par verre), café noir à forte dose; frictions, sinapisme, locomotion forcée.

Observation.

Coût. *les* 30 gr,   **Vend.** *le décigr.*
le gram.   *les* 5,   *les* 30,
                                   N°

Extrait alcool. de sem. de Colchique.

Produit de l'évaporation, en consistance appropriée, des principes solubles des semences du *Colchicum autumnale* (Colchicacées), dans l'alcool à 60 pour véhicule.

Substance **très-vénéneuse.**

Propriétés. *Diurét., drastiques, antigout.*

Ne se vend qu'avec ordonnance.

S'emploie à l'intérieur, en potions, pilul., à la **dose** de 1 à 5 centig., dans les affections goutteuses et rhumatismales, les douleurs, arthritiques. etc,

Contre-poison. Provoquer les vomissements et les favoriser mécaniquement, administrer par demi-verre de l'eau iodurée (*iodure de potassium* 4 *décig.*, iode 3 *décig.*, eau 1 k° BOUCH.); s'il y a quelque temps que le poison a été ingéré, donner un éméto-cathartique avant tout, puis des boissons mucilagineuses.

Coût. *les* 30 gr.   **Vend.** *le décigr.*
le gr.   *les* 5,   *les* 30,
                                   N°

Extrait alcool. de sem. de Jusquiame.

Produit de l'évaporation, en consistance appropriée, des principes solubles des semences du *Hyoscyamus niger* (Solanées), dans l'alcool à 60 pour véhicule.

Substance **très-vénéneuse.**

Propriétés. *Narcotiques, antispasmodiq.*

Ne se vend qu'avec ordonnance.

S'emploie à l'intérieur en potions, pilules, à la dose de 2 à 10 centigr. par jour, dans les névralgies, la toux nerveuse, l'épilepsie, etc.

Contre-poison. Administrer un vomitif, ou un émèto-cathartique si le poison a été ingéré depuis quelque temps, puis donner par demi-verre eau iodurée (*iodure de potassium* 4 *décig.*, iode 3 *décig.*, eau 1 k°); ou un soluté de tannin (1 à 2 gram. par verre), café noir à forte dose, frictions, sinapismes, locomotion forcée.

Coût. *les* 30 gr.   **Vend.** *le déc.*
le gram.   *les* 5,   *les* 30,
                                   N°

Extrait aqueux de Camomille.

Produit de l'évaporation, en consistance appropriée, des principes solubles des fleurs de l'*Anthemis nobilis* (Synanthérées), dans l'eau pour véhicule.

Substance à faible dose **non vénéneuse.**

Propriétés. *Toniques, fébrifuges.*

Se vend avec ordonnance.

S'emploie à l'intérieur, en potion, pilul., à la **dose** de 25 centig. à 1 gram. dans les langueurs d'estomac, pour relever les forces digestives, dans la chlorose, les coliques venteuses, etc.

Observation.

Coût. *les* 100 *gr.*   **Vend.** *le décigr.*
le gr.   *les* 5,   *les* 30.   N°

Extrait aq. de Chardon bénit.

Produit de l'évaporation, en consistance appropriée, des principes solubles des feuilles sèches du *Cnicus benedictus* (Synanthérées), dans l'eau pour véhicule.

Substance à faible dose **non vénéneuse.**

Propriétés. *Toniques, fébrifuges.*

Se vend avec ordonnance.

S'emploie à l'intérieur, en potions, pilul., à la dose de 1 à 4 gram. dans les fièvres intermittentes. Comme diurétique et émétique, dans les affections arthritiques et rhumatismales.

Observation.

Coût. *les* 100 *gr.*   **Vend.** *le décigr.*
le gr.   *les* 5,   *les* 30,   N°

Extrait aq. de Quinquina jaune.

Produit de l'évaporation, en consistance appropriée, des principes solubles de l'écorce du *Cinchona calisaya* (Rubiacées), dans l'eau pour véhicule.

Substance à faible dose **non vénéneuse,**

Propriétés. *Fébrifuges, antipériodiques.*

Se vend avec ordonnance,

S'emploie à l'intérieur, en potions, pilul., à la **dose** de 1 à 4 gram., dans la fièvre intermittente palustre, saisonnière ou de toute autre origine, exempte de complication organique, c'est-à-dire ne présentant pas des symptômes inflammatoires.

Incompatibles. Les sels de fer ; émétique, sublimé. alun, infusions astringentes,

Observation.

Coût. *les* 100 *gr.*   **Vend.** *le décig.*
le gr,   *les* 5,   *les* 30,   N°

Extrait aq. de Quinquina rouge.

Produit de l'évaporation, en consistance appropriée, des principes solubles de l'écorce du *Cinchona oblongifolia* (Rubiacées), dans l'eau pour véhicule.

Substance à faible dose **non vénéneuse.**

Propriétés. *Toniq. antiseptiq.,antipériod.*

Se vend avec ordonnance.

S'emploie à l'intérieur, en potions, pilul., à la **dose** de 1 à 4 gram., dans les fièvres pernicieuses, dans les affections scorbutiques. Comme astringent, dans les hémorrhagies passives, les diarrhées chroniques.

Incompatibles. Les sels de fer, émétique, sublimé, alun, infusions astringentes.

Observation.

Coût. *les* 100 *gr.*   **Vend.** *le décigr.*
le gr.   *les* 5,   *les* 30,   N°

Extrait d'Anemone pulsat. (avec le suc).

Produit de l'évaporation, en consistance appropriée, du suc des feuilles de l'*Anemone pulsatilla* (Renonculacées).

Substance très-vénéneuse.

Propriétés. *Excitantes, stupéfiantes.*

Ne se vend qu'avec ordonnance.

S'emploie à l'intérieur, en potions, pilul., à la dose de 1 à 20 centigr., dans l'amaurose, la paralysie, les syphilides, etc.

Contre-poison. Se hâter de provoquer ou de faciliter les vomissements ; on a recours ensuite aux antiphlogistiques, et s'il y avait assoupissement, administrer du café noir à forte dose. (TROUS. et RÉV.)

Observation.

Coût. *les* 100 *gr.*   **Vend.** *le décigr.*
le gr.,   *les* 5,   *les* 30,
                              N°

Extrait de Fumeterre (avec le suc).

Produit de l'évaporation, en consistance appropriée, du suc de la fumeterre en fleur, *Fumaria officinalis* (Fumariacées).

Substance à faible dose **non vénéneuse.**

Propriétés. *Toniques, dépuratives.*

Se vend avec ordonnance.

S'emploie à l'intérieur, en potions, pilul., à la dose de 1 à 5 gram. dans les affections cutanées, scorbutiques, scrofuleuses, etc.

Observation.

Coût. *les* 100 *gr.*   **Vend.** *le décigr.*
le gr,   *les* 5,   *les* 30,
                              N°

Extrait éthéré de Fougère mâle.

Produit de l'évaporation, en consistance appropriée, des principes solubles de la racine de Fougère mâle. *Aspidium filix mas* (Fougères), dans l'éther pour véhicule.

Substance à faible dose **non vénéneuse.**

Propriétés. *Anthelminthiques.*

Se vend avec ordonnance.

S'emploie à l'intérieur, en potions, à la dose de 1 à 4 gram. dans le traitement du ténia, des lombrics, des trichocéphales.

Observation.

Coût. *les* 100 *gr.*   **Vend.** *le déc.*
le gr.   *les* 5,   *les* 30,
                           N°

Extrait éthéré de Garou.

Produit de l'évaporation, en consistance appropriée, des principes solubles de l'écorce de Garou *Daphne gnidium* (Thyméléacées), dans l'éther pour véhicule.

Substance très-vénéneuse.

Propriétés. *Stimulantes, diaphorétiques.*

Ne se vend qu'avec ordonnance.

S'emploie à l'intérieur, (*rarement*).
A l'extérieur, à la confection des papiers et taffetas vésicants.

Contre-poison. Se hâter de provoquer les vomissements et les favoriser par titillation. On aura recours ensuite aux antiphlogistiques, et s'il y avait assoupissement, administrer du café noir à forte dose (TROUS. et RÉV.).

observation.

Coût. *les* 100 *gr.*   **Vend.** *le décigr.*
les 5,   *les* 30,
                            N°

Extrait éthéré de Semen contra.

Produit de l'évaporation, en consistance appropriée, des principes solubles des capitules de
l'*Artemisia contra* (Synanthérées), dans l'éther
pour véhicule.

Substance à faible dose **non vénéneuse.**

Propriétés. *Vermifuges.*

Se vend avec ordonnance.

S'emploie à l'intérieur, en pilules,
à la **dose** de 10 à 25 centigr. contre les ascarides vermiculaires et les lombrics.

Observation.

Coût. *les* 100 *gr.*		Vend. *le décigr.*
le gr.	*les* 5,	*les* 30,
		N°

Faham.

*Faam, Fahon, Thé de l'Ile Bourbon ou de
Madagascar,* Angræcum fragrans.

Famille. Orchidées.

Provenance. *Ile Maurice.*

Substance **non vénéneuse.**

Propriétés. *Digestives, calmantes.*

Se vend sans ordonnance.

S'emploie à l'intérieur, en infusions théi-
formes. Ses feuilles d'une odeur se rapprochant
de celle de la vanille, sont très-usitées dans les
deux îles, Maurice et la Réunion, pour calmer la
toux, les douleurs de poitrine, les spasmes et
l'oppression.

Observation.

Coût. *les* 500 *gr.*		Vend. *le gr.*
les 5,	*les* 30,	*les* 125,
les 250,	*les* 500,	
		N°

Fer réduit par l'hydrogène.

S'obtient en faisant passer dans un tube de
porcelaine luté, un courant de gaz hydrogène sur
du sesquioxyde de fer hydraté, chauffé au rouge,
jusqu'à cessation de vapeur d'eau, ce qui indique
que la réduction est complète.

Substance à faible dose **non vénéneuse.**

Propriétés. *Reconstituant., emménag.*

Se vend avec ordonnance.

S'emploie à l'intérieur, en poudre, pil., etc.
à la **dose** de 5 à 30 centigr. par jour, dans les
affections du système lymphatique, les maladies
avec débilité ou inertie des organes, dans la chlorose, l'anémie, l'aménorrhée, la leucorrhée, la
dyspepsie, les maladies par épuisement, etc.

Observation.

Coût. *les* 500 *gram.*		Vend. *le gr.*
les 5,	*les* 30,	*les* 125,
les 250,	*les* 500,	N°

Fève de Calabar.

Fève d'épreuve.

Fruit fourni par le *Physostigma venenosum.*

Famille. Légumineuses–Papilionacées.

Provenance. *Calabar* (Afrique.)

Substance **très-vénéneuse.**

Propriétés. *Antimydriatiques.*

Ne se vend qu'avec ordonnance.

S'emploie le plus souvent **à l'extérieur,**
sous forme de petits carrés de gélatine enduits
d'un mélange d'extrait alcoolique dilué et de glycérine, qu'on place sur le bord inférieur de l'œil,
pour contracter la pupille, dans la mydriase traumatique ou pathologique, la paralysie du muscle
ciliaire.

Contre-poison. Provoquer mécaniquement
les vomissements, administrer toutes les 10 minutes une tasse de café pur concentré, ou mieux
un soluté de tannin (1 à 2 *gram. par verre*),
puis des opiacés (GUBLER).

Coût. *les* 30 *gr.*		Vend. *le décig.*
le gr.	*les* 5,	*les* 30, N°

Fève Tonka.

Semence fournie par le *Coumarouna odorata.*

Famille. Légumineuses.

Provenance. *Cayenne.*

Substance non **vénéneuse.**

Propriétés. *Aromatiques.*

Se vend sans ordonnance.

S'emploie pour parfumer le tabac auquel il communique une odeur des plus suaves qui se rapproche beaucoup de celle du mélilot, et fort appréciée de certains priseurs. Son arôme est dû à un principe particulier, la *Coumarine,* qui paraît combinée à un acide particulier *l'acide mélilotique.*

Observation.

Coût. *les* 500 *gr.*		Vend. *le gr.*
les 5,	*les* 30,	*les* 125,
les 250,	*les* 500,	N°

Fleurs d'Arnica.

Arnique, Tabac des Vosges, Bétoine des Savoyards, Tabac de la montagne, Doronic d'Allemagne, Herbe aux chutes, aux prêcheurs, Plantain ou souci des Alpes, Arnica montana.

Famille. Synanthérées.

Substance à haute dose **vénéneuse.**

Propriétés. *Excitantes, sternutatoires.*

Se vend avec ordonnance.

S'emploie à l'intérieur, en infusion, à la **dose** de 5 à 8 gram par litre d'eau, dans les chutes, contusions, coups à la tête.

L'infusion doit être passée avec soin.

Contre-poison. Provoquer ou favoriser les vomissements, administrer par demi-verres un soluté de tannin (1 *à* 2 *gram. par verre*), puis des opiacés (GUBLER). De l'eau vinaigrée (HAHNEMANN). Laudanum 20 gouttes dans 30 gram. d'eau-de-vie qu'on renouvelle au besoin au bout de 2 heures. (*the* LANCET.)

Coût. *les* 500 *gr.*		Vend. *le gr.*
les 5,	*les* 30,	*les* 125,
les 250,	*les* 500,	N°

Fleurs pectorales.

Espèces pectorales, Fleurs béchiques, Quatre fleurs.

Formule. Fleurs sèches de mauve, de guimauve, de pied de chat, de tussilage, de coquelicots, de violettes, de molène de ch. P. E.

Substance non **vénéneuse.**

Propriétés. *Adoucissantes, pectorales.*

Se vend sans ordonnance.

S'emploie à l'intérieur, en infusions, à la **dose** de 30 à 50 gram. par litre d'eau, contre la toux, le catharrhe, la bronchite.

Observation.

Coût. *les* 500 *gr.*		Vend. *le gr.*
les 5,	*les* 30,	*les* 125
les 250	*les* 500	
		.N°

Fleurs de Scabieuse.

Scabieuse des prés, des champs. Scabiosa arvensis.

Famille. Dypsacées.

Provenance. *Europe.*

Substance non **vénéneuse.**

Propriétés. *Sudorifiques, dépuratives.*

Se vend sans ordonnance.

S'emploie à l'intérieur, en infusion, à la **dose** de 20 gram par kilog. d'eau, dans les dermatoses.

Elles étaient jadis employées comme sudorifiques dans les affections cutanées et syphilitiques, et principalement dans le traitement de la gale, de là, le nom de scabieuse (de *Scabies* gale).

Observation.

Coût. *les* 500 *gr.*		Vend. *le gr.*
les 5,	*les* 30,	*les* 125,
les 250	*les* 500	
		N°

Fruits pectoraux.

Fruits béchiques, Quatre fruits pectoraux.

Formule. Dattes et jujubes sans noyaux, figues, raisins de Corinthe, de chaque partie égale.

Substance **non vénéneuse.**

Propriétés. *Adoucissantes, pectorales.*

Se vend sans ordonnance.

S'emploie à l'intérieur, en décoction, à la dose de 50 gram. par litre d'eau, contre la toux, le catarrhe, la bronchite.

Observation.

Coût. *les* 500 *gr.*		Vend. *le gr.*
les 5,	*les* 30	*les* 125,
les 250,	*les* 500,	N°

Fucus vesiculosus.

Varech vésiculeux, Chêne marin, Laitue marine, fucus vesiculosus.

Familles. Algues.

Substance **non vénéneuse.**

Provenance. Côtes d'Europe.

Propriétés. *Antistrumeuses.*

Se vend avec ordonnance.

S'emploie à l'intérieur, en infusion, à la dose de 20 à 30 gram par litre, dans les affections squirrheuses et scrofuleuses, les engorgements lymphatiques, le goitre, etc,

Observation.

Coût. *les* 500 *gr.*		Vend. *le gr.*
les 5,	*les* 30,	*les* 125,
les 250,	*les* 500,	N°

Fulmicoton.

Coton azotique, Pyroxyle, Coton-poudre, Pyroxyline, Nitrolignine, Trinitrocellulose, Coton fulminant.

S'obtient en mettant en contact, pendant 10 minutes, du coton séché à 100° dans un mélange d'acide sulfurique et d'acide azotique ; on le lave à grande eau, et on sèche.

Substance. Explosible, dangereuse.

Se vend sans ordonnance.

S'emploie à la préparation du collodion officinal, et pour la photographie.

Observation.

Coût. *les* 500 *gr.*		Vend. *le gr.*
les 5,	*les* 30.	*les* 125,
les 250.	*les* 500, .	N°

Glycérine.

Hydrate d'oxyde de glycérine, Hydrate d'oxyde de lipyle.

Principe doux des huiles.

On l'obtient en soumettant presque tous les corps gras, mais surtout l'huile d'olives et l'axonge, à l'action prolongée de l'oxyde de plomb et de l'eau, à une température élevée.

Substance **peu vénéneuse.**

Propriétés. *Adoucissantes.*

Se vend sans ordonnance.

S'emploie à l'extérieur, dans le pansement des ulcères, engelures, dartres, etc. Elle sert d'excipient dans une foule de préparations. C'est un agent conservateur.

Observation.

Coût. *les* 500 *gr.*		Vend. *le gr.*
les 5,	*les* 30,	*les* 125,
les 250,	*les* 500,	N°

Goudron végétal.

Goudron de Norwège, Goudron officinal, Poix liquide, Térébenthine empyreumatique, Tarque.

Produit de la combustion, dans de grandes fosses, des tronçons de pin ou de sapin impropres à fournir de la térébenthine.

Substance à haute dose **vénéneuse.**

Propriétés. *Stimul., diurétiq., diaphorét.*

Se vend sans ordonnance.

S'emploie à la préparation de l'eau de goudron, prise à l'intérieur, dans la phthisie pulmonaire, les catarrhes vésicaux, etc.

A l'extérieur, en pommades, dans les affections cutanées.

Observation.

Coût. *les* 500 *gr.*		**Vend.** *le gr.*
les 5,	*lss* 30,	*les* 125
les 250,	*les* 500,	N°

Graine d'Avignon.

Nerprun des teinturiers.

Fruit *(baies)* fourni par le *Rhamnus infectorius.*

Famille, Rhamnées.

Provenance. *Midi de l'Europe.*

Substance à haute dose **vénéneuse.**

Propriétés. *Tinctoriales.*

Se vend sans ordonnance.

S'emploie dans l'art du teinturier, pour produire, avec les mordants d'alumine et de sels d'étain, une couleur jaune très-intense et fort belle.

Elle sert à préparer, avec la craie, une laque connue sous le nom de *Stil de grain* employée dans la peinture à l'huile.

Observation.

Coût. *les* 500 *gr.*		**Vend.** *le gr.*
lss 5,	*les* 30,	*les* 125,
les 250,	*les* 500,	
		N°

Huile d'Amandes douces.

Produit obtenu, *(à l'aide d'une pression mécanique à froid)*, des fruits de l'*Amygdalus communis.* (Rosacées.)

Provenance. *Europe.*

Substance **non vénéneuse.**

Propriétés. *Adoucissantes, laxatives.*

Se vend sans ordonnance.

S'emploie l'intérieur, seule ou émulsionnée.

à la **dose** de 4 à 30 gram. dans les phlegmasies des voies respiratoires, etc.

A l'extérieur, à la confection des liniments, pommades cosmétiques.

Observation.

Coût. *les* 500 *gr.*		**Vend.** *le gr.*
les 5,	*les* 30,	*les* 125,
les 250,	*les* 500	
		N°

Huile d'Aspic.

Huile volatile ou essentielle de Spic, de Lavande mâle, de faux Nard.

Produit immédiat obtenu des fleurs du *Lavandula spica* (Labiees).

Provenance. *Europe.*

Substance à haute dose **vénéneuse.**

Propriétés. *Stimulantes, aromatiques.*

Se vend sans ordonnance.

S'emploie à l'intérieur, *(rarement)*, à la **dose** de 10 à 20 gouttes, en potion.

A l'extérieur, en liniments, dans la goutte, le rhumatisme, la paralysie, l'asphyxie, l'apoplexie, et comme appas pour la pêche.

Contre-poison. Provoquer le vomissement, puis donner des boissons mucilagineuses, du lait, ou de l'eau tiède en abondance. En cas de prostration, assoupissement, stimuler l'organisme par des frictions, sinapismes, etc.

Coût. *les* 500 *gr.*		**Vend.** *le gr.*
les 5,	*les* 30,	*les* 125,
les 250	*les* 500.	N°

Huile de Belladone.

Produit de la digestion, dans l'huile, des feuilles fraîches de l'*Atropa Belladona* (*Solanées*), dans le but d'en extraire les principes actifs.

Formule. Feuilles fraîches de Belladone 1 k°, huile d'olives 2 k°°, F.S.A.

Substance **très-vénéneuse.**

Propriétés. *Narcotiques, calmantes.*

Se vend avec ordonnance.

S'emploie à l'extérieur, en frictions, dans dans le rhumatisme, la sciatique, les névralgies en général.

Observation.

Coût. *les 500 gr.*		Vend. *le gr.*
les 5,	*les* 30,	*les* 125
les 250,	*les* 500,	N°

Huile de Cade.

Produit de la combustion, en vase clos, des branches fraîchement coupées du Genevrier, *Juniperus oxycedrus* (*Conifères*).

Substance **très-vénéneuse.**

Propriétés. *Antipsoriques, vermifuges.*

Se vend sans ordonnance.

S'emploie à l'extérieur, en frictions, dans le traitement de la gale, et sur l'épigastre comme vermifuge.

Elle est utilisée dans la médecine vétérinaire dans les mêmes cas.

Observation.

Coût. *les 500 gr.*		Vend. *le gr.*
les 5,	*les* 30,	*les* 125,
les 250,	*les* 500,	N°

Huile de Camomille.

Produit de la digestion, dans l'huile, des fleurs de l'*Anthemis Nobilis* (*Synanthérées*), dans le but d'en extraire les principes actifs.

Formule. Fleurs sèches de Camomille romaine 100, huile d'olives 1 k. F. digérer deux heures, passez, exprimez et filtrez.

Substance , à l'extérieur, **non vénéneuse.**

Propriétés. *Nervines, antirhumatismales.*

Se vend sans ordonnance.

S'emploie à l'extérieur, en frictions, dans les affections rhumatismales et autres, pour résoudre les engorgements sanguins ou inflammatoires consécutifs aux contusions, aux entorses, etc.

Observation.

Coût. *les 500 gr.*		Vend. *le gr.*
les 5,	*les* 30,	*les* 125,
les 250	*les* 500.	N°

Huile de Camomille camphrée.

Formule. Camphre râpé 100, Huile de Camomille 900 ; dissolvez et filtrez.

Substance, à l'extérieur, **non vénéneuse.**

Propriétés. *Antispasmod., antirhumatism.*

Se vend sans ordonnance.

S'emploie à l'extérieur, en frictions, dans les affections rhumatismales comme sédative, pour résoudre les engorgements sanguins ou inflammatoires consécutifs aux contusions , aux entorses, etc.

Observation.

Coût. *les 500 gr.*		Vend. *le gr.*
les 5,	*les* 30,	*les* 125,
les 250.	*les* 500,	N°

Huile de Cantharides.

Produit de la digestion, dans l'huile, de la poudre de cantharides, *Meloe vesicatorius* (*Coléoptère de la famille des Trachélides*) dans le but d'en extraire les principes actifs.

Formule. Cantharides en poudre grossière 100, huile d'olives 1 k°. Faites digérer au B.M. pendant 6 heures en vase clos, en remuant souvent ; passez, exprimez et filtrez.

Substance **très-vénéneuse.**

Propriétés. *Vésicantes, révulsives, etc.*

Ne se vend qu'avec ordonnance.

S'emploie à l'extérieur, en frictions, comme stimulant dans la paralysie de la vessie, l'anaphrodisie, etc.

Observation.

Coût. *les* 500 *gr.*		Vend. *le gr.*
les 5,	*les 30*	*les 125,*
les 250,	*les 500*	
		N°

Huile de Ciguë.

Produit de la digestion, dans l'huile, des feuilles fraîches du *Conium maculatum* (*Ombellifères*), dans le but d'en extraire les principes actifs.

Formule. Feuilles fraîches de ciguë 1 k°, huile d'olives 2 k°°. Faites bouillir sur un feu doux, dans l'huile, les feuilles pillées, jusqu'à vaporisation complète de l'eau de végétation; passez, exprimez et filtrez.

Substance **très-vénéneuse.**

Propriétés. *Narcotiques, sédatives.*

Ne se vend qu'avec ordonnance.

S'emploie à l'extérieur, en frictions, dans la névralgie faciale, le satyriasis, les douleurs lancinantes du cancer.

Observation.

Coût. *les* 500 *gr.*		Vend. *le gr.*
les 5,	*les 30,*	*les 125,*
les 250,	*les 500,*	N°

Huile de Fenugrec.

Produit de la digestion, dans l'huile, des semences du fenugrec, *Trigonella fœnum Græcum* (*Légumineuses*), dans le but d'en extraire les principes actifs.

Formule., Semence de fenugrec 100, huile d'olives 1 k°, faites digérer en vase clos, pendant deux heures, en agitant de temps en temps ; passez, exprimez et filtrez,

Substance **non vénéneuse.**

Propriétés. *Résolutives.*

Se vend avec une ordonnance.

S'emploie à l'extérieur, en frictions, dans le traitement des tumeurs, des engorgements lymphatiques.

Observation.

Coût. *les* 500 *gr.*		Vend. *le gr.*
les 5,	*les 30,*	*les 125,*
les 250,	*les 500,*	N°

Huile de foie de Morue.

Produit extrait du foie de la Morue franche, *Gadus Morrhua* (*Gadoïdes*), débarrassé des membranes qui y adhèrent, chauffé au B.M. jusqu'à production de l'huile à la surface, puis passé avec expression et filtré.

Provenance. Norwège, Terre-Neuve, etc.

Substance **non vénéneuse.**

Propriétés. *Antiscrofuleuses, etc,*

Se vend sans ordonnance.

S'emploie à l'intérieur, à la dose de 1 à 4 cuillerées à bouche, dans le traitement des affections scrofuleuses, du rachitisme, du rhumatisme, de la goutte, etc.

Observation.

Coûte *les* 500 *gr.*		Vend. *le gr.*
les 5,	*les 30,*	*les 125,*
les 250	*les 500,*	N°

Huile de foie de Raie.

Produit extrait du foie de la Raie, *Raja* (Sélaciens plagiostomes), débarrassé des membranes qui y adhérent, chauffé au B.M. jusqu'à production de l'huile à la surface, puis passé, exprimé et filtré.

Provenance. *Europe.*

Substance **non vénéneuse.**

Propriétés. *Antiscrofuleuses, etc.*

Se vend sans ordonnance.

S'emploie à l'intérieur,
à la **dose** de 1 à 4 cuillerées à bouche par jour, dans le traitement du rachitisme, du rhumatisme, de la goutte, des affections scrofuleuses, etc,

Observation.

Coût. *les* 500 *gr.*		Vend. *les* 30,	
les 125,	*les* 250,	*les* 500,	
		N°	

Huile de foie de Squale.

Produit extrait du foie du Squale, *Squalus catulus* (Sélaciens pleuronectes), débarrassé des membranes qui y adhèrent, chauffé au B.M. jusqu'à production d'huile à la surface, puis passé, exprimé et filtré.

Provenance. *Europe.*

Substance **non vénéneuse.**

Propriétés. *Antiscrofuleuses, etc.*

Se vend sans ordonnance.

S'emploie à l'intérieur,
à la **dose** de 1 à 4 cuillerées à bouche, dans le rachitisme, le rhumatisme, la goutte, les engorgements lymphatiques, etc.

Observation.

Coût. *les* 500 *gr.*		Vend. *les* 30,	
les 125,	*les* 250.	*les* 500,	
		N°	

Huile de Jusquiame.

Produit de la digestion, dans l'huile, des feuilles fraîches de la Jusquiame noire, *Hyoscyamus niger* (Solanées), dans le but d'en extraire les principes actifs.

Formule. Feuilles fraîches de Jusquiame 1 k°, huile d'olives 2 k°ˢ; faites bouillir jusqu'à cessation de vapeur, passez, exprimez et filtrez.

Substance **très-vénéneuse.**

Propriétés. *Narcotiques, calmantes.*

Ne se vend qu'avec ordonnance.

S'emploie à l'extérieur, en frictions, dans les douleurs rhumatismales articulaires, les névralgies, et pour calmer les douleurs lancinantes du cancer.

Observation.

Coût. *les* 500 *gr.*		Vend.	
les 5,	*les* 30,	*les* 125,	
les 250	*les* 500.	N°	

Huile de Laurier (*de baies*).

Produit immédiat du Laurier commun, *Laurus nobilis* (Laurinées).

Obtenu, à l'aide de la vapeur d'eau et par expression, des fruits écrasés entre des plaques de fer étamé et préalablement chauffées.

Substance **non vénéneuse.**

Propriétés. *Excitant., nervin., fortifiant.*

Se vend sans ordonnance.

S'emploie à l'extérieur, en frictions, dans les douleurs rhumatismales, articulaires.

Très-usitée dans la médecine vétérinaire contre la fourbure, etc.

Observation.

Coût. *les* 500 *gr.*		Vend.	
les 5,	*les* 30,	*les* 125,	
les 250,	*les* 500,		
		N°	

Huile de Millepertuis.

Produit de la digestion, dans l'huile, des fleurs sèches du Millepertuis, *Hypericum perforatum* (Hypéricées), dans le but d'en extraire les principes actifs.

Formule. Fleurs sèches 100, huile d'olives 1 k°. Faites digérer, pendant deux heures, dans un B.M. couvert, en agitant de temps en temps, passez, exprimez et filtrez.

Substance **non vénéneuse.**

Propriétés. *Vulnéraires.*

Se vend sans ordonnance.

S'emploie à l'extérieur, en frictions, dans les chutes, coups, contusions.

La fameuse *Huile d'Hypericum*, très-vantée jadis, est peu usitée aujourd'hui.

Observation.

Coût. *les* 500 *gr.*		Vend. *les* 5,
les 30,	*les* 125,	*les* 250
les 500		N°

Huile de Palme.

Produit immédiat extrait du péricarpe de l'*Elaïs Guineensis* (Palmacées).

Provenance. *Guinée. Sénégal.*

Substance **peu vénéneuse.**

Propriétés. *A peu près nulles en médecine.*

Se vend sans ordonnance.

S'emploie dans les contusions, les foulures; et dans les arts, à la fabrication du savon et des bougies.

Essai. On la falsifie avec des graisses communes en la colorant avec du curcuma. l'Ammoniaque, en faisant virer au rouge la couleur jaune du Curcuma, dénonce la fraude. Les éther sulfurique et acétique la dissolvent en toute proportion.

Observation.

Coût. *les* 500 *gr.*		Vend. *le gr.*
les 5,	*les* 30	*les* 125,
les 250,	*les* 500	
		N°

Huile de Ricin.

Huile de Palma Christi, huile de Castor.

Produit obtenu, par expression à froid, des semences du Ricin, *Ricinus communis* (Euphorbiacées), préalablement privées de leur enveloppe testacée.

Provenance. *Amérique, Italie, Midi de la France.*

Substance à haute dose **vénéneuse.**

Propriétés. *Purgatives, vermifuges.*

Se vend avec ordonnance.

S'emploie à l'intérieur, seule ou en pot., à la dose de 16 à 60 gram. comme purgative, dans les cas de colique, de dysenterie, de péritonite puerpérale, de hernie étranglée. C'est un bon anthelminthique contre les vers intestinaux.

Essai. Soluble dans l'éther et l'alcool à 40°. Si elle est mélangée avec une huile fixe et traitée par 8 fois son volume d'alcool, l'huile de ricin seule se dissout et l'autre reste intacte.

Coût. *les* 500 *gr.*		Vend. *le gr.*
les 5,	*les* 30,	*les* 125,
les 250	*les* 500.	N°

Huile de Rue.

Produit de la digestion, dans l'huile, des feuilles sèches de Rue, *Ruta graveolens* (Rutacées), dans le but d'en extraire les principes actifs.

Formule. Feuilles de Rue 100, huile d'olives 1 k°. Faites digérer 2 heures dans un B.M. couvert, en agitant de temps en temps, passez, exprimez et filtrez.

Substance **très-vénéneuse.**

Propriétés. *Excitant, émménag., vermif.*

Se vend avec ordonnance.

S'emploie à l'extérieur, en frictions sur l'épigastre, comme emménagogue ou vermifuge.

Observation.

Coût. *les* 500 *gr.*		Vend. *le gr.*
lss 5,	*les* 30,	*les* 125,
les 250,	*les* 500,	
		N°

Huile de Stramoine.

Produit de la digestion, dans l'huile, des feuilles fraîches du *Datura Stramonium* (Solanées), dans le but d'en extraire les principes actifs.

Formule. Feuilles fraîches de Stramoine 1 k°, huile d'olives 2 k°ᵍ. Faites bouillir les feuilles pilées jusqu'à vaporisation complète de l'eau de végétation, passez, exprimez et filtrez.

Substance **très-vénéneuse.**

Propriétés. *Narcotiques, calmantes.*

Ne se vend qu'avec ordonnance.

S'emploie à l'extérieur, en frictions, dans les affections rhumatismales, les névralgies, et pour calmer les douleurs du squirrhe et du cancer.

Observation.

Coût. *les* 500 *gr.*		Vend. *le gr.*
les 5,	*les* 30,	*les* 125,
les 250,	*les* 500,	N°

Huile volatile de Lavande.

Essence ou huile essentielle de Lavande.

Produit immédiat obtenu de la distillation aqueuse des fleurs fraîches de la Lavande officinale, *Lavandula vera* (Labiées).

Substance à haute dose **très-vénéneuse.**

Propriétés. *Stimulant., toniq., aromatiq.*

Se vend sans ordonnance.

S'emploie à l'extérieur, en frictions, Seule ou mêlée à l'alcool, etc., dans la goutte, le rhumatisme, la paralysie. Elle est utilisée en parfumerie à la préparation de parfums de toilette et de pommades cosmétiques.

Contre-poison. Provoquer ou faciliter les vomissements, administrer des boissons mucilagineuses, du lait ou de l'eau tiède en abondance. En cas de prostration, frictions, sinapismes, etc.

Observation.

Coût. *les* 500 *gr.*		Vend. *le gr.*
les 5,	*les* 30,	*les* 125,
les 250,	*les* 500,	N°

Huile volatile de Romarin.

Essence ou huile essentielle de Romarin.

Produit immédiat obtenu de la distillation aqueuse des fleurs fraîches du Romarin, *Rosmarinus officinalis* (Labiées).

Substance à haute dose **très-vénéneuse.**

Propriétés. *Stimulantes, aromatiques.*

Se vend sans ordonnance.

S'emploie à l'extérieur, en frictions, Seule ou mêlée à l'alcool, etc. comme stimulant, pour ranimer l'économie dans le rhumatisme, la paralysie, etc. Elle est aussi utilisée comme parfum ; elle entre dans la composition du baume Opodeldoch.

Contre-poison. Provoquer ou favoriser les vomissements; puis administrer des boissons mucilagineuses, du lait, ou de l'eau tiède en abondance; en cas de prostration, frictions, sinapismes,

Coût. *les* 500 *gr.*		Vend. *le gr.*
les 5,	*les* 30,	*les* 125
les 250,	*les* 500,	N°

Huile volatile de Térébenthine.

Essence ou huile essentielle de Térébenthine.

Produit obtenu par la distillation de la Térébenthine de Bordeaux. L'Amérique du Nord en fournit des quantités considérables.

Substance à haute dose **très-vénéneuse.**

Propriétés. *Stimulant., anthelminthiques.*

Se vend sans ordonnance.

S'emploie à l'intérieur, *en émulsion,* à la dose de 10 à 20 gram. dans le traitement du Ténia, du catarrhe vésical, de la blennorrhée, de la néphrite, etc.

A l'extérieur, en frictions, dans les mêmes cas et contre le rhumatisme, etc., etc.

Elle sert surtout dans la peinture à l'huile, et à composer des vernis, à dissoudre le caoutchouc, etc.

Contre-poison. Provoquer ou faciliter les vomissements, administrer des boissons mucilagineuses, du lait ou de l'eau tiède en abondance, en cas de prostration, frictions, sinapismes, etc.

Coût. *les* 500 *gr.*		Vend. *le gr.*
les 5,	*les* 30,	*les* 125,
les 250,	*les* 500	N°

Huile volatile de Thym.

Essence ou huile essentielle de Thym.

Produit immédiat obtenu de la distillation aqueuse des sommités fleuries fraîches du thym, *Thymus vulgaris* (Labiées).

Substance à haute dose **très-vénéneuse.**

Propriétés. *Fortifiantes, stimulantes.*

Se vend sans ordonnance.

S'emploie à l'extérieur, seule ou mêlée à l'alcool, etc., dans les cas de paralysie, pour donner du ton aux muscles affaiblis, et dans la médecine vétérinaire dans les mêmes cas. Elle est aussi utilisée comme parfum.

Contre-poison. Provoquer ou favoriser les vomissements, administrer des boissons mucilagineuses, du lait ou de l'eau tiède en abondance. En cas de prostration, stimuler l'organisme par des frictions, des sinapismes, etc.

Coût. *les 500 gr.*		Vend. *le gr.*
les 5,	*lss 30,*	*les 125*
les 250,	*les 500,*	N°

Indigo.

Substance tinctoriale obtenue, par des procédés divers, des *Indigofera anil*, *argentea et tinctoria.*

Famille. Légumineuses.

Provenance. *Inde, Guatimala, Louisiane.*

Substance à haute dose **vénéneuse.**

Propriétés. *Antiépileptiques, tinctoriales.*

Se vend sans ordonnance.

S'emploie à l'intérieur, en pilules, etc. à la **dose de 2 à 30 gram.** par jour (GUBLER). comme antispasmodique , dans la chorée , l'épilepsie, l'hystérie, les convulsions des enfants.

Il est très-employé en teinture pour teindre les étoffes en bleu.

Observation.

Coût. *les 500 gr.*		Vend. *le gr.*
les 5,	*les 30,*	*les 125,*
les 250,	*les 500,*	N°

Ipécacuanha (*Racine d'*)

Racine Brésilienne, Ipécacuanha annelé,

Fournie par le *Cephælis Ipecacuanha.*

Famille. Rubiacées.

Provenance. *Amérique, Brésil.*

Substance à haute dose **vénéneuse.**

Propriétés. *Emétiques, toniques, stimul.*

Se vend avec ordonnance.

S'emploie à l'intérieur, en poudre, à la dose de 50 centig. à 2 gram, dans les embarras gastriques, la dysenterie, les fièvres intermittentes bilieuses, le croup, la coqueluche , l'asthme humide, etc.

Contre-poison. Administrer une décoction légère de noix de galle, de quinquina ou d'écorce de chêne ; on a recours ensuite aux opiacés, aux antiphlogistiques,

Coût. *les 500 gr.*		Vend. *le gr.*
les 5,	*les 30,*	*les 125*
les 250	*les 500*	
		N°

Kousso (*Fleurs de*).

Cousso, Brayère anthelminthique. Banksia Abyssinica.

Famille. Rosacées.

Provenance. *Abyssinie.*

(*Son importation en Europe en 1822, est due au doct. Brayer, médecin français*).

Substance à haute dose **vénéneuse.**

Propriétés. *Anthelminthiques,*

Se vend avec ordonnance.

S'emploie à l'intérieur, en infusion, à la dose de 15 à 20 gram. dans 250 d'eau, dans le traitement du ténia.

Observation.

Coût. *les 500 gr.*		Vend. *le gr.*
les 5,	*les 30.*	*les 125,*
les 250.	*les 500,*	
		N°

Lactate de fer.

Lactate de protoxyde de fer, Lactate ferreux.

Formule. Faites réagir ensemble : lactate de fer 1 k°, sulfate de fer cristallisé 980, dissous chacun dans Q.S. d'eau ; ajoutez à la liqueur le quart de son volume d'alcool, pour rendre insoluble le sulfate de chaux, exprimez et filtrez, concentrez la liqueur au B.M., abandonnez-la à l'étuve où le lactate de fer déposera sous forme de plaques verdâtres.

Substance à haute dose **vénéneuse.**

Propriétés. *Toniques, reconstituantes.*

Se vend avec ordonnance.

S'emploie à l'intérieur, en pilul., pastilles, à la **dose** de 10 à 60 centig. et plus par jour, dans la chlorose, l'anémie, l'aménorrhée, etc.

Incompatibles, les alcalis et carbonates alcalins, le tannin et tous les corps qui en contiennent.

Coût. *les 500 gr.*		Vend. *le gr.*
les 5,	*les 30,*	*les 125,*
les 250,	*les 500,*	N°

Laque (*Résine*).

Gomme Laque.

Produit élaboré par une sorte de cochenille, le *Coccus lacca* (Insecte hémipt.), sur les *Ficus religiosa et Indica* (Urticées), *Rhamnus jujuba* (Rhamnées), *Croton Lacciferum* (Euphorbiacées).

Provenance *Indes orientales.*

Substance **non vénéneuse.**

Propriétés. *Nulles en médecine.*

Se vend sans ordonnance.

S'emploie dans la fabrication des cires à cacheter, des vernis, des mastics. Elle entre dans la composition de la glu marine, elle sert à souder les pièces de faïence ou de porcelaine brisées.

Observation.

Coût. *les 500 gr.*		Vend. *le gr.*
les 5,	*les 30,*	*les 125,*
les 250,	*les 500,*	N°

Lichen d'Islande.

Mousse de mer, Cetraria Islandica.

Famille, Lichénées.

Provenance. *Suisse, Vosges, Islande.*

Substance **non vénéneuse.**

Propriétés. *Analept., émollient.,mucilag.*

Se vend sans ordonnance.

S'emploie à l'intérieur, en décoction, à la **dose** de 10 à 20 gram. par litre d'eau, dans les phlegmasies aiguës des organes respiratoires, le catarrhe chronique, la phthisie pulmonaire. On en fait une gelée, des pâtes, pastilles , chocolats.

Observation.

Coût. *les 500 gr.*		Vend. *le gr.*
les 5,	*les 30,*	*les 125,*
les 250,	*les 500,*	N°

Liqueur de Van Swieten.

Liqueur antisyphilitique de Van Swieten, *liqueur d'oxymuriate de mercure.*

Formule. Bichlorure de mercure 1, eau distillée 900, alcool à 80° c. 100, dissolvez S.A.

(Cette solution contient un millième de son poids de sel mercuriel).

Substance **très-vénéneuse.**

Propriétés. *Antisyphilitiques.*

Ne se vend qu'avec ordonnance.

S'emploie à l'intérieur, dans du lait , etc. à la **dose** de 1 cuillerée par jour, dans la syphilis (*sans coexistance de gastro-entérite*), le pian.

Contre-poison. Faire vomir, administrer de l'eau albumineuse (*œufs 6, eau 1 k°*), gluten de Taddei par demi-verre (20 *gram. par k° d'eau*), puis des antiphlogistiques.

Coût. *les 500 gr.*		Vend. *le gr.*
les 5,	*les 30*	*les 125,*
les 250,	*les 500,*	N°

Liqueur de Villate.
Mixture astringente et escharotique.

Formule. Sous-acétate de plomb liq. 120 gr. Sulfate de zinc 60, sulfate de cuivre 60, vinaigre blanc 800. F.S.A.

Substance **très-vénéneuse.**

Propriétés. *Escharotiques.*

Se vend avec une ordonnance.

S'emploie à l'extérieur, dans le traitement de la carie des os et des fistules consécutives aux abcès froids; et dans la médecine vétérinaire, contre les plaies fistuleuses du garot avec carie des os et des ligaments.

Contre-poison. Administrer de l'eau albumineuse additionnée de 15 gram. de magnésie par litre, favoriser les vomissements, puis calmer les accidents par des boissons mucilagineuses, des bains émollients; sangsues sur les points douloureux.

Coût. *les 500 gr.*   **Vend.** *le gr.*

les 5,   *les 30,*   *les 125,*

les 250,   *les 500,*   N°

Lobélie enflée.
Lobelia inflata.

Famille. Lobéliacées.

Provenance. *Europe, Amérique.*

Substance à haute dose **vénéneuse.**

Propriétés. *Sudorif., purgat., antispasm.*

Se vend avec ordonnance.

S'emploie à l'intérieur, en infusion, à la dose de 5 gr. contre l'asthme, l'irritation nerveuse, la coqueluche, le croup et autres affections du larynx et de la poitrine.

Observation.

Coût. *les 500 gr.*   **Vend.** *le gr.*

les 5,   *les 30,*   *les 125,*

les 250,   *les 500,*   N°

Matico ou Mateca (*Feuilles de*).
Piper angustifolium.

Famille. Pipéracées.

Provenance. *Amérique méridionale.*

Substance à haute dose **vénéneuse.**

Propriétés. *Astringentes, hémostatiques.*

Se vend avec ordonnance.

S'emploie à l'intérieur, en infusions, à la dose de 10 à 20 gram. par litre d'eau, dans l'hémoptysie et la dysenterie, certaines hématuries, la métrorrhagie, la blennorrhée, la leucorrhée, etc.

Observation.

Coût. *les 500 gr.*   **Vend.** *le gr.*

les 5,   *les 30,*   *les 125,*

les 250, ·   *les 500,*   N°

Mercure.
Mercure cru. Vif argent, Hydrargyre.

Métal liquide extrait par des procédés divers des mines d'Almaden (*Espagne*) d'Idria (*Illyrie*), de la Hongrie, du Mexique, de la Californie.

Substance **très-vénéneuse,** (*A l'état de vapeur, ou par contact prolongé*).

Propriétés. *Nulles en médecine, à l'état pur.*

Se vend sans ordononnance.

S'emploie dans les arts, dans l'étamage des glaces, la construction des thermomètres et baromètres. Il fait la base d'une foule de produits chimiques et pharmaceutiques.

Contre-poison. Les contre-poisons sont sans action contre les émanations de vapeurs mercurielles. Faire cesser la cause des accidents, et administrer des calmants et des émollients. (TROUS. et RÉV.)

Coût. *les 500 gr.*   **Vend.** *le gr.*

les 5,   *les 30,*   *les 125,*

les 250,   *les 500,*   N°

Miel.

Substance mucoso-sucrée élaborée par l'abeille *Apis mellifera* (Hyménoptères).

Provenance. *Midi de la France , Grèce , Afrique, Abyssinie , etc.*

Substance non **vénéneuse.**

Propriétés. *Emollientes, laxatives.*

Se vend sans ordonnance.

S'emploie l'intérieur, en tisane , à la **dose** de 30 à 60 gram. par litre, dans les enflammations aiguës en général, et particulièrement dans les phlegmasies pulmonaires, gastro-intestinales, les angines, etc.

Observation.

Coût. *les 500 gr.*   **Vend.** *le gr.*

les 5,   *les 30,*   *les 125.*
les 250,   *les 500,*
                                    N°

Monésia *(Ecorce de).*

Ecorce du Brésil, Buranhem ou Guaranhem du Brésil. Attribuée au *Chrysophyllum Gly-cyphyllum.*

Famille. Sapotées.

Provenance. *Brésil.*

Substance à haute dose **vénéneuse.**

Propriétés. *Toniques, astringentes.*

Se vend avec ordonnance.

S'emploie à l'extérieur, au Brésil, en dé-coction, pour réduire les hernies, les hémorrhagies, et pour tanner les cuirs. Les courtisannes s'en servent pour raffermir les chairs.

Observation.

Coût. *les 500 gr.*   **Vend.** *le gr.*

les 5,   *les 30,*   *les 125,*
les 250,   *les 500,*
                                    N°

Orcanette *(Racine d').*

Fournie par l'*Anchusa tinctoria* ou *Alkanna tinctoria.*

Famille. Borraginées.

Provenance. *Europe.*

Substance non **vénéneuse.**

Propriétés. *Tinctoriales.*

Se vend sans ordonnance.

S'emploie dans la pharmacie et la parfumerie, pour colorer en rose les pommades et huiles cos-métiques. Elle sert aussi à colorer les encaustiques pour meubles, etc.

Observation.

Coût. *les 500 gr.*   **Vend.** *le gr.*

les 5,   *les 30,*   *les 125,*
les 250,   *les 500,*
                                    N°

Origan *(Sommités fleuries d').*

Marjolaine sauvage, Marjolaine d'Angleterre, Marjolaine bâtarde, Origan commun, Grand Origan.

Familles. Labiées.

Provenance. *Europe.*

Substance non **vénéneuse**

Propriétés. *Stimulantes, stomachiques.*

Se vend sans ordonnance.

S'emploie à l'intérieur, en infusion , à la **dose** de 5 à 8 gram. dans les catarrhes chro-niques, l'asthme humide, les digestions difficiles.

Observation.

Coût. *les 500 gr.*   **Vend.** *le gr.*

les 5,   *les 30,*   *les 125,*
les 250,   *les 500,*
                                    N°

Perchlorure de Fer liquide.

Muriate de fer au maximum, Deutochlorure de fer, Chlorure ferrique.

Formule. Traitez de la tournure de fer par Q.S. d'acide hydrochlor. dilué, ramenez à 1,17 le chlorure produit, saturez-le de chlore tant que le cyanure rouge décèle le bleu de Prusse; chassez à la température de 50° l'excès de chlore, là solution doit marquer 30° B°.

Substance à haute dose **très- vénéneuse**.

Propriétés. *Astringentes, hémostatiques.*

Ne se vend qu'avec ordonnance.

S'emploie à l'intérieur, en potions, sirop, à la dose de 5 à 25 centig. et plus par jour, dans les hémorrhagies internes, diarrhées, etc.

A l'extérieur, dans le traitement des tumeurs érectiles, les hémorrhagies après les opérations.

Incompatibles. Alcalis et carbonates alcalins, infusés astringents, mucilages, etc.

Contre-poison. Provoquer les vomiss.,administrer de la magnésie (2 gr. *par verre d'eau*), de l'eau de savon, (*savon bl.* 20, *eau* 1 k°), eau albumineuse (*œufs* 6, *eau* 1 k°), du lait, boissons mucilagineuses.

Coût. *les* 500 *gr.*   **Vend.** *le gr,*

les 5,   *les* 30,   *les* 125,   N°

Phosphate de Soude.

Sel admirable, Sel cathartique perlé, Sousphosphate de soude.

S'obtient en décomposant du phosphate acide de chaux par du carbonate de soude en léger excès; on décante la liqueur déposée, et on la fait cristalliser par concentration.

Substance, à haute dose **vénéneuse.**

Propriétés. *Purgatives.*

Se vend avec une ordonnance,

S'emploie à l'intérieur, en solution, à la dose de 30 à 50 gram. dans les embarras gastriques, la constipation, le rachitisme, le diabète sucré.

Incompatibles. Les acides concentrés, la chaux, la magnésie, l'hydrochlorate de baryte

Observation.

Coût. *les* 500 *gr.*   **Vend.** *le gr.*

les 5,   *les* 30,   *les* 125,

les 250,   *les* 500.   N°

Phosphore.

S'obtient en traitant le phophate de chaux des os par l'acide sulfurique.

Substance **très-vénéneuse.**

Propriétés. *Excitantes, Aphrodisiaques.*

Ne se vend qu'avec ordonnance.

S'emploie à l'intérieur, en pil., drag., etc. à la dose de 1 à 6 millig. par 24 heures dans l'amblyopie amaurotique, le glaucome chronique etc. (TAVIGNOT).

A l'extérieur, en linim., pommad., dans les, paralys., rhumatis. C'est un excit. des org. génitaux.

Il sert à préparer une pâte pour détruire les rats et souris ; les allumettes dites *chimiques.*

Contre-poison. Faire vomir, donner des boissons mucilagineuses additionnées de magnésie et en abondance, recourir ensuite aux antiphlogistiques, l'eau glacée, sangsues (TROUS. et RÉV.)

Un cas d'empoisonnement inséré dans le Bulletin de Thérapeutique *signale l'essence de térébenthine à la dose de 15 gram. dans 500 d'eau, comme très-efficace.*

Coût. *les* 500 *gr.*   **Vend.** *le gr.*

les 5,   *les* 30,   *les* 125,

les 250,   *les* 500,   N°

Pierre à cautère.

Cautère potentiel, Potasse à la chaux. Pierre caustique à la chaux.

S'obtient en traitant une soluton de carbonate de potasse par de la chaux caustique délitée, la liqueur ne précitant plus par l'eau de chaux est décantée, évaporée à siccité, jusqu'à fusion ignée, puis coulée en plaques.

Substance **très-vénéneuse.**

Propriétés. *Escharotiques.*

Se vend avec ordonnance.

S'emploie à l'extérieur, en application sur la peau, pour établir des exutoires, arrêter les progrès de la gangrène, ouvrir des abcès froids, détruire le virus rabique, etc.

Contre-poison. Administrer plusieurs verres d'eau acidulée avec : vinaigre, suc de citron, acides citrique ou tartrique (*pas d'émétiques*), puis boissons émollientes, bains tièdes, sangsues sur les points douloureux (ORFILA).

Coût. *les* 500 *gr.*   **Vend.** *le gr.*

les 5,   *les* 30,   *les* 125,

les 250,   *les* 500,   N°

Pilules d'Aloès simples.

Pilules Aloétiques.

Formule. Aloès du Cap 30 gram. Conserve de roses 15. Faites des pilules de 15 centigr.

Substance à haute **dose vénéneuse.**

Propriétés. *Drastiques, toniques, améres.*

Se vend avec ordonnance.

S'emploie à l'intérieur,
à la **dose** de 3 à 8, dans la constipation par atonie du canal digestif, dans l'ictère, la chlorose, les affections vermineuses.

Observation.

Coût. *les* 100		Vend. *les* 5,
les 10,	*les* 25,	*les* 50,
les 100,		N°

Pilules de Blancard.

Pilules de proto-iodure de fer.

Formule. Faites réagir à froid, dans un ballon, iode 40, limaille de fer 20, eau 60. Filtrez et ajoutez miel 50; faites réduire à 100 gram., et avec Q.S. de poudre de réglisse, faites 1,000 pilules; roulez-les dans la limaille, et couvrez-les ensuite de teinture éthérée de baume de Tolu.

Substance à haute dose **vénéneuse.**

Propriétés. *Toniques, emménagogues.*

Se vend avec ordonnance.

S'emploie à l'intérieur,
à la **dose** de 2 à 6 par jour, dans les affections chlorotiques, les scrofules, l'anémie, la débilité ou inertie des organes.

Observation.

Coût. *les* 100		Vend. *les* 5,
les 10,	*les* 25,	*les* 50,
les 100,		N°

Pilules de Vallet.

Pilules de carbonate ferreux, de Proto-carbonate de fer, Ferrugineuses.

Formule. Traitez une solution de sulfate de fer, sucrée, par une autre de carbonate de soude; exprimez le précipité (*bien lavé avec de l'eau sucrée*) à travers une toile imprégnée de sirop; ajoutez miel 50, sucre de lait 50, concentrez jusqu'à consistance pilulaire, et avec Q.S. d'un mélange de poudre de réglisse et de guimauve; faites des pilules de 25 centig. argentées.

Substance à haute dose **vénéneuse.**

Propriétés. *Emménagogues.*

Se vend avec ordonnance.

S'emploie à l'intérieur,
à la **dose** de 2 à 6 par jour, dans la chlorose, l'anémie, l'aménorrhée, etc.

Observation.

Coût. *les* 500		Vend. *les* 5,
les 10,	*les* 25,	*les* 50,
les 100,		N°

Pivoine (*Fleurs de*).

Roses bénites, Roses saintes, Royales ou de Notre-Dame, Pœonia officinalis.

Famille. Renonculacées.

Provenance. *Europe.*

Substance à haute dose **vénéneuse.**

Propriétés. *Antispasmodiques.*

Se vend avec ordonnance.

S'emploie à l'intérieur, en infusion,
à la **dose** de 10 à 20 gram. par litre, contre l'épilepsie, l'éclampsie, la toux, le catarrhe, la coqueluche, etc.

Observation.

Coût. *les* 500 *gr.*		Vend. *le gr.*
les 5,	*les* 30,	*les* 125,
les 250,	*les* 500,	
		N°

Pivoine (*Racine de*).

Pivoine mâle, Herbe Sainte-Rose, Herbe chaste.
Pœonia officinalis.

Famille. Renonculacées.

Provenance. Europe.

Substance à haute dose **vénéneuse.**

Propriétés. *Antispasmodiques.*

Se vend avec ordonnance.

S'emploie à l'intérieur, en décoction, à la **dose** de 20 à 40 gram. par litre, dans l'épilepsie, l'éclampsie, l'hystérie, l'hydropisie.

Observation.

Coût. *les 500 gr.*		Vend. *le gr.*
les 5,	les 30,	les 125,
les 250,	les 500,	
		N°

Poix de Bourgogne.

Poix blanche.

Produit obtenu par incisions faites au tronc de l'*Epicea* ou *Faux Sapin.* Abies excelsa (Conifères).

Substance à *l'extérieur* **non vénéneuse.**

Propriétés. *Dérivatives.*

Se vend sans ordonnance.

S'emploie à l'extérieur, en écussons, dans les affections rhumatismales, la pleurodynie, la bronchite aiguë et chronique.

Elle entre dans la composition d'emplâtres et d'onguents divers.

Observation.

Coût. *les* 500 *gr.*		Vend. *le gr.*
les 5,	les 30,	les 125,
les 250,	les 500,	
		N°

Pommade camphrée.

Formule. Camphre divisé 30, cire blanche 10, axonge 90. Faites liquéfier la cire et l'axonge à une douce chaleur, ajoutez le camphre, remuez jusqu'à refroidissement.

Substance à *l'extérieur* **non vénéneuse.**

Propriétés. *Calmantes, adoucissantes.*

Se vend sans ordonnance.

S'emploie à l'extérieur, en onctions, dans les engelures, gerçures, érysipèles, priapisme, brûlures, plaies, nymphomanie, etc.

Observation.

Coût. *les* 500 *gr.*		Vend. *le gr.*
les 5,	les 30,	les 125,
les 250,	les 500,	
		N°

Pommade de Concombres.

Formule. Axonge 1 k°, graisse de veau 600 gram., baume de Tolu 2, eau distillée de roses 10, suc de concombres 1,200. F.S.A.

Substance **non vénéneuse**

Propriétés. *Adoucissantes.*

Se vend sans ordonnance.

S'emploie à l'extérieur, en onctions, dans le pityriasis, les gerçures des mains et du sein, les engelures, l'ectyma. la variole.

Observation.

Coût. *les* 500 *gr.*		Vend. *le gr.*
les 5,	les 30.	les 125,
les 250.	les 500,	
		N°

Pommade épispast. jaune.

Formule. Cantharides concassées 60, axonge 840 ; faites digérer au B.M. pendant 4 heures, passez, exprimez; ajoutez cucurma pulv. 4 ; faites digérer, ajoutez cire jaune 120, faites fondre et aromatisez avec essence de citron.

Substance **très-vénéneuse.**

Propriétés. *Epispastiques.*

Se vend sans ordonnance.

S'emploie à l'extérieur, dans le pansement des exutoires pour en activer la suppuration.

Observation.

Coût. *les 500 gr.*   **Vend.** *le gr.*

les 5,   *les 30,*   *les 125,*

les 250,   *les 500.*   N°

Pommade épispast. verte.

Formule. Onguent populeum 280, Cire blanche 40. Faites fondre ces deux substances sur un feu modéré, laissez refroidir un peu, et ajoutez cantharides en poudre fine 10.

Substance **très-vénéneuse.**

Propriétés. *Epispastiques.*

Se vend sans ordonnance.

S'emploie à l'extérieur, dans le pansement des exutoires pour en activer la suppuration.

Observation.

Coût. *les 500 gr.*   **Vend.** *le gr.*

les 5,   *les 30,*   *les 125,*

les 250,   *les 500,*

N°

Pommade soufrée.

Formule. Soufre lavé 15, huile d'amandes douces 10, axonge benzoïnée 30; mêlez exactement.

Substance **non vénéneuse.**

Propriétés. *Antiherpétiques.*

Se vend sans ordonnance.

S'emploie à l'extérieur, dans le traitement des affections cutanées légères.

Observation.

Coût. *les 500 gr.*   **Vend.** *le gr.*

les 5,   *les 30,*   *les 125,*

les 250,   *les 500,*

N°

Pommade stibiée.

Pommade d'Emétique, Pommade d'Autenrieth.

Formule, Emétique porphyrisé 10, Axonge benzoïnée 30; triturez le sel avec quelques gouttes d'eau, ajoutez l'axonge et porphyrisez.

Substance **très-vénéneuse.**

Propriétés. *Révulsives.*

Se vend avec ordonnance.

S'emploie à l'extérieur, en frictions sur l'épigastre, dans la coqueluche, le catarrhe, la pneumonie, le croup, la laryngite, etc.

Observation.

Coût. *les 500 gr.*   **Vend.** *le gr.*

les 5,   *les 30,*   *les 125,*

les 250,   *les 500,*

N°

Poudre d'acide citrique.

Acide du citron, Citrate normal.

S'obtient en traitant à chaud le suc du citron par de la craie, recueillant le précipité, le délayant dans de l'eau et le traitant par l'acide sulfurique.

Substance, à haute dose **très-vénéneuse.**

Propriétés. *Tempérantes.*

Se vend avec ordonnance.

S'emploie à l'intérieur,
à la dose de 2 à 4 gram. par litre, en solution sucrée, comme limonade, dans le scorbut, l'ictère, le rhumatisme, les phlegmasies de l'abdomen.

Contre-poison. De l'eau en abondance et tenant en suspension de la magnésie calcinée ou carbonatée, de la craie. A défaut, de l'eau de savon, une solution de bi-carbonate de soude ou de potasse, du lait, de l'huile (TROUS et RÉV.).

Coût. *les 500 gr.*   **Vend.** *le gr.*

les 5,   *les 30,*   *les 125,*

les 250,   *les 500,*

           N°

Poudre d'Acide Tartrique.

Sel essentiel de tartre, Acide du tartre, Acide tartareux ou tartarique, Tartrate normal.

S'obtient en décomposant, par l'acide sulfurique dilué, le tartrate de chaux (*bien lavé*), produit par la réaction de la craie, puis du chlorure du calcium sur la crème de tartre; faisant cristalliser l'acide et le purifiant ensuite.

Substance à haute dose **très-vénéneuse.**

Propriétés. *Tempérantes.*

Se vend avec ordonnance.

S'emploie à l'intérieur,
à la dose de 2 à 4 gram. par litre , en solution sucrée, comme limonade, dans le scorbut, l'ictère, etc.

Contre-poison. De l'eau en abondance, et tenant en suspension de la magnésie calcinée ou carbonatée, de la craie. A défaut, eau de savon, un soluté de bicarbonate de soude ou de potasse, lait, huile (TROUS. et RÉV.)

Coût. *les* 500 *gr.*   **Vend.** *le gr.*

les 5,   *les 30,*   *les 125,*

les 250,   *les 500,*   N°

Poudre d'Armoise.

Ceinture de St-Jean, Couronne de St-Jean.

Produit de la pulvérisation des feuilles d'Armoise. *Artemisia vulgaris.*

Famille. Synanthérées.

Provenance. *Europe.*

Substance à faible dose **non vénéneuse.**

Propriétés. *Emménagogues, excitantes.*

Se vend avec ordonnance.

S'emploie à l'intérieur, en prises, pilules, à la dose de 2 à 4 gram. dans l'aménorrhée, l'hystérie.

Observation.

Coût. *les* 500 *gr.*   **Vend.** *le gr.*

les 5,   *lss 30,*   *les 125*

les 250,   *les 500,*   N°

Poudre de Badiane.

Anis étoilé, Anis de la Chine.

Produit de la pulvérisation du fruit de l'*Illicium anisatum.*

Famille. Magnoliacées.

Provenance. *Chine, Japon.*

Substance **non vénéneuse.**

Propriétés. *Stomachiques, stimulantes.*

Se vend avec ordonnance.

S'emploie à l'intérieur, en prises, pilules, à la dose de 1 à 4 gram. contre les flatuosités, les crampes d'estomac, la dyspepsie.

Observation.

Coût. *les* 500 *gr.*   **Vend.** *le gr.*

les 5,   *les 30,*   *les 125,*

les 250.   *les* 500,   N°

Poudre de Bistorte.

Couleuvrine. Serpentaire rouge.

Produit de la pulvérisation des racines du *Polygonum Bistorta.*

Famille. *Polygonées.*

Provenance. *Europe.*

Substance à faible dose **non vénéneuse.**

Propriétés. *Toniques, astringentes.*

Se vend avec ordonnance.

S'emploie à l'intérieur, en prises, pilules, à la dose de 1 à 4 gram. dans les hémorrhagies passives, la diarrhée, la dysenterie, après avoir combattu les symptômes inflammatoires.

Observation.

Coût. *les 500 gr.* **Vend.** *le gr.*
les 5, *les 30,* *les 125*
les 250 *les 500*
N°

Poudre de Borate de Soude.

Borax, Chysocolle, Sel de Perse, Bi ou Sousborate de soude, Soude boratée, Tinckal, Bauracon.

Composé d'acide borique et de soude. Ce sel existe en dissolution dans divers lacs, dans l'Inde, au Thibet et en Chine.

Substance à haute dose **vénéneuse.**

Propriétés. *Astringentes, détersives.*

Se vend avec ordonnance.

S'emploie à l'intérieur, en pilules, à la dose de 25 centigr. à 1 gram., comme stimulant des glandes rénales.

A l'extérieur, en gargarismes, contre les aphtes. En collyre dans les granulations de la cornée. Utilisée dans les arts pour souder les métaux.

Observation.

Coût. *les 500 gr.* **Vend.** *le gr.*
les 5, *les 30,* *les 125,*
les 250, *les 500,*
N°

Poudre de Bryone.

Couleuvrée, vigne blanche, Navet du diable, Navet galant.

Produit de la pulvérisation de la racine de Bryone, *Bryona dioïca.*

Famille. *Cucurbitacées.*

Provenance. *Europe.*

Substance à haute dose **vénéneuse.**

Propriétés. *Purgatives, drastiques.*

Ne se vend qu'avec ordonnance.

S'emploie à l'intérieur, en prises, pilules, à la dose de 50 centig. à 2 gram., contre les engorgements, scrofuleux, les hydropisies, la paralysie, l'épilepsie, etc.

Contre-poison. Provoquer mécaniquement le vomissement. (*Pas d'émétiques*), puis recourir aux antiphlogistiques, et aux opiacés. S'il y avait assoupissement, décoction de café à forte dose (ORFILA).

Coût. *les 500 gr.* **Vend.** *le gr.*
les 5, *les 30,* *les 125,*
les 250, *les 500,* N°

Poudre de Cardamome (*Moyen*).

Cardamome du Malabar.

Produit de la pulvérisation des fruits de l'*Elettari Cardamomum.*

Famille. *Amomacées.*

Provenance. *Indes.*

Substance à faible dose **non vénéneuse.**

Propriétés. *Toniq., stimulant., carminat.*

Se vend avec ordonnance.

S'emploie à l'intérieur, en prises, pilul., à la dose de 50 centig. à 2 gram. dans les gastralgies, les coliques venteuses, etc.

Incompatibles. Les acides, les sels de fer, le sublimé corrosif.

Observation.

Coût. *les 500 gr.* **Vend.** *le gr.*
les 5, *les 30,* *les 125.*
les 250, *les 500,*
N°

Poudre de Carvi.

Cumin des prés.

Produit de la pulvérisation des fruits du *Carum Carvi.*

Famille. Ombellifères.

Provenance. *Europe.*

Substance non vénéneuse.

Propriétés. *Stimulantes, carminatives.*

Se vend avec ordonnance.

S'emploie à l'intérieur, en prises, pilul., à la dose de 1 à 2 gram. dans les cardialgies, les coliques venteuses, etc.

Observation.

Coût. *les* 500 *gr.*		Vend. *le gr.*
les 5,	*les* 30,	*les* 125,
les 250,	*les* 500,	N°

Poudre caustique de Vienne.

Poudre de Vienne, Pâte caustique de Vienne, Pâte calcico-potassique.

Formule. Chaux vive en poudre fine 60, potasse caustique à la chaux 50. F.S.A.

Substance **très-vénéneuse.**

Propriétés. *Escharotiques.*

Ne se vend qu'avec ordonnance.

S'emploie à l'extérieur, délayée avec de l'alcool, pour produire une eschare, dans la gangrène, le cancer, le virus rabique, etc. pour en arrêter ou limiter les progrès, modifier la vitalité de la peau.

Contre-poison. Administrer plusieurs verres d'eau acidulée avec du vinaigre, suc de citron, acide citrique ou tartrique *(pas d'émétiques)*. Si les accidents ne cessaient pas, boissons et fomentations émollientes, bains tièdes, sangsues sur les points douloureux.

Coût. *les* 500 *gr.*		Vend. *le gr.*
les 5,	*les* 30,	*les* 125
les 250,	*les* 500,	N°

Poudre de Céruse.

Carbonate, Blanc ou Magistère de plomb, craie ou oxyde blanc de plomb, blanc d'argent ou de céruse, plomb carbonaté.

S'obtient dans les laboratoires en décomposant un soluté d'acétate de plomb par un autre de carbonate de soude.

Substance **très-vénéneuse.**

Propriétés. *dessicatives, résolutives.*

Se vend avec ordonnance.

S'emploie à l'extérieur, en pommade, onguent, dans le pansement des brûlures, des ulcères, de mauvaise nature, etc.; très-employée en peinture.

Contre-poison. l'ersulfure hydraté humide. Solutés de sulfates de soude ou de magnésie (30 *gr.* pour 500 *d'eau*) en plusieurs fois, eau de puits, eau albumineuse, magnésie, limonades sulfurique ou tartrique (DORVAULT).

Coût. *les* 500 *gr.*		Vend. *le gr.*
les 5,	*les* 30,	*les* 125,
les 250	*les* 500.	N°

Poudre de Crocus.

Crocus metallorum, Safran des métaux.

Produit de la pulvérisation d'un sulfure d'Antimoine connu sous les noms de: Foie ou Oxyde d'Antimoine sulfuré demi-vitreux, Foie de soufre antimonié, Sulfure d'antimoine et de potasse; obtenu par l'addition de carbonate de potasse au sulfure en fusion.

Substance **très-vénéneuse.**

Propriétés. *Diaphorétiques, fondantes, vermifuges, purgatives.*

Se vend avec ordonnance.

S'emploie dans la médecine vétérinaire, à la dose de 30 à 60 grammes dans du son.

Contre-poison. Favoriser le vomissement, administrer un soluté de 1 gram. de tannin par verre d'eau, ou décocté de quinquina, de noix de galle, écorce de chêne (15 *gr. par* 500 *d'eau*), magnésie (2 *gr. par verre d'eau sucrée*), puis boissons mucilagineuses nitrées, et des opiacés si les vomissements étaient excessifs.

Coût. *les* 500 *gr.*		Vend. *le gr.*
les 5,	*les* 30	*les* 125,
les 250,	*les* 500,	N°

Poudre de Cumin.

Faux anis, Cumin des prés.

Produit de la pulvérisation des semences du Cuminum Cyminum.

Famille. Ombellifères.

Provenance. *Europe, Egypte.*

Substance **non vénéneuse.**

Propriétés. *Excitantes, stomachiques, carminatives.*

Se vend avec ordonnance.

S'emploie à l'intérieur, en pilules, prises, à la **dose** de 50 centig, à 2 gram. pour combattre les flatulences, la colique venteuse, l'aménorrhée, la leucorrhée par atonie.

Observation.

Coût. *les* 500 *gr.*		Vend. *le gr.*
les 5,	*les* 30,	*les* 125,
les 250,	*les* 500	N•

Poudre de Cynoglosse.

Langue de chien.

Produit de la pulvérisation de l'écorce de la racine du *Cynoglossum officinale.*

Famille, Borraginées.

Provenance. *Europe.*

Substance **non vénéneuse.**

Propriétés. *Anodines, antidiarrhéiq., etc.*

Se vend avec ordonnance.

S'emploie à l'intérieur, en prises, pilules, à la dose de 1 à 2 gram. dans les catarrhes anciens, dans l'hémoptysie, la diarrhée. Rarement employée. Elle entre dans les pilules de cynoglosse.

Observation.

Coût. *les* 500 *gr.*		Vend. *le gr.*
les 5,	*les* 30,	*les* 125,
Les 250,	*les* 500,	N•

Poudre de Dictame de Crète.

Produit de la pulvérisation des feuilles de l'*Origanum dictamus.*

Famille. Labiées.

Provenance. *Crète, Europe.*

Substance **non vénéneuse.**

Propriétés. *Excitantes, emménagogues*

Se vend avec ordonnance.

S'emploie à l'intérieur, en prises, pilul., à la dose de 1 à 2 gram. peu employée aujourd'hui; elle entre dans la composition de la thériaque

Observation.

Coût. *les* 500 *gr.*		Vend. *le gr.*
les 5,	*les* 30	*les* 125,
les 250,	*les* 500	N•

Poudre de Germandrée.

Petit chêne, Chênette, Chasse-fièvre, Chamædrys.

Produit de la pulvérisation des sommités fleuries du *Teucrium chamædris.*

Famille. Labiées.

Provenance. *Europe.*

Substance **non vénéneuse.**

Propriétés. *Toniques, excitantes, amères.*

Se vend avec ordonnance.

S'emploie à l'intérieur, en prises, pilules, à la dose de 2 à 4 gram. dans le scorbut, l'ictère, l'aménorrhée, les scrofules, les fièvres intermittentes prolongées, etc,

Observation.

Coût. *les* 500 *gr.*		Vend. *le gr.*
les 5,	*les* 30,	*les* 125,
les 250,	*les* 500,	N•

Poudre hémostatique.

Poudre de Colophane composée.

Formule. Cachou pulv., 10, Colophane pulv., 40, Gomme arabique pulv., 10. Mêlez exactement.

Substance **non vénéneuse.**

Propriétés. *Hémostatiques.*

Se vend sans ordonnance.

S'emploie à l'extérieur, pour saupoudrer les plaies saignantes, dans la métrorrhagie, l'hémorrhagie capillaire.

Observation.

Coût. *les* 500 *gr.*		Vend. *le gr.*
les 5,	*les* 30,	*les* 125,
les 250	*les* 500.	
		N°

Poudre de Jusquiame.

Potelée, Hannebane, Porcelet, Herbe aux engelures, mort aux poules.

Produit de la pulvérisation des feuilles de l'*Hyoscyamus niger*.

Famille. Solanées.

Provenance. *Europe.*

Substance **très-vénéneuse.**

Propriétés. *Narcotiques, antispasmodiq.*

Ne se vend qu'avec ordonnance.

S'emploie à l'intérieur, en pilules, etc. à la dose de 10 à 20 centig. dans les névralgies, la toux nerveuse, l'asthme, les palpitations nerveuses, l'épilepsie.

Contre-poison. Administrer un éméto-cathartique, puis de l'eau iodurée par demi-verre (*iodure de potassium 4 décigr., iode 3 décigr., eau 1 k°*), café noir à forte dose, frictions, sinapismes. (GALTIER, BOUCHARDAT.)

Coût. *les* 500 *gr.*		Vend. *le gr.*
les 5,	*les* 30,	*les* 125,
les 250	*les* 500	
		N°

Poudre de Mousse de Corse.

Mousse de mer, Coralline de Corse, Cornalline noire, Varech vermifuge.

Produit de la pulvérisation d'un mélange de plusieurs algues marines et Polypiers où le *Fucus Helminthocorton* domine.

Substance **non vénéneuse.**

Propriétés. *Vermifuges.*

Se vend avec ordonnance.

S'emploie à l'intérieur, à la dose de 1 à 8 gram. incorporée dans du miel, contre les vers lombricoïdes et toutes les affections vermineuses.

Observation.

Coût. *les* 500 *gr.*		Vend. *le gr,*
les 5,	*les* 30,	*les* 125,
les 250	*les* 500.	
		N°

Poudre de Muscades.

Noix de Muscades ou de Banda.

Produit de la pulvérisation du fruit du *Myristica Moschata*.

Famille. Myristicées.

Provenance. *Indes, Moluques.*

Substance à faible dose **non vénéneuse.**

Propriétés. *Stimulantes, toniques.*

S'emploie à l'intérieur, en prises, pilul., à la dose de 50 centig. à 2 gram. dans les dyspepsies, les diarrhées avec atonie; elle est surtout employée dans l'art culinaire comme condiment.

Observation.

Coût. les 500 *gr.*		Vend. *le gr.*
les 5,	*les* 30,	*les* 125,
les 250,	*les* 500,	
		N°

Poudre de Myrrhe.

Produit de la pulvérisation de la gomme-résine obtenue du *Balsamodendron Myrrha* (Térébinthacées).

Provenance. *Afrique, Nubie.*

Substance à faible dose **non vénéneuse.**

Propriétés. *Stomachiques, excitantes.*

Se vend avec ordonnance.

S'emploie à l'intérieur, en pilules, à la dose de 15 centigr. à 2 gram. dans le catarrhe pulmonaire la chlorose, l'aménorrhée, le scorbut, etc. Elle entre dans la composition de plusieurs préparations pharmaceutiques.

Observation.

Coût. *les* 500 *gr.*   **Vend**. *le gr.*

les 5,   *les* 30,   *les* 125,

les 250,   *les* 500,

           N°

Poudre de Nicotiane.

Tabac, Herbe à la reine, Pétun, Herbe à tous les maux.

Produit de la pulvérisation des feuilles du *Nicotiana tabacum.*

Famille. Solanées.

Provenance. *Europe, Afrique, Amérique.*

Substance **très-vénéneuse.**

Propriétés. *Narcotiques, excitantes.*

Se vend avec ordonnance.

S'emploie à l'extérieur, comme errhin, pour stimuler la membrane pituitaire, ou les glandes salivaires, dans certaines céphalalgies, et en pommade dans les affections cutanées.

Contre-poison. Administrer un éméto-cathartique. puis une solution de tannin par demi-verre (*1 à 2 gram. par verre*), eau iodurée à la même dose (*iodure de potassium 4 décigr., iode 3 décig., eau 1 k°*), café noir à forte dose, ou mieux des opiacés (BOUCHARDAT).

Coût. *les* 500 *gr.*   **Vend.** *le gr.*

les 5,   *les* 30,   *les* 125

les 250,   *les* 500,   N°

Poudre de Nitrate de potasse.

Azotate de potasse, Sel de nitre, Salpêtre, Nitre prismatique.

Produit de la pulvérisation du sel purifié obtenu des vieux plâtras et des nitrières naturelles de l'Inde, de la Perse et de l'Egypte.

Substance à haute dose **très-vénéneuse.**

Propriétés. *Diurétiques, purgatives.*

Se vend avec ordonnance.

S'emploie l'intérieur, en tisane, à la dose de 25 centigr. à 2 gr. par litre, dans les maladies des organes génito-urinaires, l'ictère, le rhumatisme, l'hydropisie. Très-usité dans la médecine vétérinaire.

Contre-poison. On provoque les vomissements, et l'on combat l'irritation gastro-intestinale par les antiphlogistiques (ORFILA).

Coût. *les* 500 *gr.*   **Vend.** *le gr.*

les 5,   *les* 30,   *les* 125,

les 250,   *les* 500.

           N°

Poudre de Noix vomiques.

Produit de la pulvérisation du fruit du *Strychnos nux vomica.*

Famille. Strychnées.

Provenance. *Indes orientales.*

Substance **extrêmement vénéneuse.**

Propriétés. *Stimul. du système nerveux.*

Ne se vend qu'avec ordonnance.

S'emploie à l'intérieur, en pilules, à la dose de 2 à 20 centig. dans l'amaurose. la chorée, l'épilepsie, l'incontinence d'urine par paralysie de la vessie.

Contre-poison. Administrer à la hâte un éméto-cathartique, puis une solution de tannin (*1 à 2 gram. par verre*), ou eau iodurée de BOUCHARDAT par demi-verres ; (*iod. de potássium, 4 décig., iode 3 décigr., eau 1 k°*). Favoriser les vomissem., calmer ensuite les accidents par de l'opium (BOUCHARD).

Coût. *les* 500 *gr.*   **Vend.** *le gr.*

les 5,   *les* 30,   125,   *les* 250,

les 500,   N°

Poudre d'opium.

Opium brut, Opium cru.

Produit de la pulvérisation du suc concret, préalablement desséché, fourni par le *Papaver somniferum.*

Famille. Papavéracées.

Provenance. *Orient, Europe.*

Substance **très-vénéneuse.**

Propriétés. *Narcotiques, calmantes.*

Ne se vend qu'avec ordonnance.

S'emploie à l'intérieur, en pilules, à la **dose** de 1 à 15 centig. dans l'insomnie, les névralgies, diarrhées aiguës, etc.

Incompatibles. Les alcalis, tannin, sels de fer, de plomb, d'argent, de mercure, etc.

Contre-poison. Faire vomir avec l'émétique, administrer un soluté de tannin par demi-verre (*1 à 2 gram. par verre*), ou eau iodurée de Bouchardat toutes les 10 minutes ; café noir, frictions, sinapismes, locomotion forcée (BOUCHARD.).

Coût. *les* 100 **Vend.** *le décig.*
le gram.   *les* 5,   *les* 30.
                                    N°

Poudre d'Origan.

Marjolaine sauvage, bâtarde, d'Angleterre. Origan commun, Grand Origan.

Produit de la pulvérisation des sommités fleuries de l'*Origanum vulgare.*

Famille. Labiées.

Provenance. *Europe.*

Substance **non vénéneuse.**

Propriétés. *Stimulantes, stomachiques.*

Se vend avec ordonnance.

S'emploie à l'intérieur, en pilules, prises, à la **dose** de 1 à 4 gram. dans les catarrhes chroniques, l'asthme humide, les digestions difficiles.

Observation.

Coût. *les* 500 *gr.*   **Vend.** *le gr.*
les 5,   *les* 30,   *les* 125,
les 250,   *les* 500,
                                    N°

Poudre d'os Sèche.

Biscuit de mer, Seiche.

Produit de la pulvérisation de la substance osseuse, fournie par la Sèche, araignée de mer, *Sepia officinalis,* (*Mollusques céphalopodes*), qu'on trouve dans le dos de l'animal, et qui en soutient le corps.

Provenance. *Presque toutes les mers.*

Substance **non vénéneuse.**

Propriétés. *Dentifrices.*

Se vend sans ordonnance.

S'emploie à l'extérieur.

Elle entre dans la préparation des poudres et opiats dentifrices.

Observation.

Coût. *les* 500 *gr.*   **Vend.** *le gr.*
les 5,   *les* 30,   *les* 125,
les 250,   *les* 500,   N°

Poudre d'Oxalate de Potasse.

Sel d'oseille, Sel à détacher, Oxalate acide de potasse, Bi, Quadri ou Suroxalate de potasse.

Sel retiré de l'*Oxalis acetosella* (Oxalidées.)
Provenance. *Suisse.*

Substance à haute dose **très-vénéneuse.**

Propriétés. *Diurét., tempér., rafraichis.*

Se vend sans ordonnance.

S'emploie à l'intérieur, en limonade, à la **dose** de 4 à 8 gram. par litre, dans les maladies inflammatoires, le scorbut, les phlegmasies bilieuses, et pour combattre la soif. Elle sert à enlever les taches de rouille sur le linge.

Contre-poison. Provoquer mécaniquement les vomissements, administrer en même temps de la craie délayée dans de l'eau (8 à 10 *gr par verre*), ou de la magnésie (2 *gram. par verre*); de l'eau de chaux, de savon, du lait, de l'huile ; puis boissons mucilagineuses, fomentations émollientes.

Coût. *les* 500 *gr.*   **Vend.** *le gr.*
les 5,   *les* 30   *les* 125,
les 250,   *les* 500   N°

Poudre de Polygala de Virginie.

Produit de la pulvérisation de la racine du *Polygala Scnega* ou *Senecka*.

Famille. Polygalées.

Provenance. *Virginie, Amérique septent.*

Substance à faible dose **non vénéneuse**

Propriétés. *Toniques, diurét., béchiques.*

Se vend avec ordonnance.

S'emploie à l'intérieur,
à la dose de 25 centigr. à 2 gram. dans les affections rhumatismales, la dernière période des catarrhes pulmonaires, l'aménorrhée, etc.

Observation.

Coût. *les* 500 *gr.*		Vend. *le gr.*
les 5,	*les 30,*	*les 125,*
les 250,	*les 500*	N°

Poudre de Pyrèthre.

Salivaire.

Produit de la pulvérisation des racines de l'*Anthemis Pyrethrum.*

Famille. Synanthérées.

Provenance. *Europe.*

Substance à haute dose **vénéneuse.**

Propriétés. *Irritantes, sialalog., excit.*

Se vend avec ordonnance.

S'emploie à l'extérieur,

Elle entre dans les préparations dentifrices. On l'emploie aussi comme sternutatoire dans l'anosmie, et sert à détruire les poux.

Observation.

Coût. *les* 500 *gr.*		Vend. *le gr.*
les 5,	*les 30,*	*les 125,*
les 250,	*les 500,*	N°

Poudre de Pyrèthre du Caucase.

Poudre insecticide.

Produit de la pulvérisation des feuilles et racines du *Pyrethrum roseum*, camomille de Perse.

Famille. Synanthérées.

Provenance. *Asie, Dalmatie, Perse.*

Substance à haute dose **vénéneuse.**

Propriétés. *Insecticides.*

Se vend sans ordonnance.

S'emploie à la destruction des punaises, puces et autres insectes parasites.

Observation.

Coût. *les* 500 *gr.*		Vend. *le gr.*
les 5,	*les 30,*	*les 125,*
les 250,	*les 500,*	N°

Poudre de Quinquina gris Huanuco.

Produit de la pulvérisation de l'écorce fournie par le *Cinchona micrantha.*

Famille. Rubiacées.

Provenance. *Huanuco.*

Substance **non vénéneuse.**

Propriétés. *Toniques.*

Se vend avec ordonnance.

S'emploie à l'intérieur, en prises, pilules, à la dose de 50 centig. à 2 gram. dans l'anorexie, l'atonie de l'estomac, l'anémie, les convalescences longues et difficiles, les infiltrations séreuses et atoniques.

Incompatibles. Les acides concentrés, alcalis, sulfate de zinc, sels de fer, azotate d'argent, sublimé corrosif, émétique, infusés de camomille, colombo, cachou, rhubarbe, etc.

Coût. *les* 500 *gr.*		Vend. *le gr.*
les 5,	*les 30,*	*les 125,*
les 250,	*les 500,*	N°

Poudre de Quinquina gris Loxa.

Produit de la pulvérisation de l'écorce fournie par le *Cinchona condaminca.*

Famille. Rubiacées.

Provenance. *Colombie, Loxa.*

Substance **non vénéneuse.**

Propriétés. *Toniques.*

Se vend avec ordonnance.

S'emploie à l'intérieur, en pilules, prises, à la dose de 50 centig. à 2 gram. dans l'anorexie, les faiblesses d'estomac, l'anémie, les convalescences longues et difficiles , les infiltrations séreuses et atoniques.

Incompatibles. Les acides concentrés, alcalis, sulfate de zinc, sels de fer, nitrate d'argent, sublimé corrosif, émétique, infusions de camomille, colombo, cachou, rhubarbe, etc.

Coût. *les 500 gr.*   **Vend.** *le gr.*
les 5,   *les* 30,   *les* 125,
les 250,   *les* 500,
                                      N°

Poudre de Quinquina jaune.

Produit de la pulvérisation de l'écorce fournie par le *Cinchona calisaya.*

Famille. Rubiacées.

Provenance. *Province de Calisaya.*

Substance **non vénéneuse.**

Propriétés. *Fébrifuges.*

Se vend avec ordonnance.

S'emploie à l'intérieur, en prises, pilul., à la dose de 4 à 12 gram. dans les fièvres intermittentes, remittentes, pernicieuses, larvées, etc,

Incompatibles. Les acides concentrés, alcalis, sulfate de zinc, sels de fer, azotate d'argent, sublimé corrosif, émétique, infusés de camomille, colombo, cachou, rhubarbe, etc.

Observation.

Coût. *les* 500 *gr.*   **Vend.** *le gr.*
les 5,   *les* 30,   *les* 125,
les 250,   *les* 500,
                                      N°

Poudre de Quinquina rouge.

Produit de la pulvérisation de l'écorce fournie par le *Cinchona oblongifolia* (Mutis.).

Famille. Rubiacées.

Provenance. *Nouvelle Grenade.*

Substance **non vénéneuse.**

Propriétés. *Toniq., fébrif., antiseptiques.*

Se vend avec ordonnance.

S'emploie à l'intérieur, à la dose de 4 à 12 gram. dans du pain azyme, ou incorporée dans du miel, contre les fièvres intermittentes.

A l'extérieur, pour saupoudrer les ulcères, et par la méthode endermique, comme tonique antiseptique.

Incompatibles. Acides concentrés, alcalis, sels de fer, nitrate d'argent , sublimé corrosif, sulfate de zinc, émétique, infusés de camomille, de cachou, colombo, rhubarbe, ratanhia.

Coûte *les* 500 *gr.*   **Vend.** *le gr.*
les 5,   *les* 30,   *les* 125,
les 250   *les* 500,   N°

Poudre de Ratanhia.

Produit de la pulvérisation de la racine du *Krameria triandra.*

Famille. Polygalées.

Provenance. *Amérique méridionale.*

Substance à faible dose **non vénéneuse.**

Propriétés. *Astringentes énergiques.*

Se vend avec ordonnance.

S'emploie à l'intérieur, en prises, pilul, à la dose de 1 à 10 gram. dans la métrorrhagie, la dysenterie, les flux muqueux atoniques (*blennorrhée, leucorrhée, diarrhée*).

Incompatibles. Acides concentrés, sels de fer, alcalis, azotate d'argent, sublimé corrosif, sulfate de zinc, émétique, infusés de camomille, de rhubarbe, de colombo, cachou, quinquina, etc.

Observation.

Coût. *les* 500 *gr.*   **Vend.** *le gr.*
les 5,   *les* 30,   *les* 125,
les 250,   *les* 500,

Poudre de roses rouges.

Roses de provins.

Produit de la pulvérisation des pétales de roses rouges, *Rosa gallica.*

Famille. Rosacées.

Provenance. *France.*

Substance non vénéneuse.

Propriétés. *Astringentes.*

Se vend avec ordonnance.

S'emploie à l'intérieur, en prises, élect., à la dose de 1 à 8 gram. dans l'atonie des organes digestifs, la diarrhée chronique, la leucorrhée, etc. On en fait une conserve.

Observation.

Coût. *les 500 gr.*		Vend. *le gr.*
les 5,	*les 30.*	*les 125,*
les 250.	*les 500,*	
		Nº

Poudre de Rue.

Rue des jardins, Rue odorante, Herbe de grâce.

Produit de la pulvérisation des sommités fleuries de la Rue ou Rhue, *Ruta graveolens.*

Famille. Rutacées.

Provenance. *Europe.*

Substance à haute dose très-vénéneuse.

Propriétés. *Emménagogues, abortives.*

Ne se vend qu'avec ordonnance.

S'emploie à l'intérieur, en pilules, etc. à la dose de 50 centigr. à 1 gram. dans l'aménorrhée, la chlorose, l'hystérie, etc.

Contre-poison. Administrer un éméto-cathartique, favoriser les vomissements en titillant la luette ; on fera prendre ensuite (*mais seulement après l'évacuation du poison*) de l'eau vinaigrée ; puis après, des boissons mucilagineuses. Sangsues sur l'abdomen, et saignées s'il y avait congestion cérébrale, (TROUS. et RÉVEIL.)

Coût. *les 500 gr.*		Vend. *le gr.*
les 5,	*les 30,*	*les 125,*
les 250	*les 500.*	
		Nº

Poudre de Scammonée.

Produit de la pulvérisation du suc gommo-résineux fourni par le *Convolvulus scammonia.*

Famille. Convolvulacées.

Provenance. *Alep, Smyrne.*

Substance à haute dose vénéneuse.

Propriétés. *Purgatives, drastiques.*

Se vend avec ordonnance.

S'emploie à l'intérieur, en pilul., émulsion.
à la dose de 10 centigr. à 1 gram. dans le traitement de l'anasarque, les hydropisies passives, la constipation opiniâtre par inertie du tube digestif.

Contre-poison. Provoquer ou favoriser les vomissements ; on a ensuite recours aux boissons mucilagineuses abondantes, et à quelques tasses de café pur, s'il y avait assoupissement (TROUS. et RÉV.).

Coût. *les 100 gr.*		Vend. *le décigr,*
le gr.	*les 5,*	*les 30,*
		Nº

Poudre de Serpentaire.

Vipérine ou Couleuvrine de Virginie.

Produit de la pulvérisation de la racine fournie par l'*Aristolochia serpentaria.*

Famille. Aristolochiées.

Provenance. *Virginie, Louisiane.*

Substance à faible dose non vénéneuse.

Propriétés. *Sudorif., toniq., fébrifuges.*

Se vend avec ordonnance.

S'emploie à l'intérieur, en bols, pilules, à la dose de 1 à 8 gram. dans le traitement des fièvres intermittentes, adynamiques, le typhus, les angines malignes, couenneuses et gangréneuses. (GUBLER). C'est un alexipharmaque recommandé contre la morsure des serpents.

Observation.

Coût. *les 500 gr.*		Vend. *le gr.*
les 5,	*les 30,*	*les 125,*
les 250	*les 500*	
		Nº

Poudre de Staphysaigre.

Poudre aux poux, de Capucin.

Produit de la pulvérisation du fruit du *Delphinium Staphysagria*.

Famille. Renonculacées.

Provenance. *Europe.*

Substance **très-vénéneuse.**

Propriétés. *Antipédiculaires, antipsoriq.*

Se vend avec ordonnance.

S'emploie à l'extérieur, dans le traitement de la gale, et pour détruire les poux.

Contre-poison. Se hâter de provoquer ou de favoriser les vomissements ; on a ensuite recours aux antiphlogist. S'il y avait assoupissement, administrer du café pur à forte dose. (TROUS. et RÉVEIL.) Administrer des opiacés, s'il y avait excitation, délire (ORFILA).

Coût. *les 500 gr.*		**Vend.** *le gr.*
les 5,	*les 30,*	*les 125*
les 250,	*les 500,*	
		N°

Poudre de Stramonium.

Stramoine, Pomme épineuse, Herbe aux Sorciers, Herbe du diable, Chasse-taupe, Endormie.

Produit de la pulvérisation des feuilles du *Datura stramonium*.

Famille. Solanées.

Provenance. *Amérique, Europe.*

Substance **très-vénéneuse.**

Propriétés. *Narcotiques, antispasmodiq.*

Ne se vend qu'avec ordonnance.

S'emploie à l'intérieur, en prises, pilules, à la dose de 5 à 50 centig. dans l'asthme, les névralgies, la coqueluche, l'hystérie.

Contre-poison. Administrer un éméto-cathartique, puis une solution de tannin (1 à 2 *gram. par verre*), ou de l'eau iodurée par demi-verre (*iodure de potassium* 4 *décig., iode* 3 *décig. eau* 1 *k°*, BOUCHARDAT); favoriser le vomissement, puis calmer les accidents par du café pur à forte dose, ou mieux par de l'opium son antagoniste.

Coût. *les 500 gr.*		**Vend.** *le gr.*
les 5,	*les 30,*	*les 125,*
les 250,	*les 500,*	N°

Poudre sternutatoire.

Poudre capitale, Errhine, d'Asarum composée, Tabac céphalique.

Formule. Asaret 50, Bétoine 50, Marjolaine 50, Muguet 50. Faites une poudre grossière.

Substance **très-vénéneuse.**

Propriétés. *Sternutatoires.*

Se vend avec ordonnance.

S'emploie pour priser, dans la migraine, l'émicrânie, l'anosmie, l'otite, l'amaurose.

Contre-poison. Favoriser mécaniquement les vomissements, administrer ensuite des boissons émollientes. S'il y avait affaissement, café noir à forte dose ; donner des opiacés s'il y avait convulsions, excitation, délire (TROUS. et RÉV. ORFILA).

Observation.

Coût. *les 500 gr.*		**Vend.** *le gr.*
les 5,	*les 30,*	*les 125,*
les 250,	*les 500,*	N°

Poudre de Sulfate acide d'Alumine et de potasse.

Alun, Alun de roche, Sursulfate d'alumine et de potasse.

S'obtient en traitant l'Alunite, minerai abondant à la Tolfa (*Italie*), ou en lessivant du sulfure argileux grillé, etc., etc.

Provenance. *Picardie, Paris, Javel, Rome.*

Substance à haute dose **très-vénéneuse.**

Propriétés. *Astringentes.*

Se vend sans ordonnance.

S'emploie à l'intérieur, en pilul., etc. à la dose de 25 centig. à 10 gram. dans les coliques saturnines.

A l'extérieur, en solution, dans la leucorrhée, l'angine couenneuse, la conjonctivite.

Contre-poison. Favoriser le vomissement par de l'eau tiède et titillation de la luette, puis combattre la phlegmasie gastro-intestinale par les saignées générales ou locales, les tisanes adoucissantes, la diète (ORFILA).

Coût. *les 500 gr.*		**Vend.** *le gr.*
les 5,	*les 30,*	*les 125,*
les 250	*les 500.*	N°

Poudre de Sulfate de Potasse.

Sel de duobus, Arcanum duplicatum, Nitre fixe de Schrœder, *Panacée de Holstein, Vitriol de potasse, Tartre vitriolé, Sel polychreste de* Glaser.

Sel obtenu par la réaction de l'acide sulfurique sur du carbonate de potasse.

Substance à haute dose **très-vénéneuse.**

Propriétés. *Purgatives.*

Se vend avec ordonnance.

S'emploie à l'intérieur,
à la dose de 4 à 8 gram. par litre de tisane appropriée, pour arrêter la sécrétion du lait chez les nourrices qui vont sevrer.

Contre-poison. Provoquer le vomissement par des boissons mucilagineuses et huileuses, puis, calmer les douleurs gastro-intestinales par des boissons émollientes opiacées.

Observation.

Coût. *les 500 gr.* **Vend.** *le gr.*
les 5, *les 30,* *les 125,*
les 250, *les 500,* **N°**

Poudre de Sulfure de chaux.

Sulfure de calcium, Foie de soufre calcaire.

Formule. Soufre 100, chaux éteinte 300, Eau 500; faites bouillir, dans une terrine, le mélange jusqu'à ce qu'une portion versée sur une surface froide se prenne en masse. Quand il est froid on le pulvérise.

Substance **très-vénéneuse.**

Propriétés. *Antiherpétiques, antipsoriq.*

Se vend avec ordonnance.

S'emploie à l'extérieur, dans le traitement des dermatoses et principalem. de la teigne.

Contre-poison. Provoquer les vomissements par titillation de la luette, administrer une solution légère de persulfate de fer, de la tisane chlorurée. *(chlorure de soude une cuillerée à café par verre, ou chlore liq. cinq),* des boissons mucilagineuses. Saignées, sangsues sur les points douloureux (BOUCHAR., ORFILA, GALTIER, etc.)

Coût. *les 500 gr.* **Vend.** *le gr.*
les 5, *les 30* *les 125,*
les 250, *les 500,*

N°

Poudre de Talc.

Talc de Venise, Stéatite, Craie de Briançon, de Silicate de magnésie, Poudre de savon.

Produit minéral composé de silice, oxyde de fer, magnésie et alumine, réduit en poudre.

Provenance, *France, Venise, Naples, etc.*

Substance **non vénéneuse.**

Propriétés. *Nulles en médecine.*

Se vend sans ordonnance.

S'emploie à la préparation de diverses espèces de fards, et pour faciliter l'entrée de la chaussure et des gants.

Observation.

Coût. *les 500 gr.* **Vend.** *le gr.*
les 5, *les 30,* *les 125,*
les 250, *les 500,*
N°

Poudre de Tartre Stibié.

Émétique, Tartrate antimonié de potasse ou antimonio-potassique, Tartre émétique ou antimonié.

Formule. Crème de tartre pulv. 1 k, oxyde d'antimoine par voie humide 750 gr. Eau 7 k°ᵉ. F.S.A.

Substance, **très-vénéneuse.**

Propriétés. *Émétiques, contro-stimul.*

Ne se vend qu'avec ordonnance.

S'emploie à l'intérieur, en potions,
à la dose de 2 à 20 centig. comme vomitif, dans 125 d'eau; de 5 à 10 centig. dans un litre d'eau comme purgatif; de 30 à 75 centig. en potion opiacée, comme contro-stimulant. Contre le croup, l'angine couenneuse, la bronchite, l'ictère, etc., et en pommade comme révulsif.

Contre-poison. Favoriser les vomissements, administrer 1 gr. de tannin dans 100 gr. d'eau ou plusieurs tasses de décocté de quinquina, noix de galle, écorce de chêne; puis boissons diurétiques abondantes et légèrement opiacées si les vomissements étaient excessifs (TROUSSEAU et RÉV.).

Coût. *les 500 gr.* **Vend.** *le décigr.*
le gr, *les 5,* *les 30,*
les 125, *les 250,* *les 500,* **N°**

Ricin (*Semences de*).

Semence du Mexique, de Castor ou de Palma Christi.

Fruit du *Ricinus communis.*

Famille. Euphorbiacées.

Provenance. *Inde, Afrique, France, Italie.*

Substance à haute dose **vénénense.**

Propriétés. *Purgatives, vermifuges.*

Se vend avec ordonnance.

S'emploie pour l'extraction en grand de son huile purgative. Les semences de ricin possèdent d'énergiques propriétés purgatives ; leur action violente est due à des principes, volatil et fixe, d'une âcreté considérable, qui les rendent dangereuses, puisque 3 ou 4 ont pu mettre la vie en péril (Bergius, Lanzoni).

Contre-poison. Provoquer les vomissements, puis recourir aux antiphlogistiques, et au café pur en cas d'assoupissement (Trousseau et Réveil.)

Coût. *les* 500 *gr.*		Vend. *le gr.*
les 5,	*les* 30,	*les* 125,
les 250.	*les* 500,	N°

Sagapénum.

Gomme Séraphique.

Gomme-résine fournie par le *Ferula persica.* (Ombellifères.)

Provenance. *Perse, Asie.*

Substance à haute dose **vénéneuse.**

Propriétés. *Excitantes, emménagogues.*

Se vend avec ordonnance.

S'emploie à l'intérieur, *(rarement)*, à la dose de 50 centig. à 2 gram. en pilules, potion, poudre, dans les affections chlorotiques et spasmodiques.

Il entre dans la composition d'emplâtres et autres préparations pharmaceutiques.

Observation.

Coût. *les* 500 *gr.*		Vend. *le gr.*
les 5,	*les* 30,	*les* 125,
les 250,	*les* 500,	N°

Sagou.

Fécule fournie par la moëlle des : *Sagus farinifera, Sagus Rumphii* et *Phœnix farinifera.* (Palmiers.)

Substance **non vénéneuse.**

Propriétés. *Analeptiques.*

Se vend sans ordonnance.

S'emploie à l'intérieur, en gelée, comme aliment respiratoire léger, et de facile digestion, pour les valétudinaires et les convalescents.

Observation.

Coût. *les* 500 *gr.*		Vend. *le gr.*
les 5,	*lss* 30,	*les* 125
les 250,	*les* 500,	N°

Sandaraque.

Gomme de Genevrier, Vernis sec.

Résine exsudée naturellement du *Tuya articulata* (Conifères.)

Provenance. *Afrique.*

Substance **non vénéneuse.**

Propriétés. *Nulles en médecine.*

Se vend sans ordonnance.

S'emploie dans les arts à la fabrication des vernis. Sa poudre sert à empêcher l'absorption de l'encre sur le papier ayant subi l'action du grattoir.

Observation.

Coût. *les* 500 *gr.*		Vend. *le gr.*
les 5,	*les* 30,	*les* 125
les 250	*les* 500	N°

Scabieuse (*Fleurs de*).

Scabieuse des champs ou des prés.
Scabiosa arvensis.

Famille. Dipsacées.

Provenance. *Europe.*

Substance **non vénéneuse.**

Propriétés. *Dépuratives.*

Se vend sans ordonnance.

S'emploie à l'intérieur, en infusion,
à la dose de 20 gram. par litre d'eau, dans les
affections cutanées et syphilitiques.

Observation.

Coût. *les* 500 *gr.* **Vend.** *les* 30,
les 125, *les* 250, *les* 500
N°

Sirop antiscorbutique.

Sirop de Raifort composé.

Formule. Feuilles récentes de cochléaria 1 k°
cresson réc. 1 k°. rac. de raifort sauvage réc. 1 k°,
ményanthe sèche 100 gr., écorce d'orange amère
200 gr., cannelle 50, vin bl. 4 k°ᵍ., sucre 5 k°ˢ. Pilez
les plantes et divisez les autres substances, faites
macérer 48 h. dans le vin, distillez au B.M. pour
retirer 1 k.; exprimez le résidu, clarifiez la colature, passez, ajoutez sucre 3 k°ˢ, clarifiez et faites
cuire à 31°: d'autre part; avec le reste d u sucre,
faites un sirop cuit au boulé, mêlez au premier,
puis ajoutez au sirop froid la liqueur distillée.

Substance **non vénéneuse.**

Propriétés. *Antiscroful., antiscorbutiq.*

Se vend avec ordonnance.

S'emploie seul ou en tisane,
à la **dose** de 30 à 60 gram; dans les affections
scorbutiques, scrofuleuses et cutanées.

Coût. *les* 500 *gr.* **Vend.** *les* 30,
les 125, *les* 250, *les* 500,
la 1/2 *b*ˡˡᵉ, *la* *b*ˡˡᵉ. N°

Sirop de baume de Tolu.

Sirop balsamique.

Formule. Baume de Tolu sec 100, eau 1000.
Faites digérer au B.M. couvert, pendant 9 heures,
avec 500 d'eau, en agitant souvent; décantez;
ajoutez le reste de l'eau, faites macérer 2 heures,
réunissez les liqueurs, filtrez, et avec 190 part. de
sucre pour 100 de liqueur, faites fondre au B.M.
et filtrez.

Substance **non vénéneuse.**

Propriétés. *Pectorales, balsamiques.*

Se vend sans ordonnance.

S'emploie seul, ou en potions, tisanes,
à la **dose** de 30 à 60 gram. dans la phthisie, la
laryngite, la pneumonie chronique, l'asthme, la
coqueluche.

Observation.

Coût. *les* 500 *gr.* **Vend.** *les* 30,
les 125, *les* 250, *les* 500,
la 1/2 *b*ˡˡᵉ, *la* *b*ˡˡᶜ. N°

Sirop de Belladone.

Formule. Teinture de Belladone 75: sirop de
sucre 1000. Faites bouillir 100 gram. de sirop,
ajoutez la teinture, faites réduire à 100 gram., et
mêlez au reste du sirop.

Substance à haute dose **très-vénéneuse.**

Propriétés. *Narcotiques, stupéfiantes.*

Ne se vend qu'avec ordonnance.

S'emploie seul ou en potions, juleps,
à la **dose** de 15 à 30 gram. dans la coqueluche,
la toux spasmodique, l'asthme, etc.

Contre-poison. Donner un éméto-cathartique, puis un soluté de tannin (1 gr. par verre),
ou eau iodurée de Bouchardat par demi-verre. Puis
calmer les accidents par du café, ou mieux par de
l'opium qui a une action antagoniste (Trous. et
Rév. Gulber, Bouchardat.)

Observation.

Coût. *les* 500 *gr.* **Vend.** *les* 30
les 125 *les* 250 *gr.* *les* 500
la 1[2 *b*ˡˡᵉ, *la* *b*ˡˡᵉ. N°

Sirop de Capillaire.

Formule. Capillaire du Canada 100. Eau bouillante 1000, sucre Q.S. Versez l'eau sur le capillaire, laissez infuser six heures en vase clos; passez, exprimez, filtrez, ajoutez 190 part. de sucre pour 100 de colature, faites fondre au B.M.couvert.

Substance **non vénéneuse.**

Propriétés. *Béchiques.*

Se vend sans ordonnance..

S'emploie en potion; julep, tisane. à la dose de 30 à 100 gram. comme pectoral, dans les rhumes et catarrhes aigus et chroniques, les pneumonies, les inflammations pulmonaires.

Essai. On reconnaît sa pureté à son odeur particulière, l'ammoniaque le colore en jaune d'or foncé, l'acétate et le perchlorure de fer, le font passer au vert.

Observation.

Coût. *les* 500, *gr.*		Vend. *les* 30,
les 125,	*les 250,*	*les 500.*
*la 1/2 b*lle,	*la b*lle.	N°

Sirop de Chicorée composé.

Sirop de Rhubarbe composé. Sirop de chicorée et de Rhubarbe.

Formule. Rhubarbe 200, racine de chicorée 200, feuilles sèches, de chicorée 300, de fumeterre 100, scolopendre 100, baies d'alkékenge 50, cannelle 20, santal citrin 20, sucre 3,000, eau Q.S. F.S.A. un sirop cuit à 30°.

Substance à faible dose **non vénéneuse**

Propriétés. *Purgatives.*

Se vend avec ordonnance.

S'emploie dans la médecine des enfants, à la dose de 1 à 2 cuillerées à café par jour, comme laxatif.

Observation.

Coût. *les* 500 *gr.*		Vend. *les* 30,
les 125	*les 250,*	*les 500.*
*la 1/2 b*lle,	*la b*lle.	N°

Sirop des cinq racines.

Sirop apéritif ou diurétique.

Formule. Racine sèche d'ache 100, de fenouil 100, de persil 100, d'asperges 100, de fragon 100, sucre 2000. F.S.A. un sirop cuit à 30 B°.

Substance **non vénéneuse.**

Propriétés. *Diurétiques, apéritives.*

Se vend avec ordonnance.

S'emploie en potions, tisane. à la dose de 30 à 60 gram. ou seul, dans l'hydropisie, les maladies des voies urinaires, les engorgements des viscères abdominaux, l'hypertrophie du cœur.

Observation.

Coût. *les* 500		Vend. *les* 30,
les 125,	*les 250,*	*les 500,*
*la 1/2 b*lle,	*la b*lle.	N°

Sirop de Codéine.

Formule. Codéine pulvérisée 20 centig., eau distillée 34 gram ; sucre blanc 66 gram. F.S.A.

Chaque cuillerée (20 *gram.*) contient 4 centig. de codéine.

Substance à haute dose **très-vénéneuse.**

Propriétés. *Sédatives, hypnotiques.*

Ne se vend qu'avec ordonnance.

S'emploie seul, ou en potion, julep, à la dose de 10 à 30 gram. par 125 gram. de véhicule, dans les affections douloureuses telles que la goutte, le rhumatisme, etc.

Contre-poison. Faire vomir, puis administrer un soluté de tannin (1 *gr. par verre*) ou eau iodurée (*iodure de potassium* 4 *décigr.*, iode 3 *décig.*, eau 1 *k°*), puis du café pur à forte dose, sinapismes, frictions, faradisation, locomotion forcée.

Coût. *les* 500 *gr.*		Vend. *les* 30,
les 125,	*les* 250,	*les* 500,
		N°

Sirop de Coings.

Formule. Suc dépuré de coings 1000, sucre 1,700; faites dissoudre à chaud et passez.

Substance **non vénéneuse.**

Propriétés. *Antidiarrhéiques.*

Se vend sans ordonnance.

S'emploie seul ou en potion,
à la dose de 20 à 60 gram. dans les diarrhées et dysenteries chroniques, et pour relever l'atonie des organes digestifs.

Observation.

Coût. *les* 500 *gr.*	Vend. *les* 30	
les 125,	*les* 250,	*les* 500,
la 1/2 *b^lle,*	*la b^lle.*	N°

Sirop diacode.

Formule. Extrait d'opium 50 centig., eau distillée 4 gr., sirop de sucre 995, dissolvez l'extrait dans l'eau, filtrez et mêlez au sirop. La cuillerée (20 *gram.*) contient 1 centig. d'extrait d'opium.

Substance à haute dose **vénéneuse.**

Propriétés. *Calmantes, hypnotiques.*

Se vend avec ordonnance.

S'emploie en potions, loochs, juleps.
à la dose de 10 à 30 gram. contre l'insomnie, dans les maladies aiguës pour calmer la douleur, contre la toux, etc.

Contre-poison. Faire vomir, puis administrer un soluté de tannin (1 *gram. par verre*), ou de l'eau iodurée par demi-verre (*iodure de potassium* 4 *décig., iode* 3 *décig., eau* 1 k°). Café concentré à doses rapprochées, frictions, sinapismes, locomotion forcée, faradisation. (Bouchardat, Gubler.)

Coût. *les* 500 *gr.*	Vend. *les* 30,	
les 125,	*les* 250,	*les* 500,
		N°

Sirop de Digitale.

Formule. Teinture de digitale 25, sirop de sucre 1,000. Faites bouillir 100 gram. de sirop avec la teinture jusqu'à réduction à 100 gram. et mêlez au reste du sirop. La cuillerée (20 *gram.*) contient 33 millig. d'extrait alcoolique.

Substance à haute dose **vénéneuse.**

Propriétés. *Diurétiques, contro-stimul.*

Se vend avec ordonnance.

S'emploie en potions ou seul,
à la dose d'une cuillerée soir et matin dans les palpitations de cœur, l'hydropisie, l'hypertrophie du cœur, l'hydrothorax, etc.

Contre-poison. Administrer un vomitif et faciliter les vomissements, donner toutes les demi-heures une tasse de café noir (Dubuc), un soluté de tannin (1 *gram. par verre*), plus des opiacés (Gubler.)

Coût. *les* 500 *gr.*	Vend. *les* 30,	
les 125,	*les* 250,	*tes* 500.
la 1/2 *b^lle,*	*la b^lle.*	N°

Sirop d'Érysimum composé.

Sirop de Vélar, de Tortelle, de Chantre, de Lobel.

Formule. Orge mondé 75, Raisins secs 75, Réglisse 75, Bourrache 100, Chicorée 100; Erysimum récent 1,500, Aunée 100, Capillaire du Canada 25, Romarin 20, Stœchas 20, Anis 25, Sucre 2000, Miel 500. Faites S.A. un sirop marquant 32° B°.

Substance **non vénéneuse.**

Propriétés. *Pectorales, incisives.*

Se vend sans ordonnance.

S'emploie en potions, ou seul,
à la dose de 50 à 60 gram. dans l'asthme le catarrhe, la bronchite, la pneumonie, la phthisie, etc.

Observation.

Coût. *les* 500 *gr.*	Vend. *les* 30	
les 125,	*les* 250,	*les* 500,
la 1/2 *b^lle,*	*la b^lle.*	N°

Sirop d'Éther.

Formule. Sirop de sucre incolore, 800, Eau distillée 100, Alcool de vin à 90° c. 50, Éther sulfurique rect. 50. Agitez de temps en temps, pendant 5 à 6 jours, dans un flacon à robinet inférieur; laissez reposer, tirez le sirop au clair par ce robinet, et conservez dans des flacons de petite capacité, bien bouchés.

Substance à faible dose **non vénéneuse.**

Propriétés. *Antispasmodiques.*

Se vend avec ordonnance.

S'emploie en potions, à la **dose** de 10 à 50 gr. par 125 gr. de véhicule, à prendre d'heure en heure, dans les affections nerveuses et spasmodiques, la colique nerveuse, le hoquet, l'hystérie, les syncopes, etc.

Observation.

Coût. *les* 500 *gr.*		Vend. *les* 30,
les 125,	*les 250,*	*les 500,*
la 1/2 b^{lle},	*la b^{lle}.*	N°

Sirop de fleurs d'oranger.

Formule. Eau de fleur d'oranger 500, Sucre très-blanc concassé 950. Faites fondre le sucre à froid, dans l'eau aromatique, filtrez au papier.

Substance **non vénéneuse.**

Propriétés. *Antispasmodiques.*

Se vend sans ordonnance.

S'emploie en potions, juleps, à la **dose** de 30 à 60 gram. par 125 de véhicule, dans les flatuosités, les coliques nerveuses, la toux convulsive, les spasmes, palpitations l'hystérie, etc.

Observation.

Coût. *les* 500 *gr.*		Vend. *les* 30,
les 125,	*les 250,*	*les 500,*
la 1/2 b^{lle},	*la b^{lle},*	N°

Sirop de Fumeterre.

Formule. Suc de fumeterre, clarifié à chaud, 1000, Sucre blanc 1,900. Faites un sirop par solution au B.M. couvert, passez à travers une étamine.

Substance **non vénéneuse.**

Propriétés. *Toniques, amères, dépurativ.*

Se vend avec ordonnance.

S'emploie en potions, tisanes. à la **dose** de 15 à 50 gram. par 125 gram. de véhicule, dans les affections cutanées, scorbutiques, scrofuleuses, l'ictère, les engorgements des viscères abdominaux, etc.

Observation.

Coût. *les* 500 *gr.*		Vend. *les* 30,
les 125,	*les 250,*	*les 500,*
la 1/2 bout.	*la bout.*	N°

Sirop de Gayac.

Formule. Gayac râpé 300, Eau Q S., Sucre 1000. Faites deux décoctions dans 3,000 d'eau chaque fois; passez, évaporez pour réduire à 600 les liqueurs réunies; filtrez, ajoutez le sucre, et faites un sirop à 30 B°.

Substance **non vénéneuse.**

Propriétés. *Sudorifiques, stimulantes.*

Se vend avec ordonnance.

S'emploie en potions, à la **dose** de 30 à 90 gram. par jour, dans les affections goutteuses, rhumatismales chroniques, cutanées, scrofuleuses, syphilitiques anciennes et rebelles.

Observation.

Coût. *les* 500 *gr.*		Vend. *les* 30,
les 125,	*les 250,*	*les 500,*
la 1/2 bout.	*la bout.*	N°

Sirop d'Ipécacuanha.

Formule. Extrait alcoolique d'Ipéca 10, eau 80, dissolvez; filtrez et ajoutez à sirop simple 990. Faites cuire à 30 B°. 20 gram. de ce sirop contiennent 20 centig. d'extrait d'ipeca.

Substance à haute dose **vénéneuse.**

Propriétés. *Émétiques, expectorantes.*

Se vend avec ordonnance.

S'emploie en potions, Looch ou seul, à la dose de 15 à 60 gram. contre le croup, les embarras gastriques, les catarrhes, l'asthme, la coqueluche, etc.

Contre-poison. Administrer plusieurs tasses de thé, un décocté de noix de galle ou d'écorces de chêne, puis recourir aux boissons légèrement opiacées, eau glacée, (MAGENDIE, GUBLER.)

Observation.

Coût. *les* 500 *gr*.   Vend. *les* 30,
les 125,   *les* 250,   *les* 500,
N°

Sirop de Morphine.

Sirop de chlorhydrate de Morphine.

Formule. Chlorhydrate de Morphine 0,05, Sirop de sucre incol, 90, Eau distillée 2 gram.; dissolvez le sel et mêlez au sirop. La cuillerée *(20 gram.)* contient un centig. de sel de morphine.

Substance à haute dose **très-vénéneuse.**

Propriétés. *Sédatives, hypnotiques.*

Ne se vend qu'avec ordonnance.

S'emploie en potions, loochs ou seul, à la dose de 10 à 50 gram. par jour, dans les névralgies, les affections, rhumatismales dans toutes les maladies aiguës, pour calmer la douleur ; provoquer le sommeil, etc.

Contre-poison. Faire vomir par les émétiques, administrer un soluté de tannin (*1 gram. par verre d'eau*) ou eau iodurée par demi-verre (*iodure de potassium 4 décig., iode 3 décig., 1 k°*). Café pur concentré, sinapismes, frictions, faradisation.

Coût. *les* 500, *gr*.   Vend. *les* 30,
les 125,   *les* 250,   *les* 500,
N°

Sirop de Mûres.

Formule. Suc dépuré de mûres 1,000, Sucre 1550 ; faites dissoudre à chaud et passez. Ce sirop, froid, doit marquer 36° Bé.

Substance **non vénéneuse.**

Propriétés. *Tempérantes, rafraichissant.*

Se vend sans ordonnance.

S'emploie en gargarismes, tisanes, à la **dose** de 20 à 60 gram. dans les angines muqueuses, les amygdalites, les aphtes, la stomatite; il sert à édulcorer, les tisanes dans les fièvres bilieuses, putrides, inflammatoires, dans certaines phlegmasies, etc.

Observation.

Coût. *les* 500 *gr*.   Vend. *les* 30
les 125,   *les* 250,   *les* 500,
la 1 [2 bout.   la bout.   N°

Sirop de Nerprun.

Formule. Suc de Neprun 1,000, Sucre 1,000 ; faites cuire jusqu'à ce que le sirop bouillant marque 31 Bé.

Substance à faible dose **non vénéneuse.**

Propriétés. *Purgatives.*

Se vend avec ordonnance.

S'mploie seul ou en potions, à la dose de 15 gram. à 50, dans les leucophlegmasies, les hydropisies, l'apoplexie, la paralysie, les dartres, etc.; il est très-usité dans la médecine canine.

Observation.

Coût. *les* 500 *gr*.   Vend. *les* 30,
les 125,   *les* 250,   *les* 500,
N°

Sirop de Pavots blancs.

Sirop diacode de l'ancien codex.

Formule. Extrait alcoolique de pavots blancs 15, Eau 125, Sirop simple 1500; faites cuire en consistance convenable, passez.

20 gram. de ce sirop (*une cuillerée*) contiennent 30 centigram. d'extrait.

Substance à haute dose **vénéneuse.**

Propriétés. *Sédatives, hypnotiques.*

Ne se vend qu'avec ordonnance.

S'emploie en potions, juleps ou seul, à la **dose** de 40 à 50 gram. contre l'insomnie, dans les maladies aiguës pour calmer la douleur, la toux, etc.

Contre-poison. Faire vomir par les émétiques, administrer un soluté de tannin (*1 gram. par verre d'eau*) ou eau iodurée par demi-verre (*iodure de potassium 4 décigr, iode 3 décig., eau 1 k°*). Café pur concentré, frictions, sinapismes, etc.

Coût. *les 500 gr.*   **Vend.** *les 30,*
les 125,   *les 250,*   *les 500,*
                                    N°

Sirop de pointes d'Asperges.

Formule. Suc de pointes d'asperges dépuré à chaud 1,000, Sucre 1,900; faites un sirop.

Substance **non vénéneuse.**

Propriétés. *Diurétiques, apéritives.*

Se vend sans ordonnance.

S'emploie en potions, tisane ou seul, à la dose de 30 à 1000 gram. par jour, dans l'hydropisie, les obstructions abdominales, l'ictère, les maladies des voies urinaires, l'hypertrophie et les palpitations de cœur.

Observation.

Coûte *les 500 gr.*   **Vend.** *les 30.*
Les 125,   *les 250,*   *les 500,*
la 1/2 bout.   *la bout.*   N°

Sirop de Quinquina.

Formule. Quinquina calisaya en poudre grossière 100, Alcool à 30° c. 1000. Epuisez le quinquina par déplacement, à l'aide de l'alcool d'abord, puis de l'eau, de manière à obtenir 1000 de colature; distillez au B.M. pour retirer l'alcool; filtrez sur le sucre concassé la liqueur refroidie, et faites fondre au B.M. pour obtenir 1525 de sirop.

Substance non **vénéneuse.**

Propriétés. *Toniques, fébrifuges.*

Se vend avec ordonnance.

S'emploie en potions ou seul, à la **dose** de 30 à 60 gram. par jour par petites cuillerées de temps à autre, dans les fièvres intermittentes, hectiques, ataxiques, adynamiques, la dyspepsie, diarrhées, etc.

Observation.

Coût. *les 500 gr.*   **Vend.** *les 30,*
les 125,   *les 250,*   *les 500,*
la 1/2 bout.   *la bout.*   N°

Sirop de Quinquina au vin.

Formule. Extrait de quinquina Calisaya 10, Vin de Malaga 430, Sucre 560. Faites un sirop par solution au B.M. couvert et passez.

La cuillerée (*20 gram.*) contient 10 centigram. d'extrait.

Substance non **vénéneuse.**

Propriétés. *Toniques, fébrifuges.*

Se vend avec ordonnance.

S'emploie en potions ou seul, à la dose de 30 à 60 gram. par jour, par petites cuillerées de temps à autre, dans les fièvres hectiques, ataxiques, adynamiques, la dyspepsie, la débilité des organes digestifs, etc.

Observation.

Coût. *les 500 gr.*   **Vend.** *les 30,*
les 125,   *les 250,*   *les 500,*
la 1/2 bout.,   *la bout.*   N°

Sirop de Ratanhia.

Formule. Extrait de ratanhia 25, Sirop simple 975, dissolvez à chaud l'extrait dans 50 d'eau, ajoutez le soluté au sirop bouillant, évaporez jusqu'à réduction de 1000 et passez.

La cuillerée (*20 gram.*) contient 50 centig. d'extrait.

Substance à faible dose **non vénéneuse.**

Propriétés. *Astringentes énergiques.*

Se vend avec ordonnance.

S'emploie en potions, à la **dose** de 30 à 60 gram. dans les hémorragies passives, dans la métrorrhagie, la blenorrhée, la diarrhée, la dysenterie.

Observation.

Coût. *les 500 gr.*   Vend. *les 30,*
les 125,   *les 250,*   *les 500,*
N°

Sirop de Salsepareille.

Formule. Salsepareille coupée 1000, Eau Q.S. Sucre 2,000. Le produit de deux digestions successives de 12 heures dans Q.S. d'eau, étant passé et évaporé en consistance ; ajoutez le sucre et faites un sirop clarifié marquant 31° B°.

Substance **non vénéneuse.**

Propriétés. *Sudorifiques, dépuratives.*

Se vend sans ordonnance.

S'emploie en potions, tisanes ou seul, à la **dose** de 30 à 100 gram. par jour, dans les affections syphilitiques constitutionnelles, le rhumatisme chronique, la goutte, les maladies cutanées, les affections scrofuleuses.

Observation.

Coût. *les 500 gr.*   Vend. *les 30*
les 125,   *les 250,*   *les 500,*
la 1/2 bout.,   *la bout.,*   N°

Sirop de Salsepareille composé.

Sirop de Cuisinier, de Salsepareille et de Séné composé, Sirop sudorifique, Sirop dépuratif.

Formule. Salsepareille 1000, Fleurs de bourrache 60, Roses pâles 60, Séné 60, Anis 60, Sucre 1,000, Miel blanc 1.000. Après avoir épuisé la Salsepareille par trois infusions, de 12 heures, jetez l'eau bouillante du dernier infusé sur les autres substances et F.S.A. un sirop marquant 34° Bé.

Substance **non vénéneuse.**

Propriétés. *Sudorifiques, dépuratives.*

Se vend sans ordonnance.

S'emploie en potions, tisanes ou seul, à la **dose** de 50 à 60 gram. par jour, dans les affections syphilitiques constitutionnelles, le rhumatisme chronique, les dermatoses, les affections scrofuleuses, la goutte, etc.

Coût. *les 500,*   Vend. *les 30,*
les 125,   *les 250,*   *les 500,*
la 1/2 bout.,   *la bout.,*   N°

Sous-carbonate de Bismuth.

S'obtient en précipitant le nitrate acide de Bismuth par du carbonate d'ammoniaque.

Substance à faible dose **peu vénéneuse.**

Propriétés. *Contro-stimul., antispasmod.*

Se vend avec ordonnance.

S'emploie à l'intérieur, en poudre, pilul. à la **dose** de 1 à 3 gram. ; pour les adultes, de 10 à 40 centig.; pour les enfants, dans le traitement de la gastralgie accompagnée de l'inflammation des organes digestifs ; les digestions laborieuses, les éructations acides ou nidoreuses, l'anorexie, etc.

Contre-poison. Ce sel peu vénéneux quand il est pur, ne le devient que quand il contient de l'arsenic. Faire vomir alors par l'émétique, administrer en même temps de l'hydrate de peroxyde de fer en gelée à doses rapprochées, en gorger le malade (*jusqu'à 2 k, s'il le faut*); à défaut, maguésie faibl. calcin. délayée dans l'eau ; favoriser les vomissements, puis boissons diurétiques, mucilagineuses.

Coût. *les 100 gr.*   Vend. *le décig.*
le gr.   *les 5,*   *les 30*
les 100.   N°

Styrax liquide.

Baume demi-liquide, obtenu par expression ou décoction de l'écorce du *Liquidambar Orientalis*.

Famille. Amentacées-Balsamifluées.

Provenance. *Mexique.*

Substance extérieurem. **non vénéneuse.**

Propriétés. *Excitantes, antigonorrhéiq.*

Se vend sans ordonnance.

S'emploie principalement pour l'usage externe. Il fait la base de l'onguent de ce nom utilisé dans le pansement des ulcères et plaies atoniques, les ulcères variqueux. Le styrax a été préconisé pour le traitement de la leucorrhée, de la blennorrhée.

Observation.

Coût. *les 500 gr.*   **Vend.** *le gr,*

| *les 5,* | *les 30,* | *les 125* |
| *les 125* | *les 250,* | *les 500,* |

N°

Sulfate de Cuivre.

Vitriol bleu, de Chypre ou de Vénus, Couperose bleue, Sulfate de deutoxyde de cuivre.

S'obtient en grand, en calcinant des lames de cuivre saupoudrées de soufre, etc., etc.

Substance **très-vénéneuse.**

Propriétés. *Emétiques, caustiq., astring.*

Se vend avec ordonnance.

S'emploie à l'intérieur, en potions; à la dose de 5 à 20 centig. comme émétique, dans 200 gram. d'eau, contre le croup.

A l'extérieur, en solution, dans les hémorrhagies traumatiques, la blennorrhagie, les ophtalmies, les aphtes, etc.

Incompatibles. Les sels de plomb, les sulfures, alcalis, solutions tannantes.

Contre-poison. Provoquer les vomissements; administrer en grande quantité de l'eau albumineuse (*œufs 6, eau 1 k°*), du fer réduit par l'hydrogène, ou du fer porphyrisé (*dans du miel, ou de l'eau gommée*), du sucre en grande quantité, de la magnésie délayée dans l'eau (*2 gram. par verre*).

Coût. *les 500 gr.*   **Vend.** *le gr.*

| *les 5,* | *les 30,* | *les 125,* |
| *les 250,* | *les 500.* | N° |

Sulfate de Fer.

Couperose verte, Vitriol vert, Martial, Chalybé ou de fer ; Protosulfate de fer, Sulfate de protoxyde de fer, Sulfate ferreux, Chalcanthum.

S'obtient en traitant les vieilles ferrailles par de l'acide sulfurique, étendu, ou par l'exposition à l'air des pyrites argileuses, etc.

Substance à haute dose **vénéneuse.**

Propriétés. *Astringentes.*

S'emploie à l'intérieur, en pilules, potions, à la **dose** de 5 à 30 centig. par jour, progressivement, dans les hémorrhagies scorbutiques, les écoulements muqueux, atoniques.

A l'extérieur, en solution, pour combattre les érysipèles, et en collyres.

Dans les arts pour teindre en noir, etc.

Incompatibles. Tannin et tannifères, Alcalis et leurs carbonates, savons.

Contre-poison. Provoquer les vomiss., administrer de la magnésie calcinée, délayée dans de l'eau (*2 gram. par verre*), eau de savon (*savon bl. 20, eau 1 k°*), eau albumineuse (*œufs 6, eau 1 k°*), lait, boissons mucilagineuses.

Coût. *les 500 gr.*   **Vend.** *les 5 gr.*

| *les 30,* | *les 125,* | *les 250,* |
| *les 500,* | N° | |

Sulfate de Quinine.

Sous-sulfate de Quinine, Sulfate basique de Quinine.

Sel à base organique retirée du Quinquina calisaya.

S'obtient en faisant bouillir de la quinine brute avec de l'eau distillée. On y ajoute Q.S. d'acide sulfurique dilué pour dissoudre l'alcaloïde, on décolore la solution par le noir d'os lavé; après quelques minutes d'ébullition, on filtre la liqueur, et par le refroidissement, le sulfate de quinine cristallise en masse.

Substance à haute dose **vénéneuse.**

Propriétés. *Fébrifuges, antipériodiques.*

Se vend avec ordonnance.

S'emploie à l'intérieur, en pilul., prises, à la dose de 5 centig. à 1 gram. et plus, dans le traitement de fièvres intermittentes et des maladies périodiques; et par endermie, en pommades, lavements, dans les mêmes cas.

Coût. *les 30 gr.*   **Vend.** *le décigr.*

| *le gram,* | *les 5,* | *les 30.* |
| | | N° |

Sulfate de Zinc.

Vitriol blanc ou de Goslar, Couperose blanche.

Sel obtenu dans les laboratoires en traitant directement le zinc par l'acide sulfurique.

Substance **très-vénéneuse.**

Propriétés. *Astringentes Émétiques.*

Se vend avec ordonnance.

S'emploie à l'intérieur (*rarement*),
à la **dose** de 50 centig. à 1 gram., dans les cas d'urgence, comme dans les empoisonnements par les narcotiques (GUBLER).

. **A l'extérieur,** en solution, dans la conjonctivite, la blennorrhagie chronique, etc.

Incompatibles. Sels de plomb, Alcalis, Sels de baryte, Sulfures, les Substances tannifères, mucilagineuses, le lait.

Contre-poison. Administrer de la magnésie calcinée délayée dans de l'eau, eau de savon albumineuse, lait, boissons mucilagineuses.

Coût. *les 500 gr.*   **Vend.** *le gr.,*
les 5,   *les 30,*   *les 125,*   *les 250,*
            N°

Sulfure d'Antimoine.

Antimoine cru ou sulfuré, Sulfide antimonieux, Protosulfure d'antimoine.

Produit naturel, composé de soufre et d'antimoine, fourni par plusieurs contrées de l'Europe,

Substance **très-vénéneuse.**

Propriétés. *Fondantes, dépuratives, diaphorétiques.*

Se vend avec ordonnance.

S'emploie le plus souvent dans la méd. vétér., à la **dose** de 30 gram. mêlé à du son, dans le traitem. de la gale, des dartres, du farcin; il entrait jadis dans une foule de préparations pharmaceutiques.

Il est utilisé dans la composition des pièces d'artifice.

Contre-poison. Faire vomir, puis administrer un soluté de tannin (*1 à 2 gram. par verre d'eau*) ou un décocté de noix de galle, de quinquina ou autres subst. tannifères; de la magnésie dans de l'eau sucrée (*2 gram. par verre*), puis des boissons diurétiques abondantes et de l'opium si les vomissements étaient excessifs.

Coût. *les 500 gr.*   · **Vend.** *les 30,*
les 125,   *les 250,*   *les 500,*
            N°

Sulfure de Calcium.

Foie de soufre calcaire, Sulfure de chaux.

S'obtient en chauffant un mélange de soufre sublimé, de chaux éteinte et d'eau, jusqu'à solidification de la masse, que l'on coule alors sur un marbre.

Substance **très-vénéneuse.**

Propriétés. *Antipsoriques.*

Se vend avec ordonnance.

S'emploie à l'extérieur, dans le traitement de la gale, des dartres et de certaines dermatoses.

Contre-poison. Provoquer le vomissement par titillation de la luette; administrer une solution légère de persulfate de fer, de la tisane chlorurée (*Chlorure de soude 1 cuillerée à café par verre, ou chlore liquide 5, eau 250*); boissons mucilagineuses, sangsues sur les points douloureux. (BOUCHARDAT, ORFILA, GALTIER.)

Coût. *les 500 gr.*   **Vend.** *les 30,*
les 125   *les 250,*   *les 500,*
            N°

Sulfure de Carbone.

Bisulfure de carbone, Alcool de soufre, Liqueur de Lampadius, Sulfide de carbone, Carbide ou Carbure de soufre, Soufre carburé, Acide sulfocarbonique, Sulfure de sulfocarbonyle.

S'obtient en faisant passer de la vapeur de soufre sur du charbon chauffé au rouge.

Substance **très-vénéneuse.**

Propriétés. *Stimulantes, antigoutteuses, dissolvantes.*

Se vend avec ordonnance.

S'emploie à l'intérieur, dans du lait, en potions,
à la **dose** de 4 gouttes d'une solution alcoolique (*8 gr. sulfure, 30 d'alcool*), toutes les 2 heures dans le rhumatisme chronique, la goutte, la névralgie sciatique, la paralysie (GUIBERT).

A l'extérieur, en liniment, dans les mêmes cas. Il sert dans les arts comme dissolvant de la gutta-percha, du caoutchouc, des corps gras, résineux, etc., etc.

Coût. *les 500 gr.*   **Vend.** *les 30,*
les 125,   *es 250,*   *les 500.*
            N°

Sulfure de Potasse.

Foie de soufre, Polysulfure ou Trisulfure de potassium impur ou sulfaté.

S'obtient en chauffant, jusqu'à fusion complète, un mélange de soufre sublimé 1,000, de potasse 2,000, et coulant en plaques.

Substance **très-vénéneuse.**

Propriétés. *Antidartr., antirhumatism.*

Se vend avec ordonnance.

S'emploie à l'intérieur (*rarement*), à la dose de 1 à 5 centig. comme incisif, et contre la salivation mercurielle.

A l'extérieur, en solution, bains, dans les maladies de la peau, le rhumatisme, etc.

Incompatibles. Acides, sels acides, les métaux et sels métalliques.

Contre-poison. Provoquer les vomissements, administrer de la tisane chlorurée (*chlorure de soude 1 cuillerée à café par verre, ou chlore liquide 5, eau 250*), une légère solution de persulfate de fer, puis calmer l'inflammation par des mucilagineux, sangsues. (ORFILA, GALTIER, etc.)

Coût. *les 500 gr.*   **Vend.** *les 30,*

les 250,   *les 500,*   N°

Sulfure de Potasse liquide.

Foie de Soufre liquide.

Formule. Sulfure de potasse 1,000 , Eau Q.S. pour que la solution filtrée marque 30° Bé. Elle contient le tiers de son poids de sulfure.

Substance **très-vénéneuse.**

Propriétés. *Antidartr., antirhumatism.*

Se vend avec ordonnance.

S'emploie à l'extérieur, en bains, lotions, dans le traitement des dermatoses, du rhumatisme chronique, etc.

Incompatibles. Acides et sels acides, les métaux et sels métalliques.

Contre-poison. Provoquer les vomissements, administrer de la tisane chlorurée (*chlorure de soude 1 cuillerée à café par verre, ou chlore liquide 5, eau 250*), une solution légère de persulfate de fer ; puis calmer l'inflammation par des mucilagineux, sangsues (ORFILA, GALTIER, etc.)

Coût. *les 500 gr.*   **Vend.** *les 30,*

les 125,   *les 250,*   *les 500,*

          N°

Sulfure (*Mono*) de Sodium cristallisé.

Hydrosulfate, Sulfhydrate ou bisulfhydrate de soude, Sulfure sulfuré de sodium.

S'obtient en traitant une solution de soude caustique par un courant de gaz hydrogène sulfuré, et recueillant sur un entonnoir les cristaux formés pour les égouter et les conserver.

Substance **très-vénéneuse.**

Propriétés. *Antidartr., antirhumatism.*

Se vend avec ordonnance.

S'emploie à l'extérieur, en bains, lotions, dans le traitement de la gale, des dartres , du rhumatisme chronique, etc.

Incompatibles. Acides et sels acides, les métaux et sels métalliques.

Contre-poison. Faire vomir, puis administrer de la tisane chlorurée (*chlorure de soude 1 cuillerée à café par verre, ou chlore liq. 5, eau 250*); une solution légère de persulfate de fer ; puis calmer l'inflammation par des mucilagineux, sangsues (ORFILA, GALTIER, etc.)

Coût. *les 500 gr.*   **Vend.** *les 30,*

les 125,   *les 250,*   *les 500,*

          . N°

Sulfure (*Quinti*) de Sodium en solution.

S'obtient en chauffant , dans un ballon, au bain de sable, 240 de monosulfure de sodium cristallisé et 128 de fleur de soufre et 200 d'eau distillée ; le soufre étant dissout , on filtre la liqueur sur un filtre privé de fer.

Substance **très-vénéneuse.**

Propriétés. *Antidartr., antirhumatism.*

Se vend avec ordonnance.

S'emploie à l'extérieur, en bains, lotions, dans le traitement de la gale , des dartres, du rhumatisme chronique, etc.

Incompatibles. Acides et sels acides, métaux et sels métalliques.

Contre-poison. Provoquer les vomissements, puis administrer de la tisane chlorurée (*chlorure de soude 1 cuillerée à café par verre d'eau, ou chlore liquide 5, eau 250*), une solution légère de persulfate de fer, calmer l'inflammation par des mucilagin., sangsues (ORFILA, GALTIER, etc.)

Coût. *les 500 gr.*   **Vend.** *les 30,*

les 125,   *les 250,*   *les 500,*

          N°

Tablettes (ou Pastilles) de **Charbon**.

Formule. Charbon végétal 100, Sucre 300, Mucilage de gomme adragante 40. Faites des tablettes de 1 gram.

Chacune contient 25 centigr. de charbon.

Substance non **vénéneuse.**

Propriétés. *Désinfectantes, digestives.*

Se vend sans ordonnance.

S'emploie à l'intérieur, entre les repas, à la **dose** de 6 à 8 par jour, dans la dyspepsie, la cardialgie et le pyrosis accompagné de fétidité d'haleine.

Observation.

Coût. *les* 500, *gr.*   **Vend.** *les* 30,
les 125,   *les* 250,   *les* 500.
N°

Tablettes (ou Pastilles) de **Chlorate de potasse.**

Pastilles contre le croup, Pastilles au sel de Berthollet.

Formule. Chlorate de potasse 100, Sucre pulvérisé 900, Carmin 5 décig. , Gomme adragante 10, digesté de baume de Tolu 90. F.S.A.

Chaque pastille contient 10 centig. de chlorate, les pastilles étant d'un gram.

Substance à faible dose **non vénéneuse.**

Propriétés. *Contro-stimul., antiseptiques.*

Se vend avec ordonnance.

S'emploie entre les repas,
à la dose de 12 à 20 par jour, contre le croup, la gangrène de la bouche, les stomatites ulcéreuses et mercurielles , les aphtes , le muguet, l'angine couenneuse, la diphtérite cutanée, la fétidité de l'haleine, les ulcères phagédéniques de la bouche, les gengivites chroniques (GUIBERT).

Coût. *les* 500, *gr.*   **Vend.** *les* 30,
les 125,   *les* 250,   *les* 500,
N°

Tablettes (ou Pastilles) d'**Éponges torréfiées.**

Pastilles antistrumeuses.

Formule. Éponges torréfiées 100, Sucre pulvérisé 400, Mucilage de gomme adragante à l'eau de cannelle 50; faites des tablettes de 5 décigr.

Chacune contient 10 centigr. d'éponge torréfiée.

Substance **peu vénéneuse.**

Propriétés. *Antiscrofuleuses.*

Se vend avec ordonnance.

S'emploie entre les repas,
à la **dose** de 8 à 12 par jour, dans les affections scrofuleuses, le goître.

Observation.

Coût. *les* 500 *gr.*   **Vend.** *les* 30,
les 125 ,   *les* 250,   *les* 500,
N°

Tablettes (ou Pastilles) de **Lichen**.

Formule. Saccharure de Lichen 500, Sucre blanc en poudre 1,000, Gomme arabique pulvérisée 50, Eau 150. F.S.A. des tablettes de 1 gram. chaque.

Substance **non vénéneuse.**

Propriétés. *Pectorales, adoucissantes.*

Se vend sans ordonnance.

S'emploie entre les repas,
à la dose de 15 à 20 par jour, dans les phlegmasies aiguës des organes respiratoires, la toux, le catarrhe chronique, etc.

Observation.

Coût. *les* 500   **Vend.** *les* 30.
les 125,   *les* 250,   *les* 500,
N°

Tablettes (ou Pastilles) de **Manne**.

Formule. Manne en larmes 150, Sucre pulvérisé 800, Gomme arabique pulvérisée 50, Eau de fleur d'oranger 75. Faites fondre, à une douce chaleur, la manne dans l'hydrolat, passez, ajoutez la gomme mêlée à deux fois son poids de sucre, puis le reste du sucre, et faites des pastilles de 1 gram. qui contiendront chacune 15 cent. de manne.

Substance non **vénéneuse**.

Propriétés. *Laxatives, purgativ. légères.*

Se vend avec ordonnance.

S'emploie entre les repas, à la dose de 6 à 10 par jour, contre la constipation chez les enfants.

Observation.

Coût. *les* 500 *gr.*		Vend. *les* 30,	
les 125,	*les* 250,	*les* 500,	N°

Tablettes (ou Patilles) de **Santonine**.

Formule. Santonine 10, Sucre pulvérisé 500, Carmin 25 centig, Mucilage de gomme adrag. 45. F.S.A. des tablettes de 5 décigr. Chaque tablette contiendra 1 centig. de Santonine.

Substance à haute dose **vénéneuse**.

Propriétés. *Anthelminthiques.*

Se vend sans ordonnance.

S'emploie pour les enfants, à la dose de 2 à 4 par jour, et de 6 à 10 pour les adultes, contre les ascarides lombricoïdes, les oxyures vermiculaires, etc.

Observation. On devra user de prudence dans leur administration, surtout pour les jeunes enfants, des accidents s'étant produits quelquefois (SPENGLER).

Observation.

Coût. *les* 500 *gr.*		Vend. *la pièce*	
les 6,	*les* 12,	*les* 30 *gram.*	
les 125,	*les* 250,	*les* 500,	N°

Tablettes (ou Pastilles) de **Sous-nitrate de Bismuth**.

Formule. Sous-nitrate de Bismuth 100, Sucre pulvérisé 900, Mucilage de gomme adragante à l'eau de cannelle Q.S. Faites des tablettes de 1 gr. Chaque tablette contiendra 10 centig. de Sous-nitrate de Bismuth.

Substance à faible dose **non vénéneuse**.

Propriétés. *Antispasmod., astringentes.*

Se vend avec ordonnance.

S'emploie entre les repas, à la dose de 2 à 6 par jour, dans la gastralgie, la diarrhée, surtout chez les enfants.

Observation. On devra s'assurer que le Sous-nitrate de Bismuth ne contient pas d'arsenic.

Observation.

Coût. *les* 500 *gr.*		Vend. *les* 5,	
les 30,	*les* 125,	*les* 250,	
les 500,			N°

Tamarin.

Le Tamarin des pharmacies est la pulpe brute du Tamarinier *Tamarindus indica.*

Famille. Légumineuses-cassiées.

Provenance. *Indes orientales, Antilles.*

Substance à faible dose **non vénéneuse**.

Propriétés. *Tempérantes, laxatives.*

Se vend avec ordonnance.

S'emploie à l'intérieur, en tisane, à la dose de 50 gram. par litre d'eau, dans certaines phlegmasies, l'ictère, l'hépatite. Utilisé pour obtenir des évacuations alvines sans irriter la muqueuse.

Essai. S'il contenait du cuivre, une lame de fer bien décapée mise en contact, en décèlerait la présence. Incinéré, et les cendres traitées par l'acide azotique dilué, et le soluté traité aussi par un excès d'ammoniaque, il s'y développera une belle couleur bleue.

Coût. *les* 500 *gr.*		Vend. *le gr.*	
les 5,	*les* 30,	*les* 125,	
les 250,	*les* 500,	N°	

Tartrate de Fer et de Potasse.

Tartre chalibé ou martial, Tartrate ferrico-potassique.

Formule. Faites chauffer à 100°, crème de tartre 100, ajoutez peroxyde de fer hydraté Q.S. jusqu'à saturation, filtrez et évaporez à une température de 60°, étendez avec un pinceau la solution sirupeuse sur des assiettes que vous mettrez dans une étuve chauffée à 40° ou 50°; détachez les écailles et conservez dans un flacon.

Substance à haute dose **vénéneuse.**

Propriétés. *Toniques, emménagogues.*

Se vend avec ordonnance.

S'emploie à l'intérieur, en potions, pilul., à la dose de 5 décig. à 2 gram. par jour dans l'aménorrhée chlorotique, la leucorrhée, les hémorrhagies passives , les tumeurs blanches, les flux muqueux atoniques, les maladies par épuisement, l'anémie, les scrofules, etc., etc.

Incompatibles. Les acides concentrés, les hydrosulfates, les infusions astringentes, l'eau de chaux.

Coûte *les* 500 *gr.*		Vend. *le gr.*
les 5,	*les* 30,	*les* 125,
les 250,	*les* 500,	N°

Tartrate de Potasse neutre.

Tartre soluble, Tartre tartarisé, Sel végétal.

Formule. Bitartrate de potasse pulvér. 1,000, eau 4,000, Carbonate de potasse Q.S. Faites bouillir l'eau dans une bassine émaillée, ajoutez-y la crème de tartre, puis le carbonate jusqu'à saturation, filtrez et évaporez jusqu'à ce que le liquide marque 45° Bé ; faites cristalliser à l'étuve.

Substance à haute dose **vénéneuse.**

Propriétés. *Diurétiq., fondantes, laxativ.*

Se vend avec ordonnance.

S'emploie à l'intérieur, en solution, à la dose de 15 à 30 gram. comme purgatif, dans les diarrhées bilieuses, les dysenteries épidémiques, la fièvre typhoïde, etc.

Incompatibles. Les acides.

Coût. *les* 500 *gr.*		Vend. *le gr.*
les 5,	*les* 30,	*les* 125,
les 250,	*les* 500,	N°

Tartrate de Potasse et de Soude.

Sel de Seignette, Sel polychreste soluble, Sel de la Rochelle, Soude tartarisée.

Formule. Crème de tartre 1,000, Carbonate de soude 750, Eau 3500. Faites chauffer l'eau dans une bassine étamée, ajoutez- y par portions la crème de tartre, puis le carbonate jusqu'à saturation ; filtrez, évaporez à 40° Bé, et faites cristalliser.

Substance à haute dose **vénéneuse.**

Propriétés. *Purgatives.*

Se vend avec ordonnance.

S'emploie en solution, à la dose de 15 à 60 gram. pour combattre la diarrhée aiguë, les dysenteries épidémiques, la fièvre typhique, la diarrhée bilieuse, les maladies cutanées, etc.

Observation.

Coût. *les* 500 *gr.*		Vend. *le gr,*
les 5,	*les* 30,	*les* 125,
les 250,	*les* 500,	N°

Teinture d'Arnica.

Alcoolé d'Arnica.

Formule. Fleurs d'arnica 100, alcool à 60° 50. Faites macérer pendant 10 jours ; passez avec expression, filtrez.

Substance à haute dose **vénéneuse.**

Propriétés. *Toniques, stimulantes.*

Se vend avec ordonnance.

S'emploie à l'intérieur en potions, à la dose de 2 à 15 gr. par 125 gr. de véhicule, dans l'amaurose, la paralysie, comme stimulant du système nerveux.

A l'extérieur, en compresse, dans les chutes, contusions, coups à la tête.

Incompatibles. Les sulfates de fer, de zinc, l'acétate de plomb, les acides minéraux.

Contre-poison. Provoquer ou favoriser le vomissement, administrer par demi-verres un soluté de tannin, puis des opiacés (GUBLER), de l'eau vinaigrée (HAHNEMANN); laudanum, 20 gouttes dans 30 gram. d'eau-de-vie qu'on renouvelle au bout de deux heures s'il est besoin (the LANCET).

Coût. *les* 500 *gr.*		Vend. *le gr.*
les 5,	*les* 30,	*les* 125,
les 250,	*les* 500,	N°

Teinture de Cascarille.

Alcoolé de Cascarille.

Formule. Écorce de Cascarille concassée 100, Alcool à 80°, Q.S. Mettez la cascarille dans un appareil à lixiviation, dont la douille sera garnie de coton, versez par portions l'alcool, pour obtenir 500 de produit.

Substance à faible dose **non vénéneuse.**

Propriétés. *Stimulantes, toniques.*

Se vend avec ordonnance.

S'emploie à l'intérieur, en potion, à la **dose** de 2 à 4 gram. par 125 gram. de véhicule, dans les affections atoniques des organes digestifs, la dyspepsie, la dysenterie chronique.

Incompatibles. Les infusions de noix de galle, de quinquina, les sulfates de fer, de zinc.

Observation.

Coût. *les* 500 *gr.*		Vend. *le gr.*
les 5,	*les* 30,	*les* 125,
les 250,	*les* 500,	N°

Teinture de Citron.

Alcoolé de Citron.

Formule. Zestes récents de citrons 100, Alcool à 60° Q.V. Coupez en menus morceaux les zestes, mettez-les dans un appareil à lixiviation, dont la douille sera garnie de coton, versez par portions l'alcool jusqu'à obtention de 500 gram. de produit.

Substance à faible dose **non vénéneuse.**

Propriétés. *Toniq, carminatives, aromat.*

Se vend sans ordonnance.

S'emploie à l'intérieur, en potions, à la **dose** de 1 à 4 gram. par 125 gram. de véhicule, dans les débilités d'estomac et les affections flatulentes qui en sont la suite. Elle est surtout utilisée pour aromatiser la limonade au citrate de magnésie, la pâtisserie, les crèmes, etc.

Observation.

Coût. *les* 500 *gr.*		Vend. *le gr.*
les 5,	*les* 30,	*les* 125,
les 250,	*les* 500,	N°

Teinture de Cochenille.

Alcoolé de Cochenille.

Formule. Cochenille concassée 100, Alcool à 60° 500. Faites macérer 10 jours, passez avec expression, filtrez.

Substance à faible dose non **vénéneuse.**

Propriétés. *Antispasmodiq., tinctoriales.*

Se vend avec ordonnance.

S'emploie à l'intérieur, en potions, à la **dose** de 20 à 30 gouttes, 2 fois par jour, pour combattre la coqueluche, la toux spasmodique, mais plus souvent pour colorer les liquides.

Observation.

Coût. *les* 500 *gr.*		Vend. *le gr.*
les 5,	*les* 30,	*les* 125,
les 250,	*les* 500,	N°

Teinture de Colombo.

Alcoolé de Colombo.

Formule. Racine de colombo concassée 100, Alcool à 60° 500. Faites macérer 10 jours, passez avec expression, filtrez,

Substance à faible dose **non vénéneuse.**

Propriétés. *Toniques, stomachiques.*

Se vend avec ordonnance.

S'emploie à l'intérieur, en potions, à la **dose** de 1 à 8 gram. dans l'atonie des voies digestives, la dyspepsie, la diarrhée chronique.

Incompatibles. L'acétate de plomb, les alcalis fixes, le nitrate d'argent, le sulfate de fer.

Observation.

Coût. *les* 500 *gr.*		Vend. *le gr.*
les 5,	*les* 30,	*les* 125,
les 250,	*les* 500,	N°

Teinture d'écorces d'Oranges.

Alcoolé d'écorces d'oranges.

Formule. Zestes frais d'oranges coupés en menus morceaux 100, Alcool à 60° Q.S. Mettez les zestes dans un appareil à lixiviation, dont la douille sera garnie de coton, versez par portions l'alcool, jusqu'à obtention de 500 gr. de produit.

Substance à faible dose **non vénéneuse.**

Propriétés. *Excitantes, stomachiques.*

Se vend sans ordonnance.

S'emploie à l'intérieur, en potion, à la **dose** de 2 à 8 gram. par 125 de véhicule, pour relever l'atonie des voies digestives, mais plus souvent comme aromate, dans la limonade purgative, la pâtisserie, les crèmes, etc.

Observation.

Coût. *les 500 gr.*	Vend. *le qr,*	
les 5,	*les 30,*	*les 125,*
les 250,	*les 500,*	N°

Teinture d'écorces d'Oranges amères.

Alcoolé d'éecorces d'oranges amères.

Formule. Zestes d'écorces d'oranges amères 100, Alcool à 60° 500. Faites macérer 10 jours, passez avec expression, filtrez.

Substance à faible dose **non vénéneuse.**

Propriétés. *Toniques, stomachiques.*

Se vend avec ordonnance.

S'emploie à l'intérieur, en potions, à la **dose** de 2 à 8 gram. par 125 de véhicule, dans toutes les affections que caractérise ou accompagne la débilité des organes digestifs.

Observation

Coût. *les 500 gram.*	Vend. *le gr.*	
les 5,	*les 30,*	*les 125,*
les 250,	*les 500,*	N°

Teinture d'Ellébore blanc.

Alcoolé de Vératre blanc.

Formule. Vératre blanc concassé 100, Alcool à 80° 500. Faites macérer pendant 10 jours, passez avec expression, filtrez.

Substance à faible dose **vénéneuse.**

Propriétés. *Stimulantes, émétiques.*

Ne se vend qu'avec ordonnance.

S'emploie à l'intérieur, en potions, à la **dose** de 5 à 20 gouttes progressivement, par jour, dans la paralysie, l'apoplexie, l'épilepsie, etc.

Contre-poison. Provoquer les vomissements administrer des boissons mucilagineuses, abondantes, solution de tannin (*2 gram. par verre*), eau iodurée de Bouchardat par demi-verre, sangsues à l'épigastre (TROUS. et RÉV. BOUCHARDAT GUBLER.)

Coût. *les 500 gram.*	Vend. *le gr.*	
les 5,	*les 30,*	*les 125,*
les 250,	*les 500,*	N°

Teinture de Gomme ammoniaque.

Alcoolé de Gomme ammoniaque.

Formule. Gomme ammoniaque grossièrement concassée 10 alcool à 80° 500. Faites macérer pendant 10 jours, en agitant de temps en temps, passez, exprimez et filtrez.

Substance à haute dose **vénéneuse.**

Propriétés. *Stimulantes, antispasmodiq.*

Se vend avec ordonnance.

S'emploie à l'intérieur, en potions, à la **dose** de 50 centig. à 4 gram. par jour, dans les affections hystériques, nerveuses des organes respiratoires, l'asthme, les catarrhes chroniques, etc.

Observation.

Coût. *les 500 gr.*	Vend. *le gr.*	
les 5,	*les 30,*	*les 125,*
les 250,	*les 500,*	N°

Teinture de Kino.

Alcoolé de Kino.

Formule. Kino 100, Alcool à 60° 500. Concassez grossièrement le Kino et faites-le macérer dans l'alcool pendant 10 jours, passez avec expression, filtrez.

Substance à haute dose **vénéneuse.**

Propriétés. *Astringentes, toniques.*

Se vend avec ordonnance.

S'emploie à l'intérieur, en potions, à la dose de 1 à 2 gram. par 125 de véhicule dans les diarrhées et écoulements muqueux chroniques, les hémorrhagies passives, la leucorrhée, l'hémoptysie, etc.

Incompatibles. Les alcalis, carbonates, sels de fer, d'antimoine, l'albumine, la gélatine, les émulsions, etc.

Observation.

Coût. *les* 500 *gram.*		Vend. *le gr.*
les 5.	*les* 30,	*les* 125,
les 250,	*les* 500,	N°

Teinture de Lobélie.

Alcoolé de Lobélie.

Formule. Feuilles de Lobélie enflée en poudre grossière 100, Alcool à 60°, Q.S. Mettez la poudre dans un appareil à lixiviation, dont la douille sera garnie de coton ; tassez-la convenablement, versez peu à peu l'alcool jusqu'à obtention de 500 gram. de produit.

Substance à haute dose **vénéneuse.**

Propriétés. *Émétiq., diaphorét., expector.*

Se vend avec ordonnance.

S'emploie à l'intérieur, à la dose de 20 à 30 gouttes toutes les demi-heures, dans une infusion de camomille, contre l'asthme dont elle diminue la violence des accès, le catarrhe, la coqueluche, etc.

Observation.

Coût. *les* 500 *gram.*		Vend. *le gr.*
les 5,	*les* 30,	*les* 125,
les 250,	*les* 500,	N°

Teinture de Noix de Galle.

Alcoolé de noix de Galle.

Formule. Noix de Galle concassées 100, alcool à 60° 500. Faites macérer pendant 10 jours, passez avec expression, filtrez.

Substance à haute dose **vénéneuse.**

Propriétés. *Astringentes.*

Se vend avec ordonnance.

S'emploie à l'intérieur, en potions, à la dose de 1 à 5 gram. par 125 de véhicule, dans les diarrhées, les flux muqueux atoniques, les hémorragies passives, etc., et comme réactif, dans les analyses chimiques, pour déceler le fer, la gélatine et l'albumine, les alcalis végétaux qu'elle précipite de leurs dissolutés, et dont elle est le contre-poison.

Incompatibles. Les carbonates alcalins, la gélatine, le sublimé, sulfates de fer, de zinc, émétique, l'acétate de plomb, l'alun, l'eau de chaux.

Coût. *les* 500 *gr.*		Vend. *le gr.*
les 5,	*les* 30,	*les* 125,
les 250,	*les* 500,	N°

Teinture de Quinquina jaune.

Alcoolé de Quinquina jaune.

Formule. Quinquina Calisaya en poudre demi-fine 100, Alcool à 60° Q.S. Introduisez la poudre dans un appareil à lixiviation, dont la douille sera garnie de coton, tassez-la convenablement, versez à sa surface, par portions, l'alcool, pour remplacer celles filtrées, continuez ainsi jusqu'à obtention de 500 gram. de produit.

Substance à faible dose **non vénéneuse.**

Propriétés. *Fébrifuges, antipériodiques.*

Se vend avec ordonnance.

S'emploie à l'intérieur, en potions, à la dose de 4 à 5 gram. par 125 gr. de véhicule, par jour, dans les fièvres intermittentes, pernicieuses, larvées, etc.

Incompatibles. Les acides concentrés, les alcalis, sulfates de fer, de zinc, azotate d'argent, sublimé corrosif, émétique, infusés de camomille, cachou, ratanhia, rhubarbe, colombo, etc.

Coût. *les* 500 *gram.*		Vend. *le gr.*
les 5,	*les* 30,	*les* 125,
les 250,	*les* 500,	N°

Teinture de Scammonée.

Alcoolé de Scammonée.

Formule. Scammonée grossièrement pulvérisée 100, Alcool à 80° 500. Faites macérer pendant 10 jours, en agitant de temps en temps, filttrez.

Substance à haute dose **vénéneuse.**

Propriétés. *Purgatives, hydragogues.*

Se vend avec ordonnance.

S'emploie à l'intérieur, en potions, à la **dose** de 2 à 4 gram. par 125 de véhicule, dans l'anasarque, l'hydropisie passive, la constipation opiniâtre par inertie du tube digestif.

Contre-poison. Provoquer ou favoriser les vomissements, on a ensuite recours aux boissons mucilagineuses abondantes, et à quelques tasses de café pur, s'il y a asssoupissement (TROUS. et RÉV.).

Coût. *les* 500 *gr.*   **Vend.** *le gr.*
les 5,   *les* 30,   *les* 125,
les 250,   *les* 500,

Teinture de Vanille.

Alcoolé de Vanille.

Formule. Vanille incisée 100, Alcool à 80° 1000, Mettez la vanille en contact avec l'alcool pendant 10 jours, passez avec expression, filtrez.

Substance à faible dose **non vénéneuse.**

Propriétés. *Stimulantes, aromatiques.*

Se vend sans ordonnance.

S'emploie à l'intérieur, en potions, à la dose de 4 à 8 gram. par 120 de véhicule, comme tonique, dans les dyspepsies atoniques, les dérangements par débilité de l'estomac, et comme excitant de l'appareil génital.

Observation.

Coût. *les* 500 *gr.*   **Vend.** *le qr,*
les 5,   *les* 30,   *les* 125,
les 250,   *les* 500,
                                      N°

Teinture Vulnéraire.

Alcoolé vulnéraire, Eau vulnéraire rouge, Eau rouge.

Formule. Feuill. fraîch. d'absinthe, Angélique, Basilic, Calament, Fenouil, Hysope, Marjolaine, Mélisse, Menthe poivrée, Origan, Romarin, Rue, Sariette, Sauge, Serpolet, Thym, Sommités fleuries d'Hypéricum, de Lavande, de chaque 100; Alcool à 80° 3000. Incisez les plantes, faites-les macérer dans l'alcool, pendant 10 jours, passez avec expression, filtrez.

Substance à haute dose **vénéneuse.**

Propriétés. *Vulnéraires, résolutives.*

Se vend sans ordonnance.

S'emploie à l'extérieur, en lotions, compresses, frictions; dans les entorses, les contusions sans plaie et sans inflammation notables.

Observation.

Coût. *les* 500 *gr.*   **Vend.** *le gr.*
les 5,   *les* 30,   *les* 125,
les 250,   *les* 500,   N°

Teinture Éthérée de Jusquiame.

Éthérolé de Jusquiame.

Formule. Poudre de feuilles de Jusquiame 100, Ether alcoolisé à 0,76, 500 gr. Traitez la poudre dans un appareil à déplacement, et renfermez le produit dans un flacon bien bouché.

Substance **très-vénéneuse.**

Propriétés. *Antispasmodiques.*

Ne se vend qu'avec ordonnance.

S'emploie à l'intérieur, en potions, à la dose de 5 à 50 centig. dans les névralgies, l'épilepsie, les palpitations nerveuses, les maladies convulsives, la toux nerveuse.

Contre-poison. Favoriser les vomisssements et administrer un purgatif, pour chasser la substance toxique, puis administrer de l'eau iodurée par demi-verre (*iodure de potassium 4 décig., iode 3 décig., eau 1 kil.*), et calmer les accidents au moyen du café noir, ou mieux des opiacées. (TROUS. et RÉV. GUBLER).

Coût. *les* 500 *gr.*   **Vend.** *le gr.*
les 5,   *les* 30,   *les* 125,
les 250,   *les* 500,   N°

Térébenthine de Bordeaux.

Térébenthine de cheval, commune, de Pin maritime

Résine fluide, découlant des incisions faites au tronc du Pin maritime, *Pinus maritima.*

Famille. Conifères.

Provenance. *Landes, depuis Bordeaux jusqu'à Bayonne.*

Substance à haute **dose véneneuse.**

Propriétés. *Stimul., vulnér., résolutiv.*

Se vend sans ordonnance.

S'emploie à l'extérieur, en onguents, en emplâtres, dont elle fait partie; dans le pansement des ulcères atoniques. Très employée dans la médecine vétérinaire.

Observation.

Coût. *les 500 gr.*   **Vend.** *les 30,*
les 125,   *les 250,*   *les 500,*
                           N°

Térébenthine cuite.

Formule. Mettez, *ad libitum,* de la térébenthine suisse dans une bassine, avec Q.S. d'eau; faites bouillir jusqu'à ce qu'en faisant tomber un peu de térébenthine dans de l'eau froide elle devienne sèche et cassante. On la conserve dans un pot. Pour en faire des pilules, on la ramollit dans de l'eau tiède.

Substance à haute dose **véneneuse.**

Propriétés. *Stimulantes, diurétiques.*

Se vend avec ordonnance.

S'emploie à l'intérieur, en pilules, de 25 centigr. à la dose de 1 à 10 par 24 heures, dans le traitement du catarrhe chronique de la vessie, des reins, des rétentions d'urine par paralysie de la vessie, de la cystite chronique, du catarrhe pulmonaire, chronique, etc.

Observation.

Coût. *les 500 gram.*   **Vend.** *le gr.*
les 5,   *les 30,*   *les 125,*
les 250,   *les 500,*   N°

Térébenthine Suisse.

Térébenthine claire, d'Alsace, des Vosges, d'Allemagne, Bigeon.

Résine fluide découlant naturellement des incisions faites au tronc du Mélèze *Larix europæa.*

Famille. Conifères,

Provenance. *Suisse, Vosges, Alsace, etc.*

Substance à haute dose **véneneuse.**

Propriétés. *Stimulantes, vulnér., résolut.*

Se vend sans ordonnance.

S'emploie à la préparation des vernis. Elle entre dans la composition du baume de Fioraventi, du baume d'Arcœus, de l'emplâtre agglutinatif d'André de la Croix, de l'emplâtre de Vigo C.M. etc. C'est elle qu'on emploie pour préparer la térébenthine cuite.

Observation.

Coûte *les 500 gr.*   **Vend.** *le gr.*
les 5,   *les 30,*   *les 125,*
les 250,   *les 500,*   N°

Térébenthine de Venise.

Térébenthine de Briançon. Térébenthine au citron, d'Alsace, du Sapin argenté.

Résine fluide découlant naturellement des incisions faites au tronc du Pin argenté *Abies pectinata.*

Famille. Conifères.

Provenance. *Trieste, Briançon, Alsace., etc.*

Substance à haute dose **véneneuse.**

Propriétés. *Stimulantes, vulnér., résolut.*

Se vend sans ordonnance.

S'emploie à l'intérieur, associée au carbonate de magnésie, en pilules de 20 centigr: à la dose de 1 à 10 par 24 heures, dans le traitement du catarrhe chronique des reins, de la vessie, du poumon; et dans les arts, à la composition des vernis fins.

Coût. *les 500 gram.*   **Vend.** *le gr.*
les 5,   *les 30,*   *les 125,*
les 250,   *les 500,*   N°

Terre Sigillée.

Terre de Lemnos.

Substance alumineuse, ainsi nommée de sa forme en petites boules aplaties portant le sceau (*sigillum*) du grand seigneur.

Provenance. *Lemnos.*

Substance à haute dose peu **vénéneuse.**

Propriétés. *Astringentes.*

Se vend avec ordonnance.

S'emploie dans la préparation de la confection d'Hyacinthe, Elle est employée en Egypte comme astringente, et aujourd'hui inusitée en Europe.

Observation.

Coût. *les 500 gr.*		Vend. *le gr.*
les 5,	*les 30,*	*les 125,*
les 250,	*les 500,*	N°

Thapsie ou Thapsia (*Racine de*).

Fournie par le *Thapsia garganica.*

Famille. Ombellifères.

Provenance. *Afrique.*

MM. REBOULLEAU ET BERTHERAND la firent connaître en 1857.

Substance très-vénéneuse.

Propriétés. *Vésicantes, révulsives.*

Ne se vend qu'avec ordonnance.

S'emploie exclusivement à l'extraction de la résine contenue dans l'écorce, et qui fait la base de l'emplâtre révulsif de ce nom, lequel est utilisé comme succédané de l'huile de croton dans les affections de poitrine, les rhumatismes, les bronchites, etc.

Observation

Coût. *les 500 gram.*		Vend. *le gr.*
les 5,	*les 30,*	*les 125,*
les 250,	*les 500,*	N°

Thapsia (*Résine de*).

Produit immédiat obtenu de l'écorce de la racine du *Thapsia garganica (Ombellifères)*, à l'aide de l'alcool bouillant.

Provenance. *Afrique.*

MM. REBOULLEAU et A. BERTHERAND la firent connaître en 1857. M. le Dr Reboulleau prépara avec cette résine un sparadrap dont les propriétés révulsives en font un précieux agent thérapeutique.

Substance très-vénéneuse.

Propriétés. *Révulsives, vésicantes.*

Ne se vend qu'avec ordonnance.

S'emploie à la préparation d'un sparadrap, comme succédané de l'huile de croton, des pommades de Gondret et stibiée, dans le traitement des affections rhumatismales, arthritiques, bronchiques, etc.

Observation.

Coût. *les 500 gr.*		Vend. *le gr.*
les 5,	*les 30,*	*les 125,*	N°

Tuthie préparée.

Cadmie des fourneaux,

Oxyde de zinc impur, porphyrisé, lavé et mis en trochisques.

Substance à faible dose **vénéneuse.**

Propriétés. *Cathérétiques, antiophthalmiques.*

Ne se vend qu'avec ordonnance.

S'emploie à l'extérieur, en collyres, pommades, dans les ophthalmies, certaines blépharophthalmies chroniques, les ulcérations et taches de la cornée, les gerçures du mamelon et des lèvres, les fissures de l'anus, dans les cas d'érythème qui surviennent au contact trop prolongé du lit dans les affections graves, et de celui de l'urine chez les enfants, etc.

Contre-poison. Faire vomir, administrer de la magnésie hydratée en gelée dans de l'eau sucrée, de l'eau albumineuse, du lait, du gluten de TADDEI, boissons émollientes.

Coût. *les 500 gr.*		Vend. *le gr.*
les 30,	*les 125,*	N°

Vanille.

Fruit siliquiforme fourni par le *Vanilla sativa*, plante parasite grimpante.

Famille. Orchidées.

Provenance. *Mexique, Pérou. Saint-Domingue.*

Substance à faible dose **non vénéneuse.**

Propriétés. *Stimulantes, aromatiques.*

Se vend sans ordonnance.

S'emploie à l'intérieur, en poudre associée au sucre, en tablettes, teinture, sirops, à la **dose** de 25 centig. à 1 gram., dans les dyspepsies atoniques, l'aménorrhée, et comme excitant de l'appareil génital. Son emploi n'est pas sans inconvénient dans certaines phlogoses de l'estomac, l'irritabilité nerveuse, la dysurie, etc.

La suavité de son odeur la fait rechercher pour aromatiser, les crèmes, les liqueurs, les chocolats surtout, auxquels elle communique des propriétés digestives.

Coût. *les* 500 *gr.*		**Vend.** *le gr.*
les 5,	*les* 30,	*les* 125,
les 250,	*les* 500,	N°

Verveine officinale.

Verveine commune, Herbe à tous les maux, Verbena officinalis.

Famille. Verbénacées.

Provenance. *Europe.*

Substance **non vénéneuse.**

Propriétés. *Astringentes, vulnéraires.*

Se vend sans ordonnance.

S'emploie à l'intérieur, en infusions, à la **dose** de 10 à 15 gram. par k° d'eau.

Plus usitée à l'extérieur. On fait bouillir la plante avec du vinaigre et on l'applique sur le point douloureux dans la pleurodynie.

Remède populaire.

Cette plante était nommée *Herbe sacrée* par les Grecs; elle servait à nettoyer l'autel des sacrifices. On en faisait des couronnes destinées aux hérauts d'armes chargés d'annoncer la paix ou la guerre, et passait pour avoir la propriété magique d'exciter l'amour et de produire des enchantements.

Coût. *les* 500 *gr.*		**Vend.** *le gr.*
les 5,	*les* 30,	*les* 125,
les 250,	*les* 500,	N°

Vétiver. Vétyver ou Vettiver.

Chiendent des Indes.

Racine fibreuse fournie par l'*Andropogon Muricatus.*

Famille. Graminées.

Provenance. *Europe, Asie, Indes.*

Substance à faible dose **non vénéneuse.**

Propriétés. *Excitantes, sudorifiques.*

Se vend sans ordonnance.

S'emploie à l'intérieur, en infusions, à la **dose** de 4 à 8 gram par k° d'eau. Peu usité en médecine. On s'en sert dans l'économie domestique pour préserver les étoffes de laine des larves de teignes. Cette propriété est due à son odeur forte et persistante.

Observation.

Coût. *les* 500 *gram.*		**Vend.** *le gr.*
les 5,	*les* 30,	*les* 125,
les 250,	*les* 500,	N°

Vin d'Absinthe.

Vin anthelminthique.

Formule. Feuilles sèches d'absinthe 30, Alcool à 60° c. 60 gr., Vin blanc 1,000. Faites macérer pendant 24 heures, dans l'alcool, l'absinthe incisée, ajoutez le vin et laissez en contact pendant dix jours, en agitant de temps en temps, passez, exprimez et filtrez.

Substance **non vénéneuse.**

Propriétés. *Toniques, stomach., vermif.*

Se vend avec ordonnance.

S'emploie à l'intérieur, à la **dose** de 30 à 90 gram. par jour, dans les affections atoniques du canal digestif, les obstructions du foie, la dyspepsie, l'aménorrhée, les hydropisies actives, et dans quelques maladies vermineuses.

Observation.

Coût. *les* 500 *gr.*		**Vend.** *les* 30,
les 125,	*les* 250,	*les* 500,
la 1/2 *bout.*	*la bout.*	N°

Vin amer scillitique.

Vin diurétique amer de la Charité, Vin de Scille et de Quinquina composé.

Formule. Quina gris 60, Ecorce de Winter 60, de Citrons 60, Racine d'Asclépias 15, d'Angélique 15, Absinthe 30, Scille 15, Mélisse 30, Genièvre 15, Macis 15, Alcool à 60° 200, Vin blanc 4000. Divisez les substances, faites-les macérer pendant 10 jours dans le vin, passez, exprimez et filtrez.

Substance à faible dose **non vénéneuse.**

Propriétés. *Toniques, diurétiques.*

Se vend avec ordonnance.

S'emploie à l'intérieur,
à la **dose** de 50 à 100 gram, dans les cas de débilité des organes digestifs, l'hydropisie passive et atonique, les leucophlegmasies chroniques.

Contre-poison. Provoquer les vomissements, puis administrer des boissons mucilagin. abondantes. (GALTIER). Des boissons aromatiques, de l'eau acidule gazeuse froide, et surtout des opiacés (GUBLER).

Coût. *les* 500, *gr.*		Vend. *les* 30,
les 125,	*les* 250,	*les* 500.
la 1/2 *bout.*	*la* bout.	N°

Vin antiscorbutique.

Vin de Raifort composé.

Formule. Racine récente de Raifort 300, feuill. récentes de Cresson 150, de Cochléaria 150, de Ményanthe 150, Moutarde pulvérisée 150, Sel ammoniac 70. Vin blanc 10,000, Esprit de Cochléaria 160. Incisez les substances, faites macérer pendant dix jours, passez, exprimez et filtrez.

Substance **non vénéneuse.**

Propriétés. *Antiscrofuleuses, antiscorbut.*

Se vend avec ordonnance.

S'emploie à l'intérieur,
à la dose de 30 à 125 gram. par jour, dans les affections scrofuleuses et scorbutiques, la stomacace, dans certains cas de dyspepsie, quelques hydropisies et affections cutanées,

Observation.

Coût. *les* 500 gr.		Vend. *les* 30,
les 125,	*les* 250,	*les* 500,
la 1/2 *bout.*	*la* bout.	N°

Vin aromatique.

Formule. Espèces aromatiques 100, teinture vulnéraire 100, Vin rouge 1000. Faites macérer les espèces aromatiques pendant 10 jours dans le vin, passez, exprimez, ajoutez l'alcoolat et filtrez.

Substance **non vénéneuse.**

Propriétés. *Toniques, stimul., résolutiv.*

Se vend avec ordonnance.

S'emploie à l'extérieur, en fomentations, injections, dans les contusions, entorses, ecchymoses, œdèmes, leucophlegmaties, rachitis, scrofules, chancres atoniques, plaies blafardes à suppuration séreuse, etc.

Observation.

Coût. *les* 500 gr.		Vend. *les* 30,
les 125,	*les* 250,	*les* 500,
la 1/2 *bout.*	*la* bout.	N°

Vin de Colchique (*de Bulbes*).

Formule. Bulbes de Colchique concassés 30, Vin de Malaga 500. Faites macérer pendant 10 jours dans le vin, en agitant de temps en temps, passez, exprimez, filtrez.

Substance à faible dose **vénéneuse.**

Propriétés. *Diurétiq., drastiq., antigout.*

Ne se vend qu'avec ordonnance.

S'emploie à l'intérieur,
à la dose de 50 centig. à 2 gram. dans les douleurs arthritiques et rhumatismales, etc.

Contre-poison. Administrer un éméto-cathartique, puis un soluté de tannin (*1 à 2 gram. par verre*), ou eau iodurée par demi-verre (*iodure de potassium 4 décigr., iode 3 décig., eau 1 kil.* BOUCH.); favoriser les vomissements, puis calmer les accidents par du café pur concentré, à haute dose, ou mieux par de l'opium son antagoniste. (TROUS. et RÉV., GUBLER, etc.)

Coût. *les* 500 gr.		Vend. *le* gr.
les 5.	*les* 30,	*les* 125,
les 250,	*les* 500,	N°

Vin de Colchique (*de semences*).

Formule. Semences de Colchique contus. 30, Vin de Malaga 500. Faites macérer pendant 10 jours, dans le vin, en agitant de temps en temps, passez, exprimez, filtrez.

Substance à faible dose **vénéneuse**.

Propriétés. *Diurétiq., drastiq., antigout.*

Ne se vend qu'avec ordonnance.

S'emploie à l'intérieur,
à la **dose** de 1 gram. à 4, dans les douleurs arthritiques et rhumatismales, etc.

Contre-poison. Administrer un éméto-cathartique, puis un soluté de tannin (*1 à 2 gram. par verre*), ou eau iodurée par demi-verre (*iodure de potassium 4 décigram., iode 3 décig., eau 1 kil.* Boucu.); favoriser les vomissements, puis calmer les accidents par du café pur concentré, à haute dose, ou mieux par de l'opium son antagoniste. (Trous. et Rév. Gubler, etc.)

Coût. *les 500 gr.*		Vend. *le gr.*
les 5,	*les 30,*	*les 125,*
les 250,	*les 500,*	N°

Vin émétique.

Vin antimonié, Antimonial d'Huxam, Vin Stibié, Eau bénite de Ruland.

Formule. Tartre stibié 1, Vin de Malaga 300. Faites dissoudre.

Substance à haute dose **vénéneuse**.

Propriétés. *Emétiques, purgativ., contro-stimulantes.*

Ne se vend qu'avec ordonnance.

S'emploie à l'intérieur,
à la **dose** de 15, 30 à 60 gram. selon qu'on désire obtenir un effet vomitif, purgatif ou contro-stimulant; dans les embarras gastriques, les affect. bilieuses, les engorgem. glanduleux chroniq., la colique saturnine, la bronchite, le croup, l'ictère,

Contre-poison. Favoriser les vomissements, administrer 1 gram. de tannin dans 100 gram. d'eau, ou plusieurs tasses de décocté de noix de galle, de quinquina, ou de toute autre substance tannifère; de la magnésie dans de l'eau sucrée. Le poison étant neutralisé, boissons diurétiques abondantes et légèrement opiacées si les vomissements étaient excessifs (Trous. et Réveil.)

Coût. *les 500 gr.*		Vend. *les 30,*
les 125,	*les 250,*	N°

Vin ferrugineux.

Vin chalybé, Vin martial.

Formule. Citrate de fer ammoniacal 5. Vin de Malaga 1000. Faites dissoudre le sel dans le vin et filtrez la liqueur. Une cuillerée à bouche contient 10 centig. de sel ferrique.

Substance à faible dose **non vénéneuse**.

Propriétés. *Toniques, emménagogues.*

Se vend avec ordonnance.

S'emploie à l'intérieur,
à la **dose** de 10 à 60 gram. par jour, dans les affections du système lymphatique, dans la chlorose, l'anémie, les hydropisies passives, les scrofules, l'aménorrhée, la leucorrhée, les tumeurs blanches, les maladies par épuisement, etc.

Observation.

Coût. *les 500, gr.*		Vend. *les 30,*
les 125,	*les 250,*	*les 500,*
la 1/2 bout.	*la bout.*	N°

Vin de Gentiane.

Formule. Gentiane 30, Alcool à 60° 60, Vin rouge 1000. Incisez la racine de Gentiane, faites-la macérer 24 heures dans l'alcool, ajoutez le vin, laissez en contact, pendant dix jours, en agitant de temps en temps, passez et filtrez.

Substance **non vénéneuse**.

Propriétés. *Toniques, stomachiques.*

Se vend avec ordonnance.

S'emploie à l'intérieur,
à la **dose** de 30 à 100 gram. par jour, dans la dyspepsie, les scrofules, le rachitisme, le scorbut, l'ictère avec atonie de l'appareil biliaire, certaines hydropisies atoniques, les diarrhées entretenues par l'atonie de l'appareil digestif.

Observation.

Coût. *les 500 gr.*		Vend. *les 30.*
les 125,	*les 250,*	*les 500,*
la 1/2 bout.	*la bout.*	N°

Vin de Quinquina.

Formule. Quinquina Calisaya concassé 30, Alcool à 60° c. 60, Vin rouge 1000. Versez l'alcool sur le quinquina, laissez en contact dans un vase fermé, pendant 24 heures, ajoutez le vin, faites macérer pendant 10 jours, en agitant de temps en temps, passez avec expression et filtrez.

Substance à faible dose **non vénéneuse**.

Propriétés. *Toniques, fébrifuges.*

Se vend avec ordonnance.

S'emploie à l'intérieur,
à la **dose** de 50 à 125 gram. par jour, avant les repas, dans les faiblesses d'estomac, l'anorexie, l'anémie, les infiltrations séreuses par atonie, les convalescences longues et difficiles; les dyspepsies, quand il n'y pas phlogose de l'estomac; les affections intermittentes, pernicieuses, larvées, etc.

Observation.

Coût. *les 500 gr.*		Vend. *les 30,*
les 125,	*les* 250,	*les* 500,
la 1/2 *bout.*	*la bout,*	N°

Vin de Quinquina composé.

Formule. Quinquina Calisaya 100 ; Ecorces d'oranges amères 10, Camomille 10, Alcool à 80°c. 100, Vin blanc généreux 900. Divisez les substances et faites-les digérer dans le vin et l'alcool pendant 10 jours, en agitant de temps en temps, passez et filtrez.

Substance à faible dose non **vénéneuse**.

Propriétés. *Toniques, fébrifuges.*

Se vend avec ordonnance.

S'emploie à l'intérieur,
à la **dose** de 20 à 50 gram. par jour, comme tonique, et de 50 à 120 comme fébrifuge; dans les faiblesses d'estomac, l'anorexie, l'anémie, la dyspepsie, sans irritation de l'estomac; dans les fièvres intermittentes sujettes à récidives, etc., etc.

Observation.

Coût. *les 500 gr.*		Vend. *les 30,*
les 125	*les* 250,	*les* 500,
la 1/2 *bout.*	*la bout.*	N°

Vin de Quinquina ferrugineux.

Formule. Citrate de fer ammoniacal 5, Vin de quinquina Huanuco au Malaga 1000, Faites dissoudre le citrate dans deux fois son poids d'eau distillée, mêlez le soluté au vin et filtrez. Une cuillerée à soupe contient un décigr. de sel ferrique.

Substance à faible dose **non vénéneuse**.

Propriétés. *Toniques, reconstituantes.*

Se vend avec ordonnance.

S'emploie à l'intérieur,
à la **dose** de 1 à 3 cuillerées à soupe par jour, dans la chlorose, l'aménorrhée, l'anémie, les gastrites, sans phlogose de l'estomac, la leucorrhée, l'anorexie, l'épuisement, l'appauvrissement du sang, etc.

Observation.

Coût. *les 500 gr.*		Vend. *les 30,*
les 125,	*les* 250,	*les* 500,
la 1/2 *bout.*	*la bout.*	N°

Vin de Rhubarbe.

Formule. Rhubarbe contusée 30, Vin de Malaga 500. Faites macérer la rhubarbe dans le vin, pendant 10 jours, en agitant de temps en temps, passez, exprimez et filtrez.

Substance à faible dose **non vénéneuse**.

Propriétés. *Toniques, purgatives.*

Se vend avec ordonnance.

S'emploie à l'intérieur,
à la **dose** de 15 à 30 gram. comme tonique, et de 60 à 120 comme purgatif, dans les faiblesses d'estomac, l'anorexie, la dyspepsie, les diarrhées atoniques, dans les maladies bilieuses, les diarrhées muqueuses, etc.

Observation.

Coût. *les 500 gr.*		Vend. *les 30,*
les 125,	*les* 250,	*les* 500,
la 1/2 *bout.*	*la bout.*	N°

Vin Scillitique.

Formule. Squames de Scille contusées 30, Vin de Malaga 500. Faites—les macérer, pendant 10 jours, dans le vin, en agitant de temps en temps, passez, exprimez et filtrez.

Substance à haute dose **vénéneuse.**

Propriétés. *Diurétiques.*

Se vend avec ordonnance.

S'emploie à l'intérieur,
à la dose de 20 à 50 gram. en potions, dans les hydropisies, la leucophlegmatie, l'ascite, l'hydrothorax, le catarrhe chronique, l'asthme humide, les infiltrations séreuses du tissu cellulaire, etc.

Contre-poison. Provoquer les vomissements, puis administrer des boissons mucilagin. abondantes (GALTIER). Des boissons aromatiques, de l'eau acidule gazeuse froide, et surtout des opiacés (GUBLER),

Coût. *les* 500 *gr.*   **Vend.** *les* 30,
les 125,   *les* 250,   *les* 500,
N°

Vinaigre aromatique (*des Hôpitaux*).

Formule. Feuilles de Mélisse 25, de Menthe poivrée 25, de Romarin 25, de Sauge 25, Fleurs de lavande 50. Ail 10. Vinaigre blanc 2000. Incisez les plantes, faites-les macérer dans le vinaigre pendant 10 jours, en agitant de temps en temps, passez et filtrez.

Substance à haute dose **vénéneuse.**

Propriétés. *Excitantes.*

Se vend sans ordonnance.

S'emploie à l'extérieur, en lotions, fomentations, dans les syncopes, l'asphyxie, ou en aspersions dans les appartements pour masquer les mauvaises odeurs.

Observation.

Coût. *les* 500 *gr.*   **Vend.** *les* 5,
les 30,   *les* 125,   *les* 250,
les 500,   la 1/2 *bout.*   la *bout.*
N°

Vinaigre de Colchique.

Formule. Bulbes de Colchique en grosse poudre 100, Vinaigre blanc 1200. Mettez la poudre dans un matras avec le vinaigre, faites macérer pendant 8 jours, en agitant de temps en temps, passez, exprimez et filtrez.

Substance à faible dose **vénéneuse,**

Propriétés. *Diurétiq., drastiq., antigout.*

Ne se vend qu'avec ordonnance.

S'emploie à l'intérieur, en potions,
à la dose de 2 à 4 gram. par jour (MOURE et MARTIN), dans les douleurs arthritiques et rhumatismales. Il sert à la préparation de l'oxymellite de Colchique.

Contre-poison. Administrer un émèto-cathartique, puis un soluté de tannin (*1 à 2 gram. par verre*), ou eau iodurée par demi-verre (*iodure de potassium 4 décigram., iode 3 décig., eau 1 kil.* BOUCH.); favoriser les vomissements, puis, calmer les accidents par du café pur concentré, à haute dose, ou mieux par de l'opium son antagoniste. (TROUS. et RÉV. GUBLER, etc.).

Coût. *les* 500 *gr.*   **Vend.** *le gr.*
les 5,   *les* 30,   *les* 125,
les 250,   *les* 500,   N°

Yeux d'Écrevisse.

Pierres d'écrevisse.

Concrétion formée de carbonate calcaire uni à une matière gélatineuse, et que l'on trouve aux approches de la mue dans l'estomac de l'écrevisse *Astacus fluviatilis*, (*Crustacés décapodes*).

Provenance. *Europe.*

Substance non **vénéneuse.**

Propriétés. *Antiacides.*

Se vend avec ordonnance.

S'emploie à l'intérieur, en poudre, potion, à la dose de 10 centig. à 2 gram. dans le pyrosis. Employés jadis comme antidiarrhéiques, antihémorrhagiques, antigoutteux.

Observation.

Coût. *les* 500 *gr.*   **Vend.** *le gr.*
les 5,   *les* 30,   *les* 125,
les 250,   *les* 500,   N°

ACÉTATE
DE MORPHINE.

ACÉTATE DE MORPHINE.
Sel à base organique tirée de l'opium.
Substance **très-vénéneuse.**
Propriétés. *Narcotiq , sédativ., hypnotiq.*
Ne se vend qu'avec ordonnance.
S'emploie à l'intérieur, en potion, etc.
à la dose de 1 à 5 centig. par jour; et par
endermie, de 1 à 2 centig. pour combattre
l'insomnie, émousser l'excès de sensib., etc.
Contre-poison. Faire vomir par les émétiques, administrer un soluté de tannin
(2 p. 100 d'eau), eau iodurée par demi-
verre *(iodure de potassium, 4 décigr. iode 3
décig., eau 1 k°,* BOUCHARDAT*)*, café pur concentré, sinapismes, frictions, faradisation.
Coût. *le gr.*   **Vend.** *le décigr.*
le gr.   *les 5 gr.*
                              N°

ACÉTATE DE ZINC.
Sel résultant de la combinaison de l'acide
acét. avec l'oxyde de zinc ou son carbonate.
Substance à haute dose **très-vénéneuse.**
Propriétés. *Astringentes, antispasmodiq.*
Ne se vend qu'avec ordonnance.
S'emploie à l'intérieur, en pilules,
à la dose de 2 à 20 centig par jour, dans le
traitement des affections cérébrales, etc.
A l'extérieur, en collyre, injections, lotions, dans l'ophtalmie, la blénnorrhée,
dartres, etc.,
à la dose de 20 à 40 centig. par 125 d'eau.
Contre-poison. provoquer les vomissements, administrer un soluté de bicarbonate de soude, de l'eau de savon mêlée d'albumine, magnésie calc. délayée dans de
l'eau, du lait, boissons mucilagin.
Incompatibles. Alcalis, carbouates alcalins, tannin, et substances tannifères.

Coût. *les 100 gr.*   **Vend** *le décig.*
le gr.   *les 5 gr.*   *les 30 gr.*
                              N°

ACIDE BENZOIQUE.
*Fleur, Sel ou Acide de benjoin, Hydrate
d'oxyde de benzoile.*
Produit obtenu par la sublimation de
la résine de benjoin, etc., etc.
Substance à haute dose **très-vénéneuse.**
Propriétés. *Stimul., nervin, balsamiques.*
Ne se vend qu'avec ordonnance.
S'emploie à l'intérieur, en potions,etc.
à la dose de 20 à 15 décigr. par jour,
dans le catharrhe pulmonaire chronique,
l'incontinance d'urine.
Essai. Les propriétés qu'il possède de se
volatiser à une faible température, d'être
peu soluble dans l'eau, très-soluble dans
l'alcool et dans un soluté de potasse ou de
chaux, d'où il est précipité par l'acide chlorhydrique; permettent de découvrir la fraude par l'amianthe , le sulfate de chaux, etc.
Observation :

Coût. *les 100 gr.*   **Vend.** *le gr.*
les 5 gr.   *les 80 gr.*   *les 100 gr.*
                              N°

ACIDE CHROMIQUE.
Produit résultant du mélange d'une solution saturée de bichromate de potasse avec
l'acide sulfurique.
Substance **très-vénéneuse.**
Propriétés. *Caustiques.*
Ne se vend qu'avec ordonnance.
S'emploie à l'extérieur, convenablement dilué, dans le traitement des chancres
syphilitiques et phagédéniques, des verrues,
des végétations syphilitiques des organes
génitaux, des ulcères cancéreux, etc.
Contre-poison. Administrer promptement une solution de **carbonate de soude,** tout en favorisant les vomissements à
chaque prise, puis combattre l'inflammation par des boissons mucilagin. abondantes.
Observation :

Coût. *les 100 gr.*   **Vend.** *le gr.*
les 5 gr   *les 90 gr.*   *les 100 gr.*
                              N°

ACIDE PHOSPHORIQUE

Acide phosphorique médicinal liquide.

Découvert par MARGRAFF, en 1740.

S'obtient en disolvant 10 parties de phosphore dans 60 parties d'acide nitrique, à 48° B°, étendu de 10 parties d'eau, et faisant évaporer en consistance sirupeuse (45° B°).

Substance **très-vénéneuse.**

Propriétés. *Antirachitiques.*

Ne se vend qu'avec ordonnance.

S'emploie à l'intérieur, en limonade, à la **dose** de 2 gram. par litre dans le premier stade du typhus abdominal ou avec pétéchies; dans la métrorrhagie, contre la carie des os, la gravelle.

Contre-poison. Administrer de la craie ou carbonate de chaux, magnésie ou son carbonate, bicarbonate de soude ou de potasse dissous dans de l'eau; du lait, de l'huile, boissons mucilagineuses ou eau en abondance.

Coût. *les 30 gr.*   **Vend.** *le gr.*
les 5 gr.   *les 30 gr.*
                              N°

ACIDE PRUSSIQUE médicinal.

Acide cyanhydrique , hydrocyanique , ou chyasique, Azocarbide hydrique, Cyanure d'hydrogène, Cyanide hydrique.

On l'obtient en faisant réagir ensemble selon les préceptes de l'art, du cyanure de mercure, du chlorhydrate d'ammoniaque et de l'acide chlorhydrique. On l'étend ensuite de 9 fois son poids d'eau.

Substance **très-vénéneuse.**

Propriétés. *Sédatives, stupéfiantes.*

S'emploie à l'intérieur, en potions, à la **dose** de 5 à 15 gouttes, dans l'asthme, la coqueluche, les gastralgies, etc.

A l'extérieur, contre certaines dermatoses.

Contre-poison. Inspirations d'eau chlorée, ou ammoniacale *(ammon. 1 eau 12)*, affusion d'eau glacée sur la tête et le long du rachis, administrer par demi-verre un mélange à P. E. de sulfate de protoxyde et de peroxyde de fer dissous dans l'eau, précipité par du carbonate de soude, favoriser les vomissements, saignées.

Coût. *les 30 gr.*   **Vend.** *le décigr.*
le gr.   **N°**

ACONITINE.

ACONITINE.

Alcali végétal et principe actif tiré de l'Aconit napel.

Découvert par BRANDES, en 1833.

Substance **très-vénéneuse.**

Propriétés. *Narcotiques., stupéfiantes*

Ne se vend qu'avec ordonnance.

S'emploie à l'intérieur, en pilules, à la **dose** de 1/2 à 1 milligr. dans l'asthme spasmodique, les névroses, la goutte, les rhumatismes, etc.

Contre-poison. Faire vomir, administrer une infusion de noix de galle, ou du café concentré à doses rapprochées et provoquer de nouveau les vomissements *(mécaniquement)*, sinapismes, frictions, puis boissons mucilagineuses.

Coût. *le gr.*   **Vend.** *le décigr.*
le gr.   **N°**

ARSÉNIATE DE FER.

Sel obtenu en décomposant une solution de sulfate de protoxyde de fer, par une autre d'arséniate de soude.

Substance **très-vénéneuse.**

Propriétés. *Antidartreuses, altérantes.*

Ne se vend qu'avec ordonnance.

S'emploie à l'intérieur, en pilules, à la **dose** de 2 à 6 miligr. dans le cancer, la lèpre, le psoriaris, le lupus, dartres rongeantes, l'eczéma, etc.

Contre-poison. Faire vomir par l'émétique, administrer un mélange d'hydrate de peroxyde de fer en gelée, avec de la magnésie faiblement calcinée, délayé dans de l'eau, à doses rapprochées, pour en gorger le malade. A défaut, de l'eau albumineuse, du charbon pulvérisé, délayé dans l'eau; provoquer chaque fois les vomissements; puis ensuite boissons diurétiques mucilagineuses, lait, huile.

Coût. *les 30 gr.*   **Vend.** *le décigr.*
le gr.
                              N°

ARSÉNIATE DE POTASSE.

Sel obtenu de la combinaison de l'acide arsénieux avec l'azotate de potasse.

Substance **très-vénéneuse.**

Propriétés. *Altérantes, fébrifuges.*

Ne se vend qu'avec ordonnance.

S'emploie à l'intérieur, en solution, à la dose de 1 à 3 milligr. par jour, dans le traitement des fièvres intermittentes rebelles, des dermatoses, etc.

Contre-poison. Faire vomir par l'émétique, administrer en même temps de l'hydrate de peroxyde de fer en gelée à doses rapprochées, en gorger le malade *(jusqu'à 2 kilogr. s'il le faut).* A défaut de la magnésie faiblement calcinée, délayée dans l'eau ; provoquer à chaque dose les vomissements, puis après, boissons diurétiques mucilagineuses, lait.

Coût. *les 30 gr.*   **Vend.** *le décigr.*
le gr.

N°

ARSÉNIATE DE SOUDE.

Sel obtenu de la combinaison du nitrate de soude avec l'acide arsénieux.

Substance **très-vénéneuse.**

Propriétés. *Altérantes, fébrifuges,* etc.

Ne se vend qu'avec ordonnance.

S'emploie à l'intérieur, en solut., pil., à la dose de 1 à 3 milligr. par jour, dans le traitement de fièvres intermittentes rebelles, de l'asthme, de l'arthrite noueuse.

Contre-poison. Faire vomir avec l'émétique, administrer en même temps de l'hydrate de peroxyde de fer, en gelée, à dose rapprochées, pour en gorger le malade *(jusqu'à 2 kilogr., s'il le faut)* ; à défaut, de la magnésie faiblement calcinée délayée dans l'eau, ou eau albumineuse, charbon pulvérisé. Provoquer chaque fois le vomissement, puis après, boissons diurétiques mucilagineuses, lait, etc.

Coût. *les 30 gr.*   **Vend.** *le décigr.*
le gr.

N°

ATROPINE.

Alcali végétal, et principe actif tiré de la Belladone.

Substance **très-vénéneuse.**

Propriétés. *Narcotiques, stupéfiantes.*

Ne se vend qu'avec ordonnance.

S'emploie à l'intérieur, en prises, pil., à la dose de 1 à 3 milligr. par jour.

A l'extérieur, en collyres, pommade, injections hypodermiques, etc., dans l'épilepsie, les bronchites nerveuses, l'iritis, etc.

Contre-poison. Administrer un émétocathartique, puis de l'eau iodurée *(iodure de potassium, 4 décigr., iode, 3 décigr., eau 1 kilog)* ; favoriser les vomissements à chaque dose ; calmer les accidents par du café pur concentré à forte dose, ou mieux par l'opium qui est son antagoniste ; puis calmer l'irritation produite par des boissons mucilagineuses.

Coût. *les 30 gr.*   **Vend.** *le décigr.*
le gr.

N°

AZOTATE D'ARGENT crist.

Nitrate d'argent, Caustique lunaire, Cristaux de lune, Nitrate acide d'argent.

Sel obtenu en dissolvant de l'argent pur dans de l'acide azotique à 43 B° et dilué.

Substance **très-vénéneuse.**

Propriétés. *Astringentes, caustiques.*

Ne se vend qu'avec ordonnance.

S'emploie à l'intérieur, en pilules, A la dose de 5 centig. par jour, dans l'épilepsie, la dysenterie, etc.

A l'extérieur, en solution, contre le croup, la blennorrhagie, l'érysipèle, etc.

Incompatibles. Chlorures, alcalis, iodures, sulfures, sulfates, cyanures, carbonates solubles; matières organiques, etc.

Contre-poison. Toutes les 8 minutes un verre d'eau salée *(2 gram. par verre)* tant que les matières vomies auront l'aspect caillebotté, favoriser les vomissements, puis, boissons émollientes, saignées, bains, lavements émollients.

Coût. *les 30 gr.*   **Vend.** *le décig.*
le gr.   *les 5 gr.*   *les 30 gr.*

N°

AZOTATE D'ARGENT fondu.

Pierre infernale, Nitrate neutre d'argent.

On l'obtient par la fusion au creuset de l'azotate d'argent cristallisé, que l'on coule ensuite en lingots.

Substance **très-vénéneuse.**

Propriétés. *Caustiques.*

Ne se vend qu'avec ordonnance.

S'emploie à l'extérieur, pour cautériser les chancres syphilitiques, les aphtes, les bourgeons charnus, les pustules varioliques, les ulcères sanieux, etc.

Contre-poison. Toutes les 8 minutes faire boire un verre d'eau salée *(2 gram. par verre)* tant que les matières vomies auront l'aspect caillehotté; favoriser en même temps les vomissements, puis boissons émollientes, saignées, bains, lavements émollients.

Coût. *les 30 gr.*   **Vend.** *le gr.*
les 5 gr.   *les 30 gr.*

N°

AZOTATE ACIDE de MERCURE.

Deutoazotate acide ou Nitrate de mercure liquide, Nitrate ou azotate de deutoxyde de mercure, Nitre mercuriel.

On l'obtient en faisant dissoudre 100 de mercure dans 150 d'acide azotique à 43 Bᵉ, dilué dans 50 d'eau : on concentre jusqu'à 225 de produit.

Substance **très-vénéneuse.**

Propriétés. *Cathérétiques.*

Ne se vend qu'avec ordonnance.

S'emploie à l'extérieur, pour cautériser les végétations syphilitiq., les chancres serpigin., les ulcérations du col de l'utérus.

Contre-poison. Gluten de TADDEI, délayé dans de l'eau *(4 à 8 gr. par verre)*, à doses rapprochées, ou farine délayée dans de l'eau de savon, eau albumineuse *(œufs 6, eau 1000)*, boissons émollientes, ou lait en abondance; favoriser toujours les vomissements, sangsues sur les points douloureux, saignées.

Coût. *les 30 gr.*   **Vend.** *le gr.*
les 5 gr.   *les 30 gr.*

N°

AZOTATE DE MERCURE crist.

Nitrate de mercure cristallisé, Nitrate de protoxyde de mercure, Nitrate mercureux.

Sel obtenu de la réaction de l'acide azotique pur, à 43 Bᵉ et dilué, avec le mercure; 24 heures après on recueille les cristaux.

Substance **très-vénéneuses.**

Propriétés. *Cathérétiques.*

Ne se vend qu'avec ordonnance.

S'emploie à l'extérieur en solutions, contre les ulcérations, et les excroissances syphilitiques, la teigne, etc., en pommades dans certaines dermatoses.

Contre-poison. Administrer du **gluten** de TADDEI, délayé dans de l'eau *(4 à 8 gr. par verre)* à doses rapprochées; à défaut, farine délayée avec un soluté de savon; eau albumineuse *(bl. d'œufs 6, eau 1000)*, lait, boissons mucilagineuses en abondance, favoriser mécaniquement les vomissements à chaque prise de contre-poison. Sangsues sur les points douloureux, saignées.

Coût. *les 30 gr.*   **Vend.** *le gr.*
les 5 gr.   *les 30 gr.*

N°

BAUME DU PÉROU NOIR.

Baume de San-Salvador ou de Sonsonate.

Baume liquide fourni par le Myrospermum Pereiræ *(Légumineuses).*

Substance **à haute dose vénéneuse.**

Propriétés. *Stimulantes.*

Se vend sans ordonnance.

S'emploie à l'intérieur, en pil., pot., à la dose de 1 à 2 gr. par jour, contre le catarrhe pulmonaire, la bronchite chronique, simple ou tuberculeuse, la laryngite chronique.

A l'extérieur, pour faciliter la cicatrisation des plaies molles et blafardes; il entre aussi dans la parfumerie.

Essai. Pur, il est entièrement soluble dans l'alcool; il doit couler au fond de l'eau, sans se séparer en deux couches et répendre une odeur balsamique franche, placé sur une pelle rougie au feu.

Coût. *les 30 gr.*   **Vend.** *le gr.*
les 5 gr.   *les 30 gr.*

N°

BENZOATE
D'AMMONIAQUE.

BENZOATE D'AMMONIAQUE.

S'obtient en saturant 100 gr. d'acide benzoïque, par 80 gr. d'ammoniaque concentrée, ou en décomposant le benzoate de
chaux par le sulfate d'ammoniaque.

Substance à haute dose **vénéneuse.**

Propriétés. *Diurétiques, sudorifiques.*

Se vend avec ordonnance.

S'emploie à l'intérieur, en pot., etc.,
à la dose de 10 à 50 centigr. par jour,
dans l'hydropisie, la goutte tophacée, le
catarrhe chronique des bronches avec ou
sans symptômes asthmatiques, l'albuminurie scarlatineuse, la gravelle urique.

Coût. *les 30 gr.*   **Vend.** *le décigr.*
le gr.   *les 5 gr.*
                                    N°

BENZOATE
DE SOUDE.

BENZOATE DE SOUDE.

S'obtient en saturant de l'acide benzoïque
par du carbonate de soude cristallisé.

Substance à haute dose **vénéneuse.**

Propriétés. *Diurétiques.*

Se vend avec ordonnance.

S'emploie à l'intérieur, en potions,
sirop, pilules,
à la dose de 10 à 50 centigr. par jour,
dans la goutte, le rhumatisme, la gravelle
urique dans laquelle l'acide urique dispa-
raît et se trouve remplacé par l'acide
hyppurique.

Coût. *les 30 gr*   **Vend.** *le décigr.*
le gr.   *les 5 gr.*
  •   **N°**

BEURRE D'ANTIMOINE.

*Chlorure d'antimoine concret, Muriate,
Hydrochlorate ou Chlorure (proto) d'antimoine.*

S'obtient par la réaction de l'acide chlory-
drique sur le sulfure d'antimoine, distillant
le produit au bain de sable presqu'à siccité.

Substance **très-vénéneuse.**

Propriétés. *Caustiques très-énergiques.*

Ne se vend qu'avec ordonnance.

S'emploie à l'extérieur, pour cautériser les morsures d'animaux vénimeux ou
enragés ; il sert à bronzer le fer.

Contre-poison. administrer du quina
gris pulv. dans de l'eau ou en décoction
(15 à 30 gr., eau 500 gr.), ou une solution
de tannin *(1 gr., eau 125 gr.)* puis boissons
mucilagineuses abondantes ; à défaut, gorger le malade d'eau, et faciliter dans tous
les cas les vomissements.

Coût. *les 100 gr.*   **Vend.** *les 5 gr.*
les 30 gr.   *les 100 gr.*
                                    N°

BICHROMATE DE POTASSE.

Chromate acide de potasse.

S'obtient en traitant une solution de chromate neutre de potasse par de l'acide sulfurique dilué et laissant cristalliser.

Substance **très-vénéneuse.**

Propriétés. *Escharotiques.*

Ne se vend qu'avec ordonnance.

S'emploie à l'extérieur, (en soluté de
1 décigr. à 1 gr. pour 10 gr. d'eau) dans le
traitement des polypes muqueux du nez,
des élevures tuberculeuses de la peau,
verrues, végétations syphilitiques.

Contre-poison. Administrer de l'eau
albumineuse *(œufs 6, eau 1 k°),* de l'eau de
chaux avec du lait, et en abondance, tout
en favorisant les vomissements à chaque
prise ; puis boissons émollientes.

Observation :

Coût. *les 100 gr.*   **Vend.** *le gr.*
les 5 gr.   *les 30 gr.*
                                    N°

BROME.

Métalloïde découvert en 1826, par BALARD, dans les eaux-mères des salines.

S'obtient en traitant l'eau-mère des salines par un courant de chlore, puis par l'éther, celui-ci décanté est saturé par la potasse; le brômure mêlé à de l'oxyde de manganèse et traité par l'acide sulfurique, dans une cornue, donne le Brôme.

Substance **très-vénéneuse.**

Propriétés. *Escharotiques, fondantes.*

Ne se vend qu'avec ordonnance.

S'emploie à l'intérieur, en julep, à la dose de 2 à 30 gouttes (*Gubler*), dans les affections tuberculeuses, les scrofules, etc.

A l'extérieur, en solut°⁹ alcoolique dans les mêmes cas. Il est utilisé dans la photog.

Contre-poison. Administrer en abondance de la gelée d'amidon tiède et favoriser mécaniquement les vomissements, lavements amidonnés, puis, des antiphlogistiques et des calmants.

Coût. *les 30 gr.*   **Vend.** *le gr.*
les 5 gr.   *les 30 gr.*   **N°**

BRUCINE.

Alcali végétal et principe actif de la fausse Angusture.

Substance **très-vénéneuse.**

Propriétés. *Stimulantes du système nerv.*

Ne se vend qu'avec ordonnance.

S'emploie à l'intérieur, en pilules, à la dose de 1 à 10 centigr. progressement ; dans le traitement de la paralysie saturnine, des paraplégies et des hémiplégies par suite d'apoplexie.

Contre-poison. Faire vomir au plus vite, puis administrer une solution de 1 gr. d'iodure de potassium, 4 décigr. d'iode dans 1 k° d'eau (*Bouchardat*), décoction de noix de galle ou toute autre substance tannifère (*Kursak*), quelques gouttes d'un mélange à P. E. d'éther acétique et de laudanum (*Marc*); potion avec: eau 6, essence de térébenthine 8, sucre 15, à prendre par cuillérées, insufflations d'air (*Orfila*), affusions glacées sur la nuque et le long du rachis. huile, boissons mucilagineuses.

Coût. *le gr.*   **Vend,** *le décigr.*
le gr.   **N°**

CAFÉINE.

CAFÉINE.

Alcali végétal et principe actif des graines de Café, des feuilles du Thé, et de celles du Paullinia sorbilis, etc.

Substance à haute dose **vénéneuse.**

Propriétés. *Stimulantes.*

Ne se vend qu'avec ordonnance.

S'emploie à l'intérieur, en pil., sirop, à la dose de 20 à 50 centigr. par jour, pour combattre les accès de migraine et autres névralgies.

Contre-poison. Administrer des préparations opiacées, acidules, des éméto-cathartiques, des réfrigérants.

Coût. *le gr.*   **Vend.** *le décigr.*
le gr.   **N°**

CALOMEL.

Protochlorure de mercure, Mercure doux, Calomel à la vapeur, Calomélas, Panacée mercurielle.

S'obtient par la condensation, dans un grand récipient rempli d'eau, des vapeurs produites par la sublimation du protochlorure de mercure.

Substance à haute dose **vénéneuse.**

Propriétés. *Vermifuges, purgatives.*

Ne se vend qu'avec ordonnance.

S'emploie à l'intérieur, en pil., prises, à la dose de 5 centigr. à 1 gr. et plus; dans les affections vermineuses, la syphilis, l'ictère, etc; et en pommade, dans les dermatoses. On doit éviter de l'associer à l'eau de laurier cerise et d'amandes amères, les loochs, chlorures, les alcalis, les acides.

Contre-poison. Gluten de Taddei (*4 à 8. gr. par verre*), à défaut, farine délayée dans de l'eau de savon, eau albumineuse (*œufs 6, eau 1 k°*), lait, bois. émol, en abondance.

Coût. *le gr.*   **Vend.** *le décigr.*
le gr.   **N°**

CARMIN.

Matière colorante retirée de la cochenille, en traitant un décocté de sa poudre par de l'alun.

Substance **non vénéneuse.**

Propriétés. *Tinctoriales.*

Se vend sans ordonnance.

S'emploie dans les arts, la peinture à l'huile et à l'aquarelle. Les confiseurs s'en servent pour colorer leurs sucreries. Il est utilisé pour colorer en rose les poudres et opiats dentifrices, pour fabriquer l'encre rouge

Essai. Pur, il est soluble dans l'ammoniaque. S'il contient de l'amidon, l'eau iodée dénoncera sa présence ; s'il est additionné d'alumine, celle-ci traitée par le nitrate de cobalt donnera par la calcination une couleur bleue.

Observation :

Coût. *les 30 gr.*	Vend. *le gr.*
les 5	les 30	N°

CASTOREUM.

Matière animale sécrétée par des glandes placées auprès des organes génitaux du castor (mâle et femelle).

Substance à faible dose **non vénéneuse,**

Propriétés. *Antispasmodiques.*

Se vend avec ordonnance.

S'emploie à l'intérieur, en pil., potion. à la dose de 5 centigr. ɏ 15 décigr. par jour, dans l'hystérie, l'hypochondrie, les palpitations nerveuses, l'asthme, les névroses, l'aménorrhée; et en lavements dans les mêmes cas. On l'associe presque toujours à d'autres antispasmodiques, tels que le musc, le camphre, la valériane.

Essai. Il est adultéré avec des gommes-résines, auxquelles il communique son odeur. S'il est pur, en le traitant par l'alcool il doit fournir de la castorine. Le castoreum du Canada donne par l'ammoniaque diluée un précipité orange; celui de Russie un précipité blanc.

Coût. *les 30 gr.*	Vend. *le gr.*
les 5	les 30	N°

CHLORHYDR. de MORPHINE.

Sel à base organique retiré de l'opium.

S'obtient en traitant la morphine par l'acide chlorhydrique dilué ; on filtre et on fait cristaliser par concentration.

Substance **très-vénéneuse.**

Propriétés. *Calmantes, narcotiques.*

Ne se vend qu'avec ordonnance.

S'emploie à l'intérieur, en pil., sirop, à la dose de 1 à 5 centigr. par jour, et par la méthode endermique, de 1 à 2 centigr. dans les maladies aiguës ou chroniques, soit pour combattre l'insomnie, émousser l'excès de sensibilité ou diminuer l'éréthisme nerveux.

Contre-poison. Faire vomir par les émétiques et mécaniquement, administrer une solution de tannin (2 gr. *par verre*) ou un infusé de noix de galle, de quinquina ou autres substances tannifères ; eau iodurée par demi-verre, café pur à doses rapprochées, sinapismes, frictions, faradisation.

Coût. *le gr.*	Vend. *le décigr.*
le gr.		N°

CHLORURE D'OR.

CHLORURE D'OR.

Sel obtenu par la réaction de l'acide chloro-azotique sur l'or pur.

Substance **très-vénéneuse.**

Propriétés. *Altérantes, caustiques.*

Ne se vend qu'avec ordonnance.

S'emploie à l'intérieur, en pil., potion, à la dose de 2 à 5 milligr.

A l'extérieur, par endermie de 3 à 5 milligr. dans la syphilis, les scrofules, les dermatoses.

Contre-poison. Administer par verre de l'eau albumineuse (œufs 6, eau 1 k°), gluten de Taddei délayé dans l'eau (4 à 8 gr. *par verre*) à doses rapprochées; à défaut, farine délayée dans de l'eau de savon; favoriser les vomissements. Puis, lait, boissons émollientes.

Coût. *le gr.*	Vend. *le décigr.*
le gr.		N°

CHLORURE d'OR et de SODIUM.

Muriate d'or et de soude, Chloro-aurate de de sodium, Sel de Chrestien.

S'obtient en ajoutant à une solution de chlorure d'or, du chlorure de sodium et faisant cristalliser par concentration.

Substance très-vénéneuse.

Propriétés. *Altérantes.*

Ne se vend qu'avec ordonnance.

S'emploie à l'intérieur, en pilules, à la **dose** de 2 à 5 milligr. et par endermie, de 3 milligr. à 50; dans la syphilis, les scrofules, les dermatoses.

Contre-poison. Administrer par verres de l'eau albumineuse (œufs 6, eau 1 k°), gluten de Taddei délayé dans de l'eau (4 à 8 *gr. par verre)*, à doses rapprochées; à défaut, farine délayée dans de l'eau de savon ; favoriser toujours les vomissements à chaque prise, puis lait, boissons émollientes.

Observation.

Coût. *le gr.*	**Vend.** *le décigr.*
le gr.	**N°**

CHLORURE DE ZINC.

Beurre ou Muriate de zinc.

S'obtient par la réaction de l'acide chlorhydrique sur le zinc.

Substance très-vénéneuse.

Propriétés. *Escharotiques.*

Ne se vend qu'avec ordonnance.

S'emploie à l'extérieur, pour cautériser les plaies cancéreuses et de mauvaise nature. Il fait la base de la pâte de *Canquoin*, avec P. E. de gutta-percha et de chlorure de zinc on fait des cylindres escharotiques. En solution, il sert à la conservation des sujets anatomiques.

Contre-poison. Faire boire en abondance des boissons adoucissantes tièdes, un soluté de bicarbonate de soude ou de potasse, eau de chaux, de l'eau de savon albumineuse, de la magnésie caustique délayée dans l'eau, du lait. Si les vomissements étaient excessifs, recourir aux potions opiacées.

Coût. *l'hectogr.*		**Vend.** *le gr.*	
les 5 gr.	*les 30 gr.*		**N°**

CINABRE.

Cinnabre, Sulfure de mercure rouge.

S'obtient en sublimant le produit de la combinaison de 21 parties de mercure avec 3 de soufre en fusion.

Substance à haute dose vénéneuse.
(Ce sulfure inodore, insipide, serait à peu près inerte sans l'intervention des acides normaux ou accidentels des premières voies) (GUBLER).

Propriétés. *Altérantes, antisyphilitiques.*

Ne se vend qu'avec ordonnance.

S'emploie à l'intérieur, *(rarement),* à la **dose** de 25 centigr. à 1 gr., et en fumigations, dans la syphilis, les ulcères syphilitiques du gosier et des fosses nasales (GUBLER).

Contre-poison. Administrer de l'eau albumineuse (œufs 6, eau 1 k°), fer réduit, un mélange de 2 parties de fer porphyrisé et 2 de poud. de zinc incorporé dans du miel.

Coût. *l'hectogr.*		**Vend.** *le gr.*	
les 5 gr.	*les 30 gr.*	*l'hectogr.*	
		N°	

CINCHONINE.

CINCHONINÉ

Alcaloïde des quinquinas, existant en plus grande quantité dans les quinquina gris et rouge.

S'obtient en précipitant le sulfate de cinchonine par l'ammoniaque.

Substance à haute dose vénéneuse.

Propriétés. *Fébrifuges, antipériodiques.*

Se vend avec ordonnance.

S'emploie à l'intérieur, en pil., potion, à la **dose** de 10 à 75 centigr. par jour, dans les fièvres intermittentes, les affections périodiques.

Observation :

Coût. *le gr.*	**Vend.** *le décigr.*
le gr.	**N°**

CITRATE
DE CAFÉINE.

CITRATE DE CAFÉINE.

Sel à base organique retirée du café.

S'obtient en traitant un soluté d'acide citrique par la caféine jusqu'à saturation.

Substance à haute dose vénéneuse.

Propriétés. *Stimulantes.*

Ne se vend qu'avec ordonnance.

S'emploie à l'intérieur, en prises, pil., à la dose de 15 à 20 centigr., associé à du sucre de vanille, pour dissiper les migraines et les céphalalgies nerv. (*Van den Corput*).

Contre-poison. Administrer des boissons acidulées, opiacées ; un éméto-cathartique, des réfrigérents (GUBLER). .

Coût. *le gr.* **Vend.** *le décigr.*
le gr. N°

CITRATE de PROTOXYDE de fer.

Sel obtenu par la réaction de l'acide citrique sur le protoxyde de fer.

Substance à haute dose vénéneuse.

Propriétés *toniques, reconstituantes.*

Se vend avec ordonnance.

S'emploie à l'intérieur, en pilul. sirop., à la dose de 10 à 30 centigr. par jour, dans la chlorose, l'anémie, l'aménorrhée, les maladies par épuisement, les scrofules.

Incompatibles. Le tannin, le cachou et toutes les substances tannifères, les alcalis et carbonates alcalins.

Contre-poison. Provoquer le vomissement, administrer de la magnésie (2 *gr. par verre d'eau*), de l'eau de savon,(*savon bl.* 20, *eau* 1 k°), eau albumineuse (*œufs* 6, *eau* 1 k°), du lait, boissons mucilagineuses.

Observation.

Coût. *l'hectogr.* **Vend.** *le gr.*
les 5 gr. *les 90 gr.*
N°

CIVETTE.

CIVETTE.

Matière animale secrétée par les glandes situées entre l'anus et les parties génitales de la civette *Viverra Civetta* (*Carnassiers digitigrades*).

Provenance. *Afrique, Asie.*

Substance à faible dose non vénéneuse.

Propriétés. *Stimulantes, antispasmodiq.*

Se vend sans ordonnance.

S'emploie à l'intérieur, en potions, pil., à la dose de 25 à 50 centig. par jour ; dans l'hypochondrie , l'hystérie ; elle est utilisée dans la parfumerie.

En raison de son prix élevé, elle est sujette à être falsifiée. On en fait de toutes pièces avec du musc, du styrax, de l'ase fétide, de la graisse et du beurre rance.

Coût. *le gr.* **Vend.** *le décigr.*
le gr. N°

CODÉINE

Alcali végétal tiré de l'opium privé de morphine.

Substance très-vénéneuse.

Propriétés *Narcotiques, hypnotiques.*

Ne se vend qu'avec ordonnance.

S'emploie à l'intérieur, en pil., potions, à la dose de 1 à 5 centig. par jour; dans les névralgies, la coqueluche, pour combattre l'insomnie, etc.

Contre-poison. Faire vomir par les émétiques, administrer en même temps une solution de tannin (1 *gram. par verre*), ou eau iodurée par demi-verre (*iodure de potassium* 4 décigr., *iode* 3 décigr., *eau* 1 k°); café pur concentré à doses rapprochées; sinapismes, frictions, locomot. forcée, faradisa.

Observation.

Coût. *le gr.* **Vend.** *le décigr.*
le gr, N°

COLLODION.

Formule. Fulmicoton 7, alcool à 90°, 22, éther sulfurique à 0,720, 64, huile de ricin 7; dissolvez le fulmicoton dans le mélange d'éther et d'alcool, et ajoutez l'huile.

Substance à l'extérieur **non vénéneuse.**

Propriétés. *Adhésives, agglutinatives.*

Se vend sans ordonnance.

S'emploie à l'extérieur dans la pratique chirurgicale pour réunir les plaies par première intention, et comme moyen de réduction et de contention. Il remplace l'épiderme sur les surfaces excoriées ; il est utile dans les fissures des lèvres, des mamelons, de la région anale; contre la brûlure, comme moyen abortif des boutons varioliques (GUBLER) ; il est également employé dans la photographie. Il sert dans l'industrie à la fabrication des fleurs artificielles, reliures de livres, cuir artificiel.

Coût. *l'hectogr.*	**Vend.** *le gr.*
les 5 gr.	*les 30 gr.*
les 100 gram.	N°

CRÉOSOTE.

Produit de la distillation du goudron de bois, découvert en 1830 par REICHENBACH.

Substance **très-vénéneuse.**

Propriétés. *Caustiques, stimulantes, etc.*

Se vend sans ordonnance.

S'emploie à l'intérieur, en potion gom. à la dose de 1 à 6 gouttes, dans les cas de catarrhe rebelle, l'hémoptysie, la phthisie pulmonaire (GUIBERT). En injection, pommades, etc., dans l'otorrhée, la blennorrhée (GUBLER), le pansement des ulcères fétides, mais surtout dans la carie dentaire pour calmer les douleurs qu'elle provoque. Elle sert à la conservation des pièces anatomiques.

Contre-poison. Il faut se hâter de provoquer ou de faciliter les vomissements, on a ensuite recours aux antiphlogistiques. S'il y avait assoupissement, administrer une décoction de café concentrée à forte dose; frictions, sinapismes (TROUSSEAU et RÉVEIL.)

Coût. *les 100 gr.*	**Vend.** *le decigr.*
le gr. *les 5,*	*les 30,*
N°	

CYANURE de MERCURE.

Prussiate, hydrocyanate, cyanhydrate ou bicyanure de mercure.

S'obtient par la réaction du cyanure double de fer hydraté sur le bioxyde de mercure, sous l'influence de la chaleur, et avec l'eau pour intermède.

Substance **très-vénéneuse.**

Propriétés. *Altérantes, antisyphilitiques.*

Ne se vend qu'avec ordonnance.

S'emploie à l'intérieur, en solut., pil., à la dose de 1 à 5 centigr. par jour; dans la syphilis constitutionnelle, les indurations du foie, les affections cutanées chroniques ;

A l'extérieur, en pommade (10 *centigr. par 30 gram. d'axonge*) dans les dartres squammeuses humides.

Contre-poison. Administrer des boissons tièdes en abondance et favoriser mécaniquement les vomissements ; on pourra faire prendre du sulfure de fer hydraté, et plus tard, des émollients et des calmants. (TROUSSEAU et RÉVEIL.)

Coût. *le gr.*	**Vend.** *le décigr.*
le gram.	N°

CYANURE de POTASSIUM

C. potassique, Prussiate, Cyanhydrate ou Hydrocyanate de potasse.

Produit de la combinaison du cyanogène avec le potassium.

Substance **très-vénéneuse.**

Propriétés. *Sédatives, antispasmodiques.*

Ne se vend qu'avec ordonnance.

S'emploie à l'intérieur, (*rarement*), en pilules, potion, sirop.

à la dose de 1 à 5 centigr.

A l'extérieur, en soluté, (1 à 2 pour 100.) comme topique, sur les tempes ou le front, dans les céphalalgies rebelles ou violentes, les névralg.

Contre-poison. Faire vomir par les émétiques, administrer à la hâte du carbonate ferrosoferrique hydraté (SMITH), faire respirer de l'eau chlorée (*chlore liquide* 1, *eau* 4), ou ammoniacale (*ammoniaque* 1, *eau* 12); affusion d'eau très-froide sur la nuque et le long du rachis, glace sur la tête; s'il y avait congestion cérébrale, saignée à la jugulaire, sangsues derrière les oreilles. (ORFILA).

Coût. *les 100 gr.*		**Vend.** *le gr.*	
les 5 gr.	*les 30 gr.*	*les 100 gr.*	N°

DIGITALINE.

DIGITALINE.

Alcaloïde et principe actif de la Digitale pourprée.

Substance très-vénéneuse.

Propriétés. *Contro-stimulantes.*

Ne se vend qu'avec ordonnance.

S'emploie à l'intérieur, en pilul. etc.
à la dose de 1 à 4 millig. par jour, en deux ou trois fois ; dans le traitement de l'hydropisie, des affections et des palpitations de cœur, etc.

Contre-poison. Administr. des vomitifs, puis, toutes les demi-heures une tasse de café noir (DUBUC); soluté de tannin par demi-verre (1 à 2 *gram. qar verre d'eau*), puis des opiacés. (GUBLER.)

Coût. *le gr.* .	**Vend.** *le décigr.*
le gram.	Nº

ESSENCE D'ABSINTHE.

Huile volatile ou essentielle d'Absinthe.

Produit immédiat obtenu par la distillation aqueuse des feuilles de la grande absinthe *Artemisia , Absinthium* (Synanthérées.)

Provenance *Europe.*

Substance à haute dose vénéneuse.

Propriétés. *Toniques, stimulantes.*

Se vend avec ordonnance.

S'emploie à l'intérieur, en potions, à la dose de 10 à 20 gouttes, dans les affections atoniques du canal digestif, les affections vermineuses, etc.

Contre-poison. Provoquer les vomissements par les émétiques, administrer en même temps des boissons mucilagineuses, du lait ou de l'eau tiède en abondance ; s'il y avait prostration, assoupissement, stimuler l'organisme par des frictions, des sinapismes, etc.

Coût. *les* 100 *gr.*		**Vend.** *le décigr.*	
le gr.	*les* 5	*les* 30	Nº

ESSENCE D'AMANDES amères.

Huile volatile ou essentielle d'am. amères.

Produit immédiat obtenu par la distillation aqueuse des amandes amères contusées.

Substance très-vénéneuse, (surtout si elle n'a pas été privée de son acide cyanhydrique par la potasse).

Propriétés. *Calmantes.*

Se vend avec ordonnance.

S'emploie à l'intérieur, *(rarement)* comme sédative, en potion émulsionnée, à la dose de 1 à 4 gouttes par jour, dans certaines phlogoses de l'estomac ; pour faire la liqueur de noyau, et dans la parfumerie.

Contre-poison. Faire respirer du chlore liquide (*chlore liq.* 1, *eau* 4), employer la compresse chloro-vinaigrée (*toile pliée en 4, imprégnée de vinaigre et garnie intérieur. de chlorur. de chaux*), inspirations d'ammoniaque au 12ᵉ, affusion d'eau glacée sur la nuque, le rachis, et glace sur la tête.

Coût. *les* 100 *gr.*		**Vend** *le décig.*	
le gr.	*les* 5 *gr.*	*les* 30 *gr.*	
		Nº	

ESSENCE D'ANIS.

Huile volatile ou essentielle d'Anis.

Produit immédiat obtenu par la distillation aqueuse des semences d'anis.

Substance à haute dose vénéneuse.

Propriétés. *Stimulantes, carminatives.*

Se vend sans ordonnance.

S'emploie à l'intérieur, en pot., julep, à la dose de 2 à 3 gouttes dans les crampes d'estomac, les flatuosités, les coliques, etc., pour faire la liqueur de table dite *anisette de Bordeaux, etc., etc.*

Contre-poison. Provoquer les vomissements par les émétiques, administrer en même temps des boissons mucilagineuses, du lait ou de l'eau tiède en abondance ; s'il y avait prostration, assoupissement, stimuler l'organisme par des frictions, des sinapismes, etc.

Coût. *les* 100 *rg.*		**Vend.** *le décigr.*	
le gr.	*les* 5	*les* 30	
		Nº	

ESSENCE DE BERGAMOTTE.

Huile volatile ou essentielle de Bergamotte, de Lime douce, de Limette, de Citron bergamotte.

Produit immédiat obtenu par la distillation aqueuse des zestes frais du fruit du Bergamotier.

Substance à haute dose **vénéneuse.**

Propriétés. *Vermifuges.*

Se vend sans ordonnance.

S'emploie à l'intérieur, comme médicament, rarement. On la donnait autrefois comme vermifuge (GUBLER). Elle sert exclusivement dans la parfumerie.

Contre-poison. Provoquer les vomissements par les émétiques, administrer en même temps des boissons mucilagineuses, du lait ou de l'eau tiède en abondance. S'il y avait prostration, assoupissement, stimuler l'organisme par des frictions, des sinapismes, etc.

Coût. *les 100 gr.*   **Vend.** *le gr.*
les 5 gr.   *les 30 gr.*   *les 100 gr.*
               N°

ESSENCE DE CAMOMILLE.

Huile volatile ou essentielle de Camomille.

Produit immédiat obtenu par la distillation aqueuse des capitules de la camomille romaine.

Substance à haute dose **vénéneuse.**

Propriétés. *Stimulantes, antispasmodiq.*

Se vend avec ordonnance.

S'emploie à l'intérieur, en potions, infusions, ou sous forme d'*oleo-saccharum,* à la **dose** de 1 à 10 gouttes par jour, dans les coliques venteuses, la dyspepsie.

Contre-poison. Provoquer les vomissements par les émétiques, administrer en même temps des boissons mucilagineuses, du lait ou de l'eau tiède en abondance. S'il y avait prostration, assoupissement, stimuler l'organisme par des sinapismes, frictions, etc.

Coût. *les 100 gr.*   **Vend.** *le décigr.*
le gr.   *les 5 gr.*   *les 30 gr.*
               N°

ESSENCE DE CANNELLE.

Huile volatile ou essentielle de Cannelle.

Produit immédiat obtenu par la distillation aqueuse de l'écorce du Cannelier de Ceylan.

Substance à haute dose **vénéneuse.**

Propriétés. *Toniques, stimulantes.*

Se vend sans ordonnance.

S'emploie à l'intérieur, en potions, ou sous forme d'*oleo-saccharum,*
à la **dose** de 2 ou 3 gouttes, dans l'atonie des voies digestives, les diarrhées anciennes, les fièvres ataxiques, adynamiques; et en **liniments** appropriés, pour stimuler les parties paralysées.

Contre-poison. Provoquer les vomissements par les émétiques, administrer en même temps des boissons émollientes, du lait ou de l'eau tiède en abondance. En cas de prostration, assoupissement, stimuler l'organisme par des sinapismes, frictions, etc.

Coût. *les 100 gr.*   **Vend.** *le gr.*
les 5 gr.   *les 30 gr.*   **N°**

ESSENCE DE CARVI.

Huile volatile ou essentielle de Carvi.

Produit immédiat obtenu par la distillation aqueuse des semences du Carvi.

Substance à haute dose **vénéneuse.**

Propriétés. *Stimulantes, carminatives.*

Se vend avec ordonnance.

S'emploie à l'intérieur, en potions ou sous forme d'*oleo-saccharum,* comme carminative, pour combattre les douleurs nerveuses de l'estomac ou des intestins, accompagnées de flatuosités.

Contre-poison. Provoquer les vomissements par les émétiques, administrer en même temps des boissons émollientes, du lait ou de l'eau tiède en abondance. S'il y avait prostration, assoupissement, stimuler l'organisme par des frictions, des sinapismes, etc.

Coût. *les 100 gr.*   **Vend.** *le gr.*
les 5 gr.   *les 30 gr.*
               N°

ESSENCE de CÉDRAT.

Huile volatile ou essentielle de Cédrat.

Produit immédiat obtenu par la distillation aqueuse des zestes frais du fruit du cédratier de Médie.

Substance à haute dose **vénéneuse.**

Propriétés. *Stimulantes, aromatiques.*

Se vend sans ordonnance.

S'emploie peu en médecine.

Elle entre dans la composition de plusieurs parfums, de l'eau de Cologne, de pommades cosmétiques, de liqueurs, etc.

Contre-poison. Provoquer les vomissements par les émétiques; administrer en même temps des boissons émollientes, du lait ou de l'eau tiède en abondance. S'il y avait prostration, assoupissement, stimuler l'organisme par des frictions, des sinapismes, etc.

Coût. *les 100 gr.*   **Vend.** *le décigr.*

le gr.,   *les 5,*   *les 30,*   *les 100,*

N°

ESSENCE de CITRON.

Huile volatile ou essentielle de citron.

Produit immédiat obtenu par la distillation aqueuse des zestes récents du fruit du citronnier.

Substance à haute dose **vénéneuse.**

Propriétés. *Stimulantes, vermifuges.*

Se vend sans ordonnance.

S'emploie à l'intérieur, en potion, à la dose de 8 gram, contre le ténia (Gubl.). Elle sert à préparer des liqueurs, des parfums, des cosmétiques, à aromatiser les crèmes, les sucreries, la patisserie.

Contre-poison. Provoquer les vomissements par les émétiques; administrer en même temps des boissons émollientes, du lait ou de l'eau tiède en abondance. Dans le cas de prostration, assoupissement, sinapismes, frictions, etc.

Coût. *les 100 gr.*   **Vend.** *le décigr.*

le gr.,   *les 5,*   *les 30,*   *les 100 gr.*

N°

ESSENCE de CUMIN

Huile volatile ou essentielle de Cumin ou faux anis.

Produit immédiat obtenu par la distillation aqueuse des semences de Cumin.

Substance à haute dose **vénéneuse.**

Propriétés. *Toniques, carminatives.*

Se vend avec ordonnance.

S'emploie à l'intérieur, en potions ou sous forme *d'oleo-saccharum.*

à la dose de 2 à 6 gouttes, pour combattre les flatulences, la colique venteuse, la tympanite, l'aménorrhée, la leucorrhée par atonie.

Contre-poison. Provoquer les vomissements par les émétiques; administrer en même temps des boissons émollientes, du lait ou de l'eau tiède en abondance. S'il y avait prostration, assoupissement, stimuler l'organisme par des sinapis., des frict., etc.

Coût. *les 100 gr.*   **Vend.** *le gr.*

les 5,   *les 30,*   *les 100,*

N°

ESSENCE de FENOUIL.

Huile volatile ou essentielle de Fenouil.

Produit immédiat obtenu par la distillation aqueuse des semences récentes de Fenouil.

Substance à haute dose **très-vénéneuse.**

Propriétés, *Excitantes, carminatives.*

Se vend avec ordonnance.

S'emploie à l'intérieur, en potions, inf., à la dose de 2 à 20 gouttes, pour prévenir le développement des gaz dans l'estomac et les intestins, contre les crampes d'estomac, la dyspepsie, les flatuosités, l'hystérie, l'hypochondrie.

Contre-poison. Provoquer les vomissements par les émétiques, administrer en même temps des boissons émollientes, du lait ou de l'eau tiède en abondance. S'il y avait prostration assoupissement, stimuler l'organisme par des frictions, des sinapismes.

Coût. *les 100 gr.*   **Vend.** *le gr.*

les 5 gr.   *les 30*   *les 100*

N°

ESSENCE de GIROFLE.

Huile volatile ou essentielle de girofle.

Produit immédiat obtenu par la distillation aqueuse des fleurs sèches du *Giroflier aromatique.*

Substance **à haute dose vénéneuse.**

Propriétés. *Stimulantes, aromatiques.*

Se vend sans ordonnance.

S'emploie à l'intérieur, en potions, à la dose de 1 à 10 gouttes pour relever l'atonie des organes digestifs, dans les tempéraments lymphatiques, froids, chez les sujets apathiques et âgés. Pour cautériser les filets nerveux des dents cariées. Elle entre dans la composition des élixirs dentifrices.

Contre-poison. Provoquer les vomissements par les émétiques, administrer en même temps des boissons émollientes, du lait ou de l'eau tiède en abondance. S'il y avait prostration, assoupissement, stimuler l'organisme par des sinapismes, des frictions, etc.

Coût. *les 100 gr.* **Vend.** *le décigr.*

le gr. *les 5,* *les 30* **N°**

ESSENCE DE MENTHE poivrée.

Huile volatile de Menthe poivrée.

Produit immédiat obtenu par la distillation aqueuse des sommités fleuries de la *Menthe poivrée.*

Substance à haute dose **vénéneuse.**

Propriétés. *Stimulantes, antispasmodiq.*

Se vend sans ordonnance.

S'emploie à l'intérieur, en potions, à la dose de 3 à 12 gouttes ou sous forme d'*oleo-saccharum,* dans les affections atoniques et nerveuses de l'estomac, les flatuosités, les cardialgies, et pour aromatiser les pastilles, liqueurs, poudres et élixirs dentifrices, etc.

Contre-poison. Provoquer les vomissements par les émétiques, administrer en même temps des boissons émollientes, du lait ou de l'eau tiède en abondance. S'il y avait prostration, assoupissement, stimuler l'organisme par des sinapismes, des frictions, etc.

Coût. *les 100 gr.* **Vend.** *le décigr.*

le gr. *les 5* *les 30* *les 100*

N⁵

ESSENCE de NÉROLY.

Huile volatile de fleurs d'Oranger.

Produit immédiat obtenu par la distillation aqueuse des fleurs récentes de l'*Oranger.*

Substance à haute dose **vénéneuse.**

Propriétés. *Antispasmodiques.*

Se vend sans ordonnance.

S'emploie à l'intérieur, en potions ou sous forme d'*oleo-saccharum,* à la dose de 3 à 12 gouttes dans les maladies nerveuses, l'hystérie, etc. Elle sert à composer des liqueurs, des parfums, etc. ; elle entre dans la composition de l'eau de Cologne.

Contre-poison. Provoquer les vomissements par les émétiques, administrer en même temps des boissons émollientes du lait ou de l'eau tiède en abondance. S'il y avait prostration, assoupissement, stimuler l'organisme par des sinapismes, des frictions, etc.

Coût. *les 100 gr.* **Vend.** *le décigr.*

le gr. *les 5,* *les 30,* *les 100*

N°

ESSENCE d'ORANGES.

Huile volatile d'Oranges ou de Portugal.

Produit immédiat obtenu par expression ou par la distillation aqueuse des zestes frais d'oranges mûres.

Substance à haute dose **vénéneuse.**

Propriétés. *Stimul., antispasmodiques.*

Se vend sans ordonnance.

S'emploie à l'intérieur, en potions ou sous forme d'*oleo-saccharum,* à la dose de 3 à 12 gouttes, dans les affections nerveuses, dans l'atonie des organes digestifs. Elle sert à composer des parfums, à aromatiser les préparations cosmétiques, les liqueurs, les sucreries, limonades, etc.

Contre-poison. Provoquer les vomissements par les émétiques ; administrer en même temps des boissons émollientes, du lait ou de l'eau tiède en abondance. S'il y avait prostration, assoupissement, stimuler l'organisme par des sinapismes, des frictions, etc.

Coût. *les 100 gr.* **Vend.** *le décigr.*

le gr. *les 5,* *les 30,* *les 100.*

N°

ESSENCE de ROSES.

Huile volatile de Rose.

Produit immédiat obtenu par la distillation des pétales recents de la *Rose de Damas*.

Substance à haute dose **vénéneuse.**

Propriétés. *Fragrantes très-suaves.*

Se vend sans ordonnance.

S'emploie dans la pharmacie, la parfumerie, la confiserie, pour aromatiser les pommades, les pâtes, les pastilles, etc. Son parfum, des plus agréables, répandu en faible proportion dans l'atmosphère, n'est pas sans danger quand il est en masse concentrée, et qu'on le respire dans une pièce fermée ; il occasionne de la céphalalgie, et peut causer des évanouissements.

Contre-poison. Provoquer les vomissements par les émétiques ; administrer en même temps des boissons mucilagineuses, du lait ou de l'eau tiède en abondance. S'il y avait prostration, assoupissement, stimuler l'organisme par des sinapis., frict., etc.

Coût. *les 30 gr.*		**Vend.** *le décigr.*	
le gr.	*les* 5,	*les* 30	Nº

ESSENCE de RUE.

Huile volatile de Rue.

Produit immédiat obtenu par la distillation aqueuse des feuilles récentes de la *Rue.*

Substance **très-vénéneuse.**

Propriétés. *Stimulantes de l'utérus.*

Ne se vend qu'avec ordonnance.

S'emploie à l'intérieur, dans de l'eau sucrée.

à la **dose** de 2 à 6 gouttes dans l'aménorrhée, la dysménorrhée, l'hystérie, l'épilepsie, et dans les affections vermineuses (*Gubl.*)

Contre-poison. Provoquer les vomissements par les émétiques ; administrer en même temps des boissons émollientes, du lait ou de l'eau tiède en abondance. S'il y avait prostration, assoupissement, stimuler l'organisme par des frictions, des sinapismes, etc.

Observation.

Coût. *les 30 gr.*		**Vend.** *le décigr.*	
le gr.	*les* 5 *gr.*	*les* 30	Nº

ESSENCE de SASSAFRAS.

Huile volatile de Sassafras.

Produit immédiat obtenu par la distillation aqueuse des racines du *Sassafras*

Substance à haute dose **vénéneuse.**

Propriétés. *Stimulantes, diaphorétiques.*

Ne se vend qu'avec ordonnance.

S'emploie à l'intérieur, dans un liquide approprié.

à la **dose** de 2 à 10 gouttes (*Gubler.*) dans le rhumatisme chronique, la goutte, certaines affections cutanées, les affections syphilitiques.

Contre-poison. Provoquer les vomissements par les émétiques ; administrer en même temps des boissons émollientes, du lait ou de l'eau tiède en abondance. S'il y avait prostration, assoupissement, stimuler l'organisme par des sinapismes, des frictions, etc.

Coût. *les 30 gr.*		**Vend,** le *décigr.*	
le gr.	*les* 5,	*les* 30	
			Nº

ESSENCE de SAUGE.

Huile volatile de Sauge.

Produit immédiat obtenu par la distillation aqueuse des feuilles récentes de la *Sauge officinale.*

Substance à haute dose **vénéneuse.**

Propriétés. *Toniques, stomachiques.*

Se vend avec ordonnance.

S'emploie à l'intérieur, en potions, ou sous forme d'*oleo-saccharum.*

à la **dose** de 2 à 12 gouttes, dans les obstructions des viscères abdominaux, les catarrhes atoniques, la toux humide, l'hydropisie, le rhumatisme chronique.

Contre-poison. Provoquer les vomissements par les émétiques ; administrer en même temps des boissons mucilagineuses, du lait ou de l'eau en abondance. S'il y avait prostration, assoupissement, stimuler l'organisme par des frictions, des sinapismes, etc.

Coût. *les 30 gr.*		**Vend.** *le décigr.*	
le gr.	*les* 5 *gr.*	*les* 30	
			Nº

ESSENCE de SEMEN CONTRA.

Huile volatile de Semen contra.

Produit immédiat obtenu par la distillation aqueuse des fleurs récentes du semen contra.

Substance à haute dose **vénéneuse.**

Propriétés. *Anthelminthiques.*

Se vend avec ordonnance.

S'emploie à l'intérieur, en potions, à la dose de 2 à 6 gouttes, dans les affections vermineuses, contre les ascarides vermiculaires et les lombrics.

Contre-poison. Provoquer les vomissements par les émétiques; administrer en même temps des boissons émollientes, du lait ou de l'eau tiède en abondance. S'il y avait prostration, assoupissement, stimuler l'organisme par des sinapismes, des frictions, etc.

Observation :

Coût. *les 30 gr.*	**Vend.** *le décigr.*
le gr. les 5,	les 30
	N°

ESSENCE de TANAISIE.

Huile volatile de Tanaisie.

Produit immédiat obtenu par la distillation acqueuse des sommités récentes de la Tanaisie.

Substance à haute dose **vénéneuse.**

Propriétés. *Vermifuges.*

Se vend avec ordonnance.

S'emploie à l'intérieur, en pilules, à la dose de 1 à 2 gouttes, dans les affections vermineuses; la chlorose, l'aménorrhée avec asthénie, la leucorrhée, l'hystérie, l'atonie des voies digestives.

Contre-poison. Provoquer les vomissements par les émétiques ; administrer en même temps des boissons émollientes, du lait, ou de l'eau tiède en abondance. S'il y avait prostration, assoupissement, stimuler l'organisme par des sinapismes, des frictions, etc.

Coût. *les 30 gr.*	**Vend.** *le décigr.*
le gr les 5,	les 30
	N° :

HUILE de CROTON TIGLIUM.

Huile de graine de Tilly, ou de petits pignons d'Inde. **Fournie** par expression des graines du *Croton tiglium (Euphorbiacées).*

Provenance. *Moluques.*

Substance **très-vénéneuse.**

Propriétés. *Purgatives, drastiques.*

Ne se vend qu'avec ordonnance.

S'emploie à l'intérieur, en pil., pot., à la dose de 1 à 2 gouttes (GUBLER), dans les constipations opiniâtres, la colique saturnine, les hydropisies, le tœnia.

A l'extérieur, comme révulsif, dans le croup, la gastralgie, la bronchite, etc.

Contre-poison. Il faut se hâter de provoquer et de faciliter les vomissements par les moyens mécaniques, puis on a recours aux boissons émollientes abondantes. S'il y avait assoupissement, administrer du café noir à forte dose. Sangsues sur les points douloureux (TROUSSEAU et RÉVEIL).

Coût. *les 30 gr.*	**Vend.** *le décigr.*	
le gr. les 5,	les 30,	**N°**

HUILE d'ÉPURGES.

Fournie par expression des semences de l'*Euphorbia lathyris (Euphorbiacées).*

Provenance. *Europe.*

Substance **très-vénéneuse.**

Propriétés. *Purgatives, drastiques.*

Ne se vend qu'avec ordonnance.

S'emploie à l'intérieur, en pot., pil., à la dose de 3 à 10 gouttes, dans les constipations opiniâtres, les hydropisies, la colique saturnine, certaines affections rhumatismales, etc.

Contre-poison. Provoquer ou faciliter mécaniquement les vomissements et agir promptement. Administrer aussitôt des boissons mucilagineuses en abondance. S'il y avait assoupissement, administrer du café noir à forte dose, application de sangsues sur les points douloureux (TROUSSEAU et RÉVEIL).

Coût. *les 30 gr.*	**Vend.** *le décigr.*
le gr. les 5,	les 30
	N°

HUILE D'ŒUFS.

HUILE D'ŒUFS.

Formule. Jaunes d'œufs frais Q.V. Faites évaporer au B.M. dans une capsule de porcelaine, en remuant sans cesse, mais doucement, jusqu'à ce que, en exprimant la matière entre les doigts, il en sorte de l'huile ; introduisez les jaunes d'œufs dans un sac de toile, exprimez entre des plaques de fer échauffées ; filtrez à chaud l'huile obtenue et renfermez-la dans des flacons bien bouchés.

Substance **non vénéneuse.**

Propriétés. adoucissantes.

Se vend sans ordonnance.

S'emploie à l'extérieur, en onctions, comme adoucissante, contre les gerçures aux mains, et au mamelons, les engelures, les hémorrhoïdes.

Coût. *les 100 gr.*   **Vend.** *le gr.*
les 5 gr.   *les 30,*   *les 100*   **N°**

IODE.

Métalloïde découvert en 1811 par *Courtois* dans les eaux mères de la soude de Varechs.

Substance **très-vénéneuse.**

Propriétés. *Fondantes, antiscrofuleuses.*

Ne se vend qu'avec ordonnance.

S'emploie à l'intérieur, à l'état de vapeur, en inspirations, dans la phthisie, et combiné avec les alcalis, les métaux, les métalloïdes, en teinture alcoolique, etc. ; dans le traitement du goître, des scrofules, des engorgements strumeux, la leucorrhée, l'aménorrhée, la chlorose, la syphilis, etc.

Incompatibles. Les acides, préparations amylcées, opiacées, alcalis caustiques, alcaloïdes, métaux et leurs sels.

Contre-poison. Faire boire en abondance de la gelée d'amidon tiède *(8 à 15 gram. pour 500 d'eau);* administrer en même temps un lavement amidonné, puis des antiphlogistiques et des calmants. (TROUS. et RÉV.)

Coût. *les 100 gr.*   **Vend.** *le gr.*
les 5,   *les 30,*   *les 100.*   **N°**

IODOFORME.

Carbide d'iode, Iodydrure de carbone, Triodure ou périodure de méthyle , Iodure de méthyle biiodé, Formoiodide, Iodure formique, Formène triodé, Iodéthéride.

S'obtient par l'action de l'iode et des alcalis carbonatés ou caustiques sur l'esprit de bois l'alcool ou l'éther.

Substance **très-vénéneuse.**

Propriétés. *Altérantes, antiscrof.*

Ne se vend qu'avec ordonnance.

S'emploie à l'intérieur, en pilules. à la **dose** de 5 à 80 centig. par jour, dans le traitement du goître, des scrofules de la goutte , rhumatismes ; phthisie pulmonaire, syphilis tertiaire, etc.

En pommades, dans les ulcérations cancéreuses, et en suppositoires, dans les cas d'hémorroïdes, de fissures à l'anus.

Contre-poison. Faire boire en abondance de la gelée d'amidon tiède (*8 à 15 gram. pour 500 d'eau*); administrer en même temps un lavement amidonné ; puis des antiphlogistiques et des calmants.

Coût. *les 30 gr.*   **Vend.** *le décigr.*
le gr.   *les 5,*   *les 30*   **N°**

IODURE
de Chlorure de mercure.

Iodo-calomel , Chloroiodure de mercure ou mercureux, Sel de BOUTIGNY.

Produit de la combinaison d'un équivalent d'iode avec deux équivalents de protochlorure de mercure.

Substance **très-vénéneuse.**

Propriétés. *Altérantes, résolutives.*

Ne se vend qu'avec ordonnance.

S'emploie à l'intérieur, *(rarement),* à la dose de 1 à 3 centig. par jour en pilul.

A l'extérieur, en pommade, sous forme de crayons ; dans le traitement de la couperose, du goître, du sycosis, et surtout des engorgements du col de l'utérus, ulcéré ou non (ROCHARD).

Contre-poison. Gluten de TADDEI délayé dans l'eau (4 à 8 gram. par verre), administré à doses rapprochées, eau albumineuse (*œufs 6, eau 1 k*°), lait, boissons mucilagineuses ou eau tiède en abondance. Favoriser les vomissements. Sangsues sur les points douloureux.

Coût. *les 30 gr.*   **Vend.** *le décigr.*
le gr.   *les 5*   *les 30*   **N°**

56

IODURE DE FER.

Protoiodure de fer, iodure ferreux.

S'obtient par la réaction de l'iode sur le fer, avec l'eau pour auxiliaire.

Substance à haute dose vénéneuse.

Propriétés. *Reconstituantes, antiscroful.*

Se vend avec ordonnance.

S'emploie à l'intérieur, en pilules, dragées, sirop.

à la dose de 10 à 50 cent. par jour, dans la diathèse scrofuleuse, tuberculeuse ou syphilitique, sans phénomènes d'acuité, sans menaces d'hémorrhagies ; dans la chlorose, l'anémie. etc. (GUBLER).

Incompatibles. Les acides, les alcalis, le tannin et toute substance tannifère.

Contre-poison. Administrer un soluté de bi-carbonate de soude, puis de la gelée d'amidon tiède (8 à 15 *grammes d'amidon pour* 500 *d'eau*).

Coût. *les 30 gr.*   **Vend.** *le gr.*

les 5,   *les 30,*

                          N°

IODURE (*deuto*) DE MERCURE.

Biiodure de mercure, iodure mercurique.

S'obtient par la réaction d'un soluté de sublimé corrosif avec un autre d'iodure de potassium.

Substance très-vénéneuse.

S'emploie à l'intérieur, en pilul., sirop, à la **dose** de 5 à 25 millig. par jour (BOUCH.).

A l'extérieur, en pommades (10 *centig.* à 1 *gr.*, *axonge* 30), contre le goître, le lupus, l'acné indurée et invétérée, les taches de la cornée, les cancroïdes (GUBLER).

Contre-poison. Gluten de Taddei délayé dans l'eau (*4 à 8 gram. par verre*) ou farine délayée dans de l'eau de savon administrés à doses rapprochées, eau albumineuse (*œufs 6, eau 1 k°*); lait, boissons mucilagineuses ou eau tiède en abondance; favoriser les vomissements. S'il y a lieu, sangsues sur les points douloureux.

Observation :

Coût. *les 30 gr.*   **Vend.** *le décigr.*

le gr.,   *les 5,*   *les 30,*   **N°**

IODURE (*proto*) DE MERCURE.

Iodure mercureux.

S'obtient de la combinaison de l'iode avec le mercure, par trituration, avec de l'alcool, dans un mortier de porcelaine.

Substance très-vénéneuse.

Propriétés. *Altérantes, antisyphilitiques*

Ne se vend qu'avec ordonnance.

S'emploie à l'intérieur, en pilules, à la **dose** de 1 à 10 centig. et plus par jour, dans le traitement de la syphilis secondaire.

A l'extérieur, en pommade, pour frictionner les indurations, panser les ulcères vénériens.

Observation. Pour le priver du bichlorure qu'il contient toujours en certaine quantité, on le lave à l'alcool bouillant.

Contre-poison. Gluten de TADDEI délayé dans l'eau (*4 à 8 gram. par verre*); eau albumineuse à doses rapprochées (*œufs. 6, eau* 1 k°). lait, boissons émollientes ou eau tiède en abondance. Favoriser les vomissements. Sangsues sur les points douloureux.

Coût. *les 30 gr.*   **Vend.** *le décigr.*

le gr.   *les 5,*   *les 30,*

                          N°

IODURE DE PLOMB.

Iodure plombique.

S'obtient par la réaction d'un soluté d'iodure de potassium sur un autre de nitrate de plomb.

Substance très-vénéneuse ,

Propriétés. *Stimulantes, résolutives.*

Ne se vend qu'avec ordonnance.

S'emploie à l'intérieur, (*rarement*), à la dose de 1 à 5 centig. en pil. (BOUCH.).

A l'extérieur en pommade, dans le traitement des scrofules, des engorgements lymphatiques et glandulaires.

Contre-poison. Faire boire à intervalles, un soluté de 30 gram. de sulfate de soude dans 500 d'eau, de l'eau albumineuse (*œufs 6, eau 1 k°*); provoquer en même temps les vomissements ; à défaut, administrer des boissons mucilagineuses, huileuses, du lait, de l'eau de puits; calmer ensuite les douleurs des coliques, par des opiacés, des antispasmodiques.

Coût. *les 30 gr.*   **Vend.** *le décigr.*

le gr.   *les 5*   *les 30*   **N°**

IODURE DE SOUFRE.

Produit de la combinaison, dans une cornue, de l'iode avec le soufre, à l'aide de la chaleur.

Substance très-vénéneuse.

No se vend qu'avec ordonnance.

Propriétés. *Antidartreuses.*

S'emploie à l'intérieur, en pilules, à la dose de 20 à 30 centig. par jour(GUBL.), et en pommade (1 *sur* 20 *d'axonge*) contre le lupus, l'acné indurée et rosacée, la lèpre, la teigne, l'eczéma chronique, la morve farcineuse.

Contre-poison. Faire boire par demi-verres de la gelée d'amidon tiède (8 *à* 15 *gr. par* 500 *d'eau*), favoriser les vomissements, administrer en même temps un lavement amidonné ; puis des antiphlogistiques et des calmants.

Observation.

Coût. *les 30 gr.*	Vend, le *décigr.*
le *gr.*	les 5,	les 30
		N°

LACTATE DE FER.

Sel obtenu en traitant du lactate de chaux par du lactate de protoxyde de fer dissous séparément dans Q.S. d'eau. On sépare le sulfate de chaux, et on évapore à siccité.

Substance à haute dose **vénéneuse.**

Propriétés. *Reconstituantes, emménag.*

Se vend avec ordonnance.

S'emploie à l'intérieur, en pil., drag., à la dose de 10 à 60 centig. par jour, dans le traitement de la chlorose, avec ou sans aménorrhée, de l'anémie, de la dysménorrhée, l'aménorrhée, les maladies par épuisement, etc.

Contre-poison. Administrer à doses rapprochées, de l'eau albumineuse (*œufs 6, eau 1 k°*), de l'eau de savon (*20 gr. par litre*), du lait, des boissons adoucissantes, et faciliter les vomissements ; puis calmer l'irritation produite par des préparations opiacées.

Coût. *les 100 gr.*	Vend. le *gr.*
les 5,	les 30,	les 100
		N°

LACTATE DE ZINC.

LACTATE DE ZINC.

Sel obtenu en saturant de l'acide lactique par de l'hydro-carbonate de Zinc récemment précipité, faisant évaporer et cristalliser.

Substance à haute dose **vénéneuse.**

Propriétés. *Antispasmodiques.*

Ne se vend qu'avec ordonnance.

S'emploie à l'intérieur, en pilul., etc. à la dose de 10 à 30 centig. par jour, dans le traitement de l'épilepsie (HERPIN).

Contre-poison. Administrer de l'eau de savon (20 *gram. par litre*), de l'eau albumineuse (*œufs 6, eau 1 k°*), du lait, des boissons adoucissantes ; favoriser les vomissements, puis calmer l'irritation par les opiacés.

Coût. *les 100 gr.*	Vend. le *gr.*
les 5,	les 30,	les 100.	N°

LACTUCARIUM.

LACTUCARIUM.

Produit concret de l'évaporation, à l'air libre, du suc découlant d'incisions faites aux tiges de la laitue cultivée.

Substance à haute dose **vénéneuse.**

Propriétés. *Hypnotiques.*

Ne se vend qu'avec ordonnance.

S'emploie à l'intérieur, en pilul., sirop, à la dose de 5 centig. à 5 décigr. dans la bronchite aiguë, la phthisie, les névroses, rhumes, catarrhes, irritation de la gorge et de la poitrine.

Contre-poison. On ne connaît pas de cas d'empoisonnement par le *Lactucarium* ; mais le cas échéant, il est probable que l'infusion concentrée de café sera un moyen certain d'en conjurer les effets.

Coût. *les 30 gr.*	Vend. le *décig.*
le *gr.*	les 5	les 30	N°

LIQUEUR ARSENICALE
de Pearson.

Solution arsenicale de Pearson.

Formule. Arséniate de soude 5 centig., eau distillée 30 gram., dissolvez et filtrez.

Substance très-vénéneuse.

Propriétés. *Altérantes, fébrifuges.*

Ne se vend qu'avec ordonnance.

S'emploie à l'intérieur,
à la dose de 10 à 20 gouttes par jour, dans un verre d'eau sucrée (Bouch.), dans les fièvres intermittentes rebelles, l'asthme, etc.

Contre-poison. Faire vomir avec l'émétique, administrer en même temps de l'hydrate de peroxyde de fer en gelée à doses rapprochées, en gorger le malade (1 à 2 kil. *s'il le faut*); à défaut, magnésie faiblement calcinée délayée dans de l'eau (4 *gram. par verre*), eau albumineuse, lait, charbon en poudre délayé dans de l'eau (10 à 15 *gr. par verre*), favoriser les vomissements, puis boissons diurétiques, mucilagineuses.

Coût. *les 100 gr.*		Vend. *le gram.*	
les 5	les 30	les 100	Nº

MANNITE.

MANNITE.

Principe retiré de la manne en larmes à l'aide de l'alcool bouillant, et contenu dans une foule de végétaux et de produits organiques.

Substance peu vénéneuse.

Propriétés. *Purgatives légères.*

Se vend avec ordonnance.

S'emploie à l'intérieur,
à la dose de 15 à 45 gram. en potion administrée chaude, et aromatisée selon le goût du malade. Elle convient aux constitutions faibles, dans les maladies inflammatoires ; elle est plus particulièrement utile dans les affections catarrhales chroniques.

Coût. *100 gr.*		Vend. *les 5*	
les 30 gr.		les 100	Nº

MORPHINE.

Alcali végétal, et l'un des principes actifs de l'opium.

S'obtient dans les pharmacies en précipitant l'un de ses sels par l'ammoniaque.

Substance très-vénéneuse.

Propriétés. *Narcotiques, stupéfiantes.*

Ne se vend qu'avec ordonnance.

S'emploie à l'intérieur,
à la dose de 1 à 10 centig. par jour, en pot., pilules, et par endermie, pour combattre les douleurs, l'insomnie, émousser l'excès de sensibilité, etc.

Contre-poison. Faire vomir par les émétiques, administrer un soluté de tannin (2 gr. pour 100 d'eau); eau iodurée par demi-verre (iodure de potassium 4 décig., iode 8 décig., eau 1 litre); faciliter les vomissments. Café pur concentré, sinapismes, frictions. faradisation, locomotion forcée.

Coût. *les 100 gr.*		Vend. *le décigr.*	
le gr.	les 5,	Nº	

MUSC.

MUSC.

Matière animale sécrétée par le chevrotain musqué *Moschus moschiferus*, (mammifères ruminants) et contenue dans un follicule placé entre le nombril et les parties génitales du mâle.

Provenance. *Thibet, Tartarie.*

Substance à faible dose non vénéneuse.

Propriétés. *Stimulantes, antispasmodiq.*

Se vend sans ordonnance.

S'emploie à l'intérieur, en pilul., pot., à la dose de 25 centig. à 4 gram. et en lavements, dans les affections spasmodiques, l'épilepsie, l'hystérie, les névroses. Il est utilisé dans la parfumerie.

Incompatibles. Deutochlorure de mercure, Sulfate de fer, nitrates d'argent, infusion de quinquina.

Coût. *le gr.*		Vend. *le décigr.*	
le gr.		les 5 gr.	Nº

NARCÉINE.

Alcali végétal et l'un des principes actifs de l'opium.

S'obtient des eaux ammoniacales dans lesquelles s'est précipitée la morphine, concentrant ces eaux, et traitant par l'alcool bouillant le dépôt cristallin.

Substance très-vénéneuse.

Propriétés. *Calmantes, hypnotiques.*

Ne se vend qu'avec ordonnance.

S'emploie à l'intérieur, en pilul., sirop, à la dose de 2 à 10 centig. par jour, dans la bronchite, les névralgies, pour combattre l'insomnie, etc.

Contre-poison. Faire vomir par les émétiques, administrer une solution de tannin (*1 à 2 gram. par verre*), eau iodurée (*iodure de potassium 4 décig., iode 3 décig., eau 1 k°*); café pur concentré à doses rapprochées en boisson et en lavement ; sinapismes, frictions, locomotion forcée, faradisation.

Coût. *le gr.*	**Vend.** *le décigr.*
le gr.	**N°**

PEPSINE.

Chimosine, Gastérase.

Principe quaternaire azoté retiré de la muqueuse du 4ᵐᵉ estomac des jeunes ruminants et principalement du mouton. C'est le principe actif de la digestion gastrique.

Substance non vénéneuse.

Propriétés. *Digestives, Toniques.*

Se vend avec ordonnance.

S'emploie à l'intérieur, en prises, à la dose de 50 centig. à 1 gram. par jour avant le repas, dans du pain azyme, ou mêlée aux aliments. Elle s'administre sous forme pilulaire, de sirop, de pastilles, de vin, d'élixir. Elle relève les forces affaiblies de l'estomac; active la digestion, et facilite l'assimilation des substances alimentaires. Elle est indiquée dans la dyspepsie, dans certaines diarrhées dues à l'état d'atonie de l'estomac.

Coût. *les 100 gr.*		**Vend.** *le gr.*
les 5 ,	*les 30,*	*les 100.*
		N°

PERMANGANATE de POTASSE.

Hypermanganate de potasse.

S'obtient en chauffant au rouge un mélange de bioxyde de manganèse , de chlorate de potasse et de potasse caustique et Q.S. d'eau ; le produit est dissout dans l'eau, filtré, traité par l'acide azotique dilué et mis à cristalliser après concentration.

Substance à haute dose vénéneuse.

Propriétés. *Antiseptiques, détersives, etc.*

Ne se vend qu'avec ordonnance.

S'emploie à l'intérieur, (*en solution au cinquantième*), à la dose de 1 à 4 cuillerées par jour, dans les affections diphtéritiques, le diabète.

A l'extérieur, en solution, à divers degrés de concentration , comme désinfectant.

En injection, pour enlever l'odeur si désagréable des cancers cutanés, utérins, des abcès profonds.

Incompatibles. Presque toutes les substances organiques, les infusions, décoctions, la glycérine.

Coût. *les 30 gr.*		**Vend.** *le gr.*
les 5,	*les 30,*	**N°**

POUDRE ARSENICALE
escharotique.

Poudre caustique du frère Côme, de Rousselot, Arsenicale de Dubois , Anticarcinomateuse , Caustique arsenicale.

Formule. Acide arsenieux 1, cinabre 5, éponge torréfiée 2 ; mêlez.

Substance très-vénéneuse.

Propriétés. *Anticancéreuses.*

Ne se vend qu'avec ordonnance.

S'emploie à l'extérieur, délayée avec de l'eau gommée dans le traitement du cancer.

Contre-poison. Administrer un vomitif, puis de l'hydrate de peroxyde de fer en gelée (*125 gram. pour 300 d'eau*), à doses rapprochées, en gorger le patient (*jusqu'à 2 kil. s'il le faut*). A défaut, magnésie hydratée délayée dans l'eau (*3 gram. par verre*), eau albumineuse (*œufs 6, eau 1 k°*), lait, charbon en poudre délayé dans l'eau (*10 à 15 gr. par verre*); favoriser les vomissements; puis boissons diurétiques mucilagineuses.

Coût. *les 100 gr.*		**Vend.** *le gr.*
les 5,	*les 30,*	*les 100.* **N°**

PRÉCIPITÉ BLANC.

Muriate ou protochlorure de mercure par précipitation.

S'obtient en précipitant un soluté de nitrate de mercure par l'acide chlorhydrique.

Substance très-vénéneuse.

Propriétés. *Altérantes, antidartreuses.*

Ne se vend qu'avec ordonnance.

S'emploie à l'extérieur, en pommade, dans le traitement des affections dartreuses accompagnées d'un vif prurit; l'acné, le sycosis, les dartres superficielles.

Contre-poison. Administrer à doses rapprochées du gluten de Taddéi dissous dans de l'eau *(4 à 8 gram. par verre)*; à défaut, farine délayée avec un soluté de savon *(farine 20, savon 20 dissous dans eau chaude 1 k°)*, eau albumineuse *(œufs 6, eau 1 k°)*, lait, boissons mucilagineuses , eau tiède en abondance ; favoriser les vomissements, saignées ou sangsues s'il y a lieu, sur les points douloureux.

Coût. *les 100 gr.*		**Vend.** *le gr.*
les 5,	*les 30,*	*les 100,*
		N°

PRÉCIPITÉ ROUGE.

Deuto, Per, ou bioxyde de mercure, Précipité Per se, Mercure cristallin, Nitrate de mercure rouge, Poudre de Jean de Vigo.

S'obtient en chauffant dans un ballon, au bain de sable, une solution d'azotate de mercure, jusqu'à ce qu'elle soit convertie en une poudre rouge.

Substance très-vénéneuse.

Propriétés. *Caustiques, antisyphilitiques*

Ne se vend qu'avec ordonnance.

S'emploie à l'intérieur, en pommades, dans les blépharites glanduleuses et ciliaires, d'origine syphilit., strumeuse ou herpétique chroniq., les excrois., etc. (GUBLER.)

Contre-poison. Gluten de Taddei (4 à 8 gram. par verre d'eau); eau albumineuse (œufs 6, eau 1 k°), farine 20 gram. délayée dans un soluté de savon (savon bl. 20 gr., eau chaude 1 k°); lait, boissons émoll. ou eau tiède en abond. Favoriser les vomissements.

Coût. *les 100 gr.*		**Vend.** *le gr.*
les 5,	*les 30,*	*les 100.*
		N°

PYROPHOSPHATE DE FER
citro-ammoniacal.

S'obtient en précipitant du perchlorure de fer liquide par un soluté de phosphate de soude cristallisé, dissolvant le précipité dans de l'acide citrique dilué et saturant d'ammoniaque.

Substance à haute dose vénéneuse.

Propriétés. *Toniques, reconstituantes.*

Ne se vend qu'avec ordonnance.

S'emploie à l'intérieur, à la dose de 5 à 30 centig. par jour, en pilules, dragées, vin, sirop ; dans l'anémie, la chlorose et les affections accompagnées de débilités générales ; les maladies scrofuleuses. En injections, dans la blennorrhag.

Incompatibles. L'acétate de plomb, alcalis et carbonates, substances tannifères.

Contre-poison. Administrer de l'eau albumineuse à doses rapprochées *(œufs 6, eau 1 k°)*, boissons mucilagineuses, faciliter les vomissements, puis calmer l'irritation par des préparations opiacées.

Coût. *les 100 gr.*		**Vend.** *le gr.*
les 5,	*les 30,*	*les 100.*	**N°**

SANTONINE.

SANTONINE.

Semencine, Acide santonique.

Principe *sui generis (glocoside)* retiré du semen contra.

Substance à haute dose vénéneuse.

Propriétés. *Vermifuges.*

Se vend avec ordonnance.

S'emploie à l'intérieur, à la dose de 5 à 20 centig. au plus, par jour, pour les enfants, et de 30 à 40 centig. pour les adultes (GUBLER). Elle s'administre en prises, dragées, pastilles, contre les ascarides, lombricoïdes, les oxyures vermiculaires ; rarement contre le tænia (SMITH).

Observation. On devra user de prudence dans son administration, surtout pour les jeunes enfants, des accidents s'étant produit quelquefois (SPENGLER).

Coût. *les 30 gr.*		**Vend.** *le décigr.*
le gr.	*les 5,*	*les 30*	**N°**

STRYCHNINE

Alcali végétal et l'un des principes actifs de la noix vomique.

Substance **très-vénéneuse.**

Propriétés. *Stimulantes du syst. nerv.*

Ne se vend qu'avec ordonnance.

S'emploie à l'intérieur, en pil., potion, à la dose de 5, 10 à 15 milligr. par jour, en plusieurs fois (GUBLER), dans la chorée, l'épilepsie, l'incontinence d'urine par paralysie de la vessie, etc., et par endermie, dans les mêmes cas.

Contre-poison. Faire vomir au plus vite, administrer 1 gr. d'iodure de potassium, 4 décigr. d'iode dans 1 k° d'eau (BOUCHARDAT), ou charbon pulv. délayé dans l'eau *(15 gr.* par 5 centigr. de poison. GARROD), solution de tannin *(1 à 2 gr. par verre),* quelques gouttes d'un mélange à P. E. de laudanum et d'éther acétique (MARC), insufflation d'air, affusions glacées, huile, boissons mucilagineuses.

Coût. *le gr.*   **Vend.** *le décigr.*

le gr.   **N°**

SUBLIMÉ CORROSIF.

Deuto, Bi,Perchlorure ou Muriate suroxygéné de mercure, Chlorure mercurique, Dragon, Laudanum minéral corrosif.

Substance **très-vénéneuse.**

Propriétés. *Antisyphitiques., escharotiq.*

Ne se vend qu'avec ordonnance.

S'emploie à l'intérieur, en solut., pil., à la dose de 3 à 50 milligr. par jour, progressiv. dans la syphilis constitutionnelle ;

A l'extérieur, pour cautériser les ulcères cancér., les mors. de chiens enragés, etc.

Contre-poison. Eau albumineuse (*œufs 6, eau 1 k°*), gluten de Taddei délayé dans l'eau *(4 à 8 gr. par verre)*, à défaut, farine 20, savon blanc 20, dissous à chaud dans eau 1 k°; fer réduit, ou mélange de 2 de fer et de 1 de zinc en poudre (BOUCHARDAT) ; lait, eau tiède, boissons émollientes en abondance à défaut de tout autre moyen. Favoriser les vomissements.

Coût. *les 100 gr.*	**Vend.** *le décigr.*	
le gr.	*les 5,*	*les 30,*
les 100,		**N°**

SULFATE D'ATROPINE.

Sel à base organique retirée de la belladone.

S'obtient en traitant un soluté d'atropine par l'acide sulfurique dilué, faisant évaporer et cristalliser.

Substance **très-vénéneuse.**

Propriétés. *Narcotiques, stupéfiantes.*

Ne se vend qu'avec ordonnance.

S'emploie à l'intérieur, en pil., prises, à la dose de 1 demi milligr. à 2 millig.

A l'extérieur, en collyres, injections hypodermiques aux mêmes doses , dans les affections de l'iris, les névralgies, la sciatique, etc.

Contre-poison. administrer un émétocathartique, puis un soluté de tannin *(1 à 2 gr. par verre),* ou de l'eau iodurée *(iodure de potassium 4 décigr., iode 3 décigr., eau 1 k°.* BOUCHARDAT), favoriser les vomissements, puis calmer les accidents par du thé ou du café à forte dose, ou mieux par de l'opium qui est son antagoniste (BOUCH.).

Coût. *le gr.*   **Vend.** *le décigr.*

le gr.   **N°**

SULFATE DE CINCHONINE.

SULFATE de CINCHONINE.

Sel à base organ. retirée du quinquina gris.

S'obtient en traitant la Cinchonine par de l'acide sulfurique dilué, et faisant cristalliser par concentration.

Substance **à haute dose vénéneuse.**

Propriétés. *Fébrifuges, antipériodiques.*

Ne se vend qu'avec ordonnance.

S'emploie à l'intérieur. en pil., prises, à la dose de 50 centigr. à 1 gr. par jour, dans le traitement de fièvres intermittentes simples ou accompagnées de complications du côté de l'estomac et des intestins ; contre les affections rhumatismales et la flaccidité du rectum par suite de selles trop abondantes et continues (GUIBERT).

Coût. *les 30 gr.*	**Vend.** *le décigr.*	
le gr.	*les 5,*	*les 30.* **N°**

Sulfate de CUIVRE ammoniacal.

Cuivre ammoniacal, Ammoniure de cuivre composé.

S'obtient en dissolvant du sulfate de cuivre dans Q. S. d'ammoniaque, et desséchant promptement le précipité obtenu par addition d'alcool.

Substance très-vénéneuse.

Propriétés. *Astring., antispasmodiques.*

Ne se vend qu'avec ordonnance.

S'emploie à l'intérieur, en pilules, à la dose de 5 à 25 centigr. par jour, dans l'hystérie, l'épilepsie, etc. **en solution,** pour lotioner les ulcères indolents, dissiper les taches de la cornée. (GUBLER.)

Contre-poison. Provoquer les vomissements, administrer de l'eau albumineuse, un mélange de poudre de zinc et de fer porphyrisé ou de fer réduit incorporés dans du miel : du persulfure de fer hydraté humide, de la magnésie *(2 gr. par verre)*; à défaut, gorger le malade de boissons émollientes.

Coût. *les 100 gr.*		Vend. *le gr.*	
les 5	les 30	les 100	N°

SULFATE de MANGANÈSE.

S'obtient en calcinant un mélange à P. E. de sulfate de fer et de peroxyde de manganèse, dissolvant le produit, filtrant, et faisant cristalliser par concentration.

Substance très-vénéneuse.

Propriétés. *Antichlorotiques., reconstit.*

Se vend avec ordonnance.

S'emploie à l'intérieur, en pilules, à la dose de 3 à 4 centigr. par jour (HANNON), dans la chlorose,

A l'extérieur, dans le traitement des chancres, des bubons et de certaines dermatoses.

Incompatibles. Les alcalins et leurs carbonates.

Contre-poison. Administrer de la magnésie délayée dans de l'eau, un soluté léger de carbonate de soude ; à défaut, de l'eau de savon, des boissons émollientes ou de l'eau tiède en abondance et faciliter les vomissements.

Coût. *les 80 gr.*		Vend. *le décigr.*	
le gr.	les 5,	les 30	N°

SULFATE
DE MORPHINE.

SULFATE de MORPHINE.

Sel à base organique retirée de l'opium.

Substance très-vénéneuse.

Propriétés. *Narcotiq., sédativ., hypnot.*

Ne se vend qu'avec ordonnance.

S'emploie à l'intérieur, à la dose de 1 à 5 centigr. par jour, en potions, etc., et *par endermie* de 1 à 2 centigr. pour combattre l'insomnie, émousser l'excès de sensibilité, etc.

Contre-poison. Faire vomir par les émétiques, administrer une solution de tannin, *(2 gr. pour 125 d'eau)*; eau iodurée par demi verre *(iod. de potassium 4 décigr., iode 3 décigr., eau 1 k°.* BOUCHARDAT*)*; café pur concentré, sinapismes, frictions, locomotion forcée.

Coût. *le gr.*	Vend. *le décigr.*	
le gr.	les 5,	N°

SULFATE de STRYCHNINE.

Sel à base organ. retirée de la noix vomique.

Substance très-vénéneuse.

Propriétés. *Stimulantes du syst. nerv.*

Ne se vend qu'avec ordonnance.

S'emploie à l'intérieur, en sirop, pil., à la dose de 2 à 5 milligr. par jour, progressivement,

A l'extérieur, En injections hypodermiques à la dose de 5 à 10 milligr. (GUBLER), dans l'amaurose, la chorée, l'épilepsie.

Contre-poison. Faire vomir au plus vite, administrer 1 gr. d'iodure de potassium, 4 décigr. d'iode dans 1 k° d'eau (BOUCHARDAT), charbon en poudre délayé dans l'eau *(15 gr. par 5 centigr. de poison.* GARROD*)*; soluté de tannin dans l'eau *(1 à 2 gr. par verre)*, décoction de noix de galle ou autre substance tannifère *(8 à 15 gr. pour 500 d'eau,* KUNSAC*)*; quelques gouttes d'un mélange à P. E. d'éther acétique et laudanum (MARC), insufflation d'air (ORFILA), affusions glacées, huile, boissons mucilagineuses.

Coût. *le gr.*	Vend. *le décigr.*	
le gr.	les 5,	N°

SULFURE JAUNE D'ARSENIC.

Orpiment, Orpin, Arsenic jaune, Persulfure d'arsenic, Sulfide arsénieux.

Il existe à l'état natif en Hongrie, Transylvanie, Orient.

Substance très-vénéneuse.

Propriétés. *Epilatoires.*

Ne se vend qu'avec ordonnance.

S'emploie à l'extérieur, pour composer des pâtes épilatoires (*rusma des Perses*), dans la teinture en jaune, etc.

Contre-poison. Faire vomir par les émétiques, administrer en même temps de l'hydrate de peroxyde de fer en gelée étendu d'eau (*125 gram. par 300 d'eau*), en gorger le malade (*jusqu'à 2 k⁰ˢ s'il le faut*); à défaut, de la magnésie faiblement calcinée, délayée dans l'eau (*2 gram. par verre*), de l'eau albumineuse, charbon pulvérisé, délayé dans l'eau (*15 gram. par verre*), puis après, boissons nitrées.

Coût. *les 100 gr.*		**Vend.** *le gr.*	
les 5,	les 30,	les	100

N°

SULFURE ROUGE D'ARSENIC

Réalgar, Protosulfure d'arsenic, Arsenic rouge, Sulfide hypoarsénieux.

Il existe à l'état natif en Hongrie, Transylvanie, Orient.

Substance très-vénéneuse.

Propriétés. *Nulles en médecine.*

Ne se vend qu'en se conformant aux prescriptions de la loi sur les poisons.

S'emploie dans la teinture, la peinture à l'huile; pour composer le *feu indien blanc* utilisé dans les théâtres.

Contre-poison. Faire vomir par les émétiques, administrer en même temps de l'hydrate de peroxyde de fer en gelée étendu d'eau (*125 gram. pour 300 d'eau*), en gorger le malade (*jusqu'à 2 k⁰ˢ s'il le faut*); à défaut, de la magnésie faiblement calcinée délayée dans l'eau (*2 gram. par verre*), de l'eau albumineuse, charbon pulvérisé délayé dans l'eau (*15 gram. par verre*); puis après, boissons nitrées.

Coût. *les 100 gr.*		**Vend.** *le gr.*	
les 5,	les 30,		les 100,

N°

SULFURE NOIR de MERCURE.

Ethiops minéral, Poudre hypnotique de Jacobi.

S'obtient en triturant une partie de mercure avec deux de soufre lavé jusqu'à extinction du mercure.

Substance à haute dose très-vénéneuse.

(*Ce sulfure inodore, insipide, serait à peu près inerte sans l'intervention des acides normaux ou accidentels des premières voies*). GUBLER).

Propriétés. *Vermifuges, antisyphilitiq.*

Ne se vend qu'avec ordonnance.

S'emploie à l'intérieur. en pil., prises, à la dose de 20 centig. à 1 gram. (GUBLER), dans les affections vermineuses, et en pommades dans les maladies cutanées.

Contre-poison. Administrer de l'eau albumineuse (*œufs 6, eau 1 k°*). Fer réduit par l'hydrogène, ou un mélange, de deux parties de fer porphyrise et une de poudre de zinc, incorporé dans du miel.

Coût. *les 100 gr.*		**Vend.** *le gr.*	
les 5,	les 30,	les 100,	

N°

TANNATE
DE BISMUTH.

TANNATE DE BISMUTH.

S'obtient en traitant un soluté d'azotate de bismuth par un léger excès de lessive des savonniers, et triturant l'hydrate obtenu avec du tannin pur.

Propriétés. *Astringentes.*

Ne se vend qu'avec ordonnance.

S'emploie à l'intérieur, à la dose de 2 à 4 gram., soit en pilules, en électuaire ou dans de la confiture; suspendu dans un mucilage, du sirop, ou de la glycérine, dans le traitement des diarrhées. (ARAN, BOUCHUT et DEMARQUAY).

Contre-poison. Administrer de l'eau albumineuse (*œufs 6, eau 1 k°*), des boissons mucilagineuses en abondance.

Coût. *les 30 gr.*		**Vend.** *le gr.*	
les 5,	les 30,		**N°**

TANNATE DE QUININE.

S'obtient de la décomposition d'un sel de quinine par l'acide tannique.

Substance à haute dose vénéneuse.

Propriétés. *Antipériodiques, fébrifuges.*

Ne se vend qu'avec ordonnance.

S'emploie à l'intérieur, à la dose de 20 centig. par jour, en pilules. sirop, prises ; dans le traitement des fièvres intermittentes. C'est un excellent tonique dans les fièvres graves, adynamiques, et en général dans les états pathologiques caractérisés par une faiblesse générale ; dans le traitement du choléra asiatique (BOURGOGNE, GUDAS). Il a été administré contre cette maladie jusqu'à la dose de 30 gr. (GUIBERT).

Contre-poison. Administrer de l'eau albumineuse (*œufs 6, eau 1 k*°), des boissons mucilagineuses abondantes.

Coût. *les 30 gr.*   **Vend.** *le décigr.*

le gr.   *les 5,*   *les 30*

         N°

TANNATE DE ZINC.

TANNATE DE ZINC.

S'obtient en traitant un soluté d'acétate de zinc par un autre de tannin pur.

Substance très-vénéneuse.

Propriétés. *Astringentes.*

Ne se vend qu'avec ordonnance.

S'emploie à l'extérieur, en injections, dans le traitement de la blennorrhagie. Il est utilisé dans les affections oculaires accompagn. de sécrétions mucoso-purulentes. à la dose de 10 centig. dans 180 gram. de solution mucilagineuse (GUIBERT).

Contre-poison. Administrer de l'eau albumineuse (*œufs 6, eau 1 k*°), de l'eau de savon (*20 gram. par litre*), de la magnésie (*1 à 2 gram. par verre d'eau*), du lait, boissons mucilagineuses en abondance.

Coût. *les 30 gr.*   **Vend.** *le décigr.*

le gr.,   *les 5,*   *les 30,*   **N°**

TEINTURE
D'AMBRE GRIS.

TEINTURE (*alcoolé*) **d'Ambre gris.**
Essence d'ambre.

Formule. Ambre gris 10, alcool à 80° 100, faites macérer 10 jours dans un flacon bouché, passez, exprimez et filtrez.

Substance à dose non vénéneuse.

Propriétés. *Antispasmodiques.*

Se vend sans ordonnance.

S'emploie à l'intérieur, en potions, à la dose de 50 centig. à 2 gram. par jour (MOURE et MARTIN), dans les névroses, les affections spasmodiques, les convulsions, le trismus, les fièvres ataxo-adynamiques, et comme stimulant des organes génitaux. Elle est aujourd'hui peu usitée et plutôt employée comme parfum.

Coût. *les 30 gr.*   **Vend.** *le gr.*

les 5,   *les 30,*   **N°**

TEINTURE
DE MUSC.

TEINTURE (*alcoolé*) **de MUSC.**
Essence de Musc.

Formule. Musc 10, alcool à 80° 100. Faites macérer 10 jours dans un flacon bouché, passez, exprimez et filtrez.

Substance à faible dose non vénéneuse.

Propriétés. *Antispasmodiques.*

Se vend sans ordonnance.

S'emploie à l'intérieur, en potions, à la dose de 1 à 5 gram. par jour, dans les affections spasmodiques, les convulsions des enfants, le tétanos, l'épilepsie, l'hystérie, les fièvres typhoïdes et ataxiques avec délire. Elle est très-usitée dans la parfumerie pour la préparation des pommades cosmétiques et des parfums de toilette.

Coût. *les 30 gr.*   **Vend.** *le décigr.*

le gr.   *les 5,*   *les 30,*   **N°**

TURBITH MINÉRAL.

Sulfate trimercurique, Précipité jaune, Sous-deuto-sulfate de mercure, Sulfate jaune de mercure.

S'obtient en traitant le bisulfate de mercure par de l'eau bouillante et faisant sécher le précipité.

Substance **très-vénéneuse.**

Propriétés. *Purgat. énergiq., émétiques*

Ne se vend qu'avec ordonnance.

S'emploie à l'extérieur, en pommade, (*1 sur 8 d'axonge*) comme résolutif, contre les dartres, les syphilides, les ophthalmies, et dans la médecine des chiens, comme purgatif à la dose de 5 centig.

Contre-poison. Provoquer les vomissements, administrer du gluten de Taddei délayé dans l'eau (*4 à 8 gram. par verre*), ou farine 20 gram. délayée dans une solution de savon (*savon blanc 20 gram., eau chaude 1 k°*), eau albumineuse, lait, eau tiède, boissons mucilagineuses.

Coût. *les 30 gr.*   **Vend.** *le décigr.*
le gr.   *les 5,*   *les 30*   **N°**

URÉE.

Principe immédiat constituant de l'urine, et particulier à cette secrétion.

S'obtient en saturant l'urine concentrée par de l'acide oxalique, dissolvant dans l'eau l'oxalate d'urée, et traitant la liqueur par du carbonate de chaux, puis faisant cristalliser par concentration.

Substance à faible dose **non vénéneuse.**

Propriétés. *Diurétiques.*

Ne se vend qu'avec ordonnance.

S'emploie à l'intérieur, à la **dose** de 50 centig. à 4 gram. par jour, progressivement, en prises, en solution sucrée, dans l'albuminurie, le diabète (PIORRY), et comme diurétique, dans l'hydropisie qui survient chez les enfants à la suite de la scarlatine (MAUTHNER.)

Coût. *les 30 gr.*   **Vend.** *le décigr.*
le gr.   **les 5,**   *les 30,*
      N°

VALÉRIANATE d'Ammoniaque.

S'obtient en saturant, sous une cloche, de l'acide valérianique monohydraté pur, par du gaz ammoniaque anhydre.

Substance à faible dose **non vénéneuse.**

(*On l'a administré à la dose de 10 gram. à des chiens sans qu'ils en aient été incommodés* (LABOUREUR.).

Propriétés. *Antispasmodiques.*

Ne se vend qu'avec ordonnance.

S'emploie à l'intérieur, en potion, à la dose de 5 à 20 centig. par jour (GUIBERT), dans l'hystérie, la chorée, l'épilepsie, le hoquet, la névralgie faciale.

Incompatibles. Les acides et sels acides, les sels de fer, les carbonates alcalins, l'eau de chaux.

Coût. *les 30 gr.*   **Vend,** *le décigr.*
le gr.   *les 30,*   **N°**

VALÉRIANATE D'ATROPINE.

S'obtient en saturant un soluté alcoolique d'acide valérianique par un autre soluté alcoolique d'atropine pure.

Substance **très-vénéneuse.**

Propriétés. *Antispasmodiq., stupéfiantes.*

Ne se vend qu'avec ordonnance.

S'emploie à l'intérieur, en pot., pil., à la **dose** de 1 millig. par jour, dans les affections spasmodiques, l'épilepsie, l'hystérie, la coqueluche, l'asthme essentiel, les névroses (MICHÉA).

Contre-poison. Administrer un éméto-cathartique, puis une solution de tannin (*1 à 2 gram. par verre*), ou de l'eau iodurée (*iodure de potassium 4 décig., iode 3 déc., eau 1 k°*). Favoriser les vomissements, puis calmer les accidents par de l'opium son antagoniste. En cas d'aphagie, solution de morphine en injection hypodermique à dose égale au poison ingéré. (*Gaz. médic.*)

Coût. *le gr.*   **Vend.** *le décigr.*
le gram.,   *les 5,*   **N°**

VALÉRIANATE DE FER.

S'obtient en décomposant du valérianate de chaux par du perchlorure de fer, et
faisant sécher le précipité obtenu.

Substance à haute dose vénéneuse.

Propriétés. *Reconstituantes.*

Ne se vend qu'avec ordonnance.

S'emploie à l'intérieur, en pilules,
à la **dose** de 10 à 50 centig. dans le traitement de la chlorose accompagnée d'accidents hystériformes ou épileptiformes.

Essai. On lui substitue le citrate et le
tartrate de fer imprégnés d'huile de valériane. Le valérianate pur étant soluble dans
l'alcool, peu soluble dans l'eau, et le valérianate falsifié étant au contraire très-soluble dans l'eau et insoluble dans l'alcool,
la fraude sera facile à reconnaître.

Coût. *les 30 gr.*	**Vend.** *le décigr.*
le gr.	*les 5,*	*les 30.*

N°

VALÉRIANATE de QUININE.

Découvert par L. L. BONAPARTE.

S'obtient en versant un léger excès d'a-
cide valérianique dans une solution alcoolique et concentrée de quinine.

Substance à haute dose **vénéneuse.**

Propriétés. *Antipériodiques.*

Ne se vend qu'avec ordonnance.

S'emploie à l'intérieur, en potions,
à la **dose** de 20 à 50 centig. et même de
1 gram. par jour; en plusieurs fois (GUBLER);
dans les fièvres de mauvais caractère, la
fièvre intermittente, les névroses à type in-
termittent (DEVAY), dans l'hémicrânie, le
rhumatisme, l'épilepsie (CASTIGLIONE), et
par la méthode endermique, dans les mêmes cas.

Coût. *les 30 gr.*	**Vend.** *le décigr.*
le gr.	*les 5,*	*les 30,*

N°

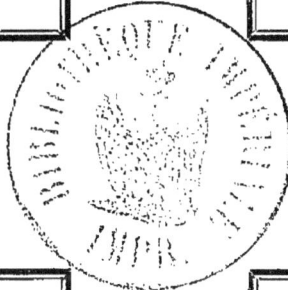

VALÉRIANATE DE ZINC.

Découvert par L. L. BONAPARTE.

S'obtient en saturant de l'acide valérianique, par de l'oxyde de zinc très-pur et
récemment précipité.

Substance à haute dose **vénéneuse.**

Propriétés. *Antispasmodiques.*

Ne se vend qu'avec ordonnance.

S'emploie à l'intérieur, en pot., pil.,
à la **dose** de 10 à 40 centig. par jour, dans
le traitement de la névralgie faciale, l'épilepsie, l'hémicrânie, le satyriasis, l'hystérie.

Essai. On lui substitue le butyrate de
zinc. Dans ce cas, on distille le produit sus-
pect avec de l'acide sulfurique dilué, dans
une cornue de verre, puis on traite l'acide
obtenu par un soluté d'acétate de cuivre
qui donne un précipité blanc bleuâtre pour
l'acide butyrique, et un résultat nul pour
l'acide valérianique. (LAROQUE et HURAUT.)

Coût. *les 30 gr.*	**Vend.** *le décigr.*
le gr.	*les 5,*	*les 30,*	N°

VÉRATRINE.

Alcali végétal retiré de la cévadille, découvert en 1818 par MEISSNER dans la graine de
la cévadille, et en 1819 par MM. PELLETIER et
CAVENTOU dans la racine d'ellébore blanc.
Substance très-vénéneuse.

Propriétés. *Contro-stimul., antirhumat.*

Ne se vend qu'avec ordonnance.

S'emploie à l'intérieur, en pot., pilul.,
à la **dose** de 1 centigr. toutes les 4 heures
(BOUCHARDAT),
Et en liniment, pommade, dans la paralysie, la goutte, le rhumatisme articulaire
aigu, les névralgies, etc.

Contre-poison. Administrer un émé to-
cathartique; favoriser les vomissements;
un soluté de tannin (*1 à 2 gram. par verre*),
eau iodurée par demi-verres (*iodure de potassium 4 décig., iode 3 décigr., eau 1 k°*).
S'il y avait congestion cérébrale, pratiquer la
saignée, puis calmer l'irritation par des
boissons mucilagineuses, sangsues sur l'abdomen. (BOUCHARDAT, GUBLER, etc.)

Coût. *le gr.*	**Vend.** *le décigr.*
le gr.	*les 5 gr.*	N°

www.ingramcontent.com/pod-product-compliance
Lightning Source LLC
Chambersburg PA
CBHW031353210326
41599CB00019B/2755